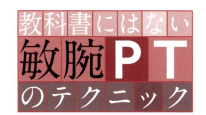

臨床実践
肩関節の理学療法

監修 **松尾善美** 武庫川女子大学教授

編集 **橋本雅至** 大阪河﨑リハビリテーション大学教授
村西壽祥 大阪河﨑リハビリテーション大学准教授

文光堂

●執筆者一覧（執筆順）

中尾英俊	大阪河﨑リハビリテーション大学リハビリテーション学部
橋本雅至	大阪河﨑リハビリテーション大学リハビリテーション学部
村西壽祥	大阪河﨑リハビリテーション大学リハビリテーション学部
伊藤陽一	伊藤クリニック・大阪ショルダーセンター
間中智哉	大阪市立大学大学院医学研究科整形外科
熊田　仁	藍野大学医療保健学部理学療法学科
松田洋平	葛城病院リハビリテーション部
武富由雄	武富整形外科
桑野正樹	辻外科リハビリテーション病院リハビリテーション部
西川仁史	甲南女子大学看護リハビリテーション学部理学療法学科
森健一郎	佐野記念病院リハビリテーション科
中野　禎	関西福祉科学大学保健医療学部リハビリテーション学科理学療法学専攻
濱田太朗	牧整形外科病院リハビリテーション科
来田晃幸	関西メディカルリハ倶楽部
島﨑寛将	大阪国際がんセンターリハビリテーション科
池田聖児	大阪国際がんセンターリハビリテーション科

「教科書にはない敏腕 PT のテクニック」シリーズ
序　文

　近年，世界で，そしてわが国でも科学的根拠に根ざした理学療法 (evidence-based physical therapy：EBPT) の実践が叫ばれて久しくなります．EBPT は適切な質の高い臨床研究，患者の意向，理学療法士 (PT) の技量を通じて実践することがその基本です．臨床家として目を通しておかなければならない "Minds 医療情報サービス" などに掲載されている質の高い診療ガイドラインでは，標準的治療指針についての記載がなされており，一定期間ごとに改定され，利用されています．診療ガイドラインで示された知見は，あらかじめ決定された測定指標を利用し，標準治療プロトコールとその効果，再入院回避率，生存率なども一定規模のデータに対する解析を通じて，客観的な事実として提示されていることは周知の事実ですが，一方で EBPT の実践の基本である理学療法士の技量を左右するクリニカルスキルについては残念ながら診療ガイドラインには書かれておらず，スキルの向上に関しては書籍や各種講習会に出席するなど，個人の努力に依存せざるをえないのが実情です．

　監修者として，この「教科書にはない敏腕 PT のテクニック」シリーズでは，質の高い理学療法を実践されている方々に執筆をお願いし，理学療法士のクリニカルスキルの向上に資する書籍になることを主目的に企画しました．したがいまして，臨床経験の浅い方から生涯学習を継続されている経験豊かな方まで幅広く熟読していただける内容を網羅していると考えています．

　本シリーズを通じて，厳しくなりつつある医療環境において，読者が EBPT を実践され，理学療法の介入効果をさらに向上させ，対象者の満足度が高くなることを期待いたします．

武庫川女子大学　松尾　善美

［臨床実践　肩関節の理学療法］　序文

　本書は「教科書にはない敏腕 PT のテクニック」シリーズの第 3 弾として，実際に臨床現場で行われ，結果を出している肩関節障害に対する理学療法テクニックを解説するという編集方針にて企画いたしました．肩関節という複雑な構造と機能を有する部位に着目し，臨床上工夫された評価方法や運動療法を多く掲載しました．

　本書の前半は，理学療法士が知っておくべき肩甲上腕関節や肩甲胸郭機能を含めた肩複合体の機能解剖や運動学，肩関節疾患の病態と手術，機能評価について解説しています．大きな可動性と安定性の両面を特徴とする肩複合体の機能評価ではさまざまな工夫が必要であり，そこから導き出される結果は有益な運動療法へとつながっていくでしょう．

　後半の各論では多様な肩関節障害に対する評価のポイントや工夫，臨床で実際に行っているアプローチについて紹介しています．腱板断裂や肩関節脱臼は肩甲上腕関節の病変ではありますが，痛みや機能低下はその病変だけの問題にとどまらず，さまざまな身体機能に影響を及ぼします．どの各論においても肩甲上腕関節だけでなく，肩甲胸郭・脊柱を含めた体幹や下肢機能の重要性が解説されており，局所だけを診ていては痛みや機能の改善につながらないことは共通していると思います．その共通認識に加え，著者の臨床での工夫を是非とも参考にしていただきたいと思います．近年，治癒や手術が困難であった上腕骨近位端骨折や広範囲腱板断裂に対してリバース型人工肩関節が導入されるようになりました．新しい人工関節のコンセプトやバイオメカニクスをわかりやすく解説しています．また，がんのリハビリテーションに対する診療報酬が算定されるようになりました．がん治療による特有の肩関節障害に対する理学療法士のアプローチについて，知っておくべき事項も多く含んでいます．

　理論的背景を優先した理学療法実践に加えて，本書で執筆いただいた先生方は臨床で患者に向き合い，日頃の発想や感性を大事にされつつ現場で創意工夫し，成果を上げている理学療法評価や治療のテクニックが大変重要であるという考えを読者と共有したいと考えられています．これまで紹介されていない敏腕 PT ならではの技術のコツも要所に盛り込まれています．本書が肩関節に対する理学療法へ積極的に挑戦し，対象者の満足を得るための結果にこだわった理学療法の臨床実践に貢献し得ることを心より願っています．

2018 年 5 月

大阪河崎リハビリテーション大学　橋本　雅至
大阪河崎リハビリテーション大学　村西　壽祥

目 次

病態・評価・治療方針の理解

肩の機能解剖を理解する　　　　　　　中尾英俊・橋本雅至　**2**

Ⅰ 肩関節を構成する骨格，関節・靱帯の構造 ……………………………… 2

1　肩関節の基本骨格　2
2　肩関節複合体の関節・靱帯　2

Ⅱ 肩の圧痛点 ……………………………………………………………… 5

Ⅲ 肩関節を構成する骨と筋の触察 ……………………………………… 6

1　骨の触察　6
2　肩甲上腕関節に作用する主要な筋　6
3　肩甲胸郭関節に作用する筋　12
4　頸部・胸郭に作用する筋　14

肩の運動を理解する　　　　　　　　　　　　　村西壽祥　**16**

Ⅰ 肩複合体の構造と組織 ………………………………………………… 16

1　肩甲上腕関節　16
2　第2肩関節（肩峰下関節）　18
3　肩甲胸郭関節　19

Ⅱ 肩複合体の運動学と病態運動学 ……………………………………… 19

1　肩複合体の運動学　19
2　肩複合体の病態運動学　23

肩の病態および外科的治療を理解する　　伊藤陽一・間中智哉　**27**

Ⅰ 腱板断裂 ………………………………………………………………… 27

1　後上方断裂に対するARCR　28
2　前上方断裂に対するARCR　29

CT ＝クリニカル・テクニック

Ⅱ 反復性肩関節脱臼 …… 31

1 鏡視下 Bankart 修復術　32

Ⅲ 変形性肩関節症 …… 33

肩の機能評価に基づいた運動療法を理解する　熊田 仁 **36**

Ⅰ 病態判別の重要性 …… 36

1 把握すべき疼痛の種類と発生機序　36
2 拘縮の判別　38
3 筋機能異常の判別　40

Ⅱ 筋機能異常の評価 …… 42

1 肩甲骨の動きの評価　42
2 肩甲骨の誘導・固定による判別　46

Ⅲ 拘縮の主要因と判別方法 …… 48

1 GH 関節の拘縮が主要因と考えられる現象　48
2 GH 関節性拘縮の部位判別　48
3 関節包内の"あそび"の維持・改善　51
4 ST 関節の拘縮が主要因と考えられる現象　51

実践と結果に基づく理学療法手技

軟部組織由来の痛みの原因を理解し介入する　松田洋平 **56**

Ⅰ 肩関節周囲軟部組織の機能 …… 56

1 静的安定化機構　56
2 動的安定化機構　57

Ⅱ 軟部組織由来の疼痛の病態・評価 …… 58

1 疼痛の原因となる物理的刺激　58
2 肩関節の疼痛の解釈　58

Ⅲ 理学療法プログラムの実際 ……………………………………………………… 61

1 評価の実際　61

CT 拘縮と物理的刺激との関連性　62

2 理学療法の実際　63

CT 外旋の可動域訓練　66

肩の機能障害の特徴をふまえて介入する―関節可動域制限　　武富由雄　72

Ⅰ 肩関節可動域制限とは ……………………………………………………………… 72

1 肩関節疾患の概要　72

2 肩関節可動域制限に対する理学療法　72

CT 肩部の関節可動域制限に対するアプローチのポイント　73

3 肩関節可動域制限に対する運動療法のプログラム　73

Ⅱ 理学療法プログラムの実際 ………………………………………………………… 74

1 第Ⅰ段階：疼痛と筋痙縮期　74

2 第Ⅱ段階：拘縮期　78

3 第Ⅲ段階：機能回復期　83

肩の機能障害の特徴をふまえて介入する―肩甲胸郭関節機能低下　　桑野正樹　89

Ⅰ 正常な肩関節運動における筋機能 ………………………………………………… 89

1 関節運動に必要な筋機能　89

2 肩甲胸郭関節の筋機能　89

Ⅱ 肩関節疾患患者の筋機能 …………………………………………………………… 90

1 病態に起因する筋機能異常　90

2 肩甲胸郭関節の筋機能異常が引き起こす問題　91

Ⅲ 肩甲胸郭関節の機能向上に必要な要素 …………………………………………… 91

1 肩甲骨周囲筋の活動　91

2 肩甲骨の安定性　92

CT 肩甲骨の動きをアシストする　92

CT =クリニカル・テクニック

Ⅳ 理学療法プログラムの実際 ⋯⋯⋯⋯⋯⋯⋯⋯⋯⋯⋯⋯⋯⋯⋯⋯⋯⋯⋯⋯⋯⋯⋯⋯⋯⋯⋯⋯⋯ 93

- **1** 肩甲骨アライメントの評価　93
- **2** 肩甲胸郭関節の可動性を獲得する　95
- **3** 体幹へのアプローチ　96
- **4** 肩甲骨周囲筋へのアプローチ　97

肩の機能障害の特徴をふまえて介入する―腱板の筋機能低下　　西川仁史　102

Ⅰ 肩関節安定化機構 ⋯⋯⋯⋯⋯⋯⋯⋯⋯⋯⋯⋯⋯⋯⋯⋯⋯⋯⋯⋯⋯⋯⋯⋯⋯⋯⋯⋯⋯⋯⋯⋯ 102

- **1** 静的安定化因子　102
- **2** 動的安定化因子　103

Ⅱ 筋機能低下と肩峰下インピンジメント症状 ⋯⋯⋯⋯⋯⋯⋯⋯⋯⋯⋯⋯⋯⋯⋯⋯⋯⋯⋯ 108

- **1** 第2肩関節機能　108
- **2** 肩峰下インピンジメント症状　108

Ⅲ 理学療法プログラムの実際 ⋯⋯⋯⋯⋯⋯⋯⋯⋯⋯⋯⋯⋯⋯⋯⋯⋯⋯⋯⋯⋯⋯⋯⋯⋯⋯⋯ 110

- **1** 腱板機能不全の評価　110
- **2** 腱板機能の改善　116
- **CT** 腱板修復術術後の注意点　119

肩の機能障害の特徴をふまえて介入する―肩関節不安定症　　森健一郎　122

Ⅰ 関節不安定症とは ⋯⋯⋯⋯⋯⋯⋯⋯⋯⋯⋯⋯⋯⋯⋯⋯⋯⋯⋯⋯⋯⋯⋯⋯⋯⋯⋯⋯⋯⋯⋯⋯ 122

- **1** 反復性肩関節脱臼の分類　122
- **2** 関節唇について　123
- **3** 手術適応　123
- **4** 疫学　123
- **5** 初期固定について　124
- **6** Bankart修復術　125

Ⅱ 理学療法プログラムの実際 ⋯⋯⋯⋯⋯⋯⋯⋯⋯⋯⋯⋯⋯⋯⋯⋯⋯⋯⋯⋯⋯⋯⋯⋯⋯⋯⋯ 125

- **1** 肩関節不安定症のリハビリテーション　125
- **2** 理学療法評価　127

> CT 肩関節不安定症の筋力評価　131
> **3**　運動療法　131

人工関節の特徴をふまえて介入する─術後肩関節機能の獲得　中野　禎　**141**

Ⅰ 人工関節の特性を知る ……………………………………………………………… 141
1　人工肩関節の変遷　141
2　人工関節の種類とその適応および特性　141

Ⅱ 人工関節のバイオメカニクスを理解する ……………………………………… 143
1　medialized type（In-lay タイプ）　144
2　lateralized type（On-lay タイプ）　145

Ⅲ 理学療法プログラムの実際 ……………………………………………………… 148
1　HA，TSA に対する理学療法　148
2　RSA に対する理学療法　149
> CT RSA の構造に配慮した可動域運動　150
3　RSA の術後に考慮すべきこと　153
4　表面筋電図を用いた RSA 症例と健常者（若年者）の肩関節周囲筋の筋活動の違い　153

運動連鎖を理解し投球障害肩の改善・予防に向き合う　濱田太朗・来田晃幸　**156**

Ⅰ 障害部位の推察─病態評価としてのストレステストとスクリーニング方法─ …… 156
1　問診と障害の推測　156
2　障害別の病態評価と運動療法の方向性を導くためのスクリーニング方法　156

Ⅱ 運動機能評価 ………………………………………………………………………… 160
1　肩関節運動機能評価　160
2　体幹・下肢運動機能評価　162
3　投球動作の評価─スローイングアーム（投球腕）の動きに着目して─　163
> CT テーピングを用いた評価および予防的アプローチ　164

CT ＝クリニカル・テクニック

Ⅲ 理学療法プログラムの実際 ⋯⋯⋯⋯⋯⋯⋯⋯⋯⋯⋯⋯⋯⋯ 167

    1 肩関節運動機能の改善エクササイズ　167
    2 体幹・下肢運動機能の改善エクササイズ　171
    3 スローイングドリル　173
    4 投球プログラム　175

乳がん術後の上肢機能の再建をねらう　　　　　島﨑寛将・池田聖児　177

Ⅰ 乳がんと上肢機能障害 ⋯⋯⋯⋯⋯⋯⋯⋯⋯⋯⋯⋯⋯⋯⋯⋯⋯ 177

Ⅱ 乳がん術後の肩の機能障害 ⋯⋯⋯⋯⋯⋯⋯⋯⋯⋯⋯⋯⋯⋯ 177

    1 手術による影響　178
    2 制限される運動方向と日常生活への影響　179

Ⅲ リンパ浮腫 ⋯⋯⋯⋯⋯⋯⋯⋯⋯⋯⋯⋯⋯⋯⋯⋯⋯⋯⋯⋯⋯⋯ 179

    1 リンパ浮腫（予防期）　179
    2 リンパ浮腫発症後　179

Ⅳ 進行がん・終末期にみられる肩の機能障害 ⋯⋯⋯⋯⋯ 179

Ⅴ 肩の機能障害に対するアプローチ ⋯⋯⋯⋯⋯⋯⋯⋯⋯ 180

    1 術前評価と指導　180
    2 術後評価とアプローチ　181

Ⅵ リンパ浮腫の評価とアプローチ ⋯⋯⋯⋯⋯⋯⋯⋯⋯⋯⋯ 184

    1 リンパ浮腫の評価　184
    2 リンパ浮腫のアプローチ　185
    CT 上肢浮腫に対する圧迫方法の選択　187

索　引 ⋯⋯⋯⋯⋯⋯⋯⋯⋯⋯⋯⋯⋯⋯⋯⋯⋯⋯⋯⋯⋯⋯⋯⋯⋯ 191

病態・評価・治療方針の理解

肩の機能解剖を理解する

中尾 英俊，橋本 雅至

肩の機能解剖を理解するための着眼点

➡ 肩の基本構造をふまえ，触察に必要な知識を理解する．

➡ 具体的な触察技術と臨床に活用できるポイントを理解する．

　懸垂状態である肩は人体のなかで最も可動性を有する．関節唇や靱帯などの静的安定機構，筋の動的安定機構による協調的な働きによって，人が持つダイナミックな動きが可能となる．可動性を有する反面，肩は不安定な構造であり，病態を機能的にとらえることがむずかしい．肩に対する理学療法アプローチには解剖の理解と基本的な触察技術が必要となる．本項では肩の理学療法を展開するにあたり，必要とされる基本的な関節構造と触察方法について具体的に解説する．

I 肩関節を構成する骨格，関節・靱帯の構造

1 肩関節の基本骨格 (図 1)

1）鎖骨 (clavicle)

　全体として緩やかなS字状のカーブを描く長骨で，前方からみて内側 2/3 は凸の形状，外側 1/2 が凹の形状となる．鎖骨の外側端が扁平であるのに対して，内側端は膨らみ，やや角張っている．外側端は，肩甲骨との間に肩鎖関節を形成し，内側端は胸骨近位と胸鎖関節を形成する．

2）肩甲骨 (scapula)

　扁平上で大きい三角形の骨である．肩甲骨は 3 つの角（外側角，上角，下角）と 3 つの骨縁（上縁，外側縁，内側縁），2 つの面（肋骨面，後面），3 つの突起（肩峰，肩甲棘，烏口突起）を持つ．肩甲関節窩は上腕骨との間に肩甲上腕関節を形成す

る．

3）上腕骨 (humerus)

　上腕骨頭は半球形で，その表面は硝子軟骨により構成されている．上腕骨頭は肩甲骨の関節窩と関節構造を形成する．上腕骨頭の外側にある大結節には棘上筋，棘下筋，小円筋が付着し，前外側にある小結節には肩甲下筋が付着する．大結節と小結節の間を結節間溝と呼び，上腕二頭筋長頭が走行する[1-3]．

2 肩関節複合体の関節・靱帯 (図 2)

　肩関節は複合関節であり，解剖学的関節である①肩甲上腕関節，②肩鎖関節，③胸鎖関節と，機能的関節である④肩峰下関節（第 2 肩関節），

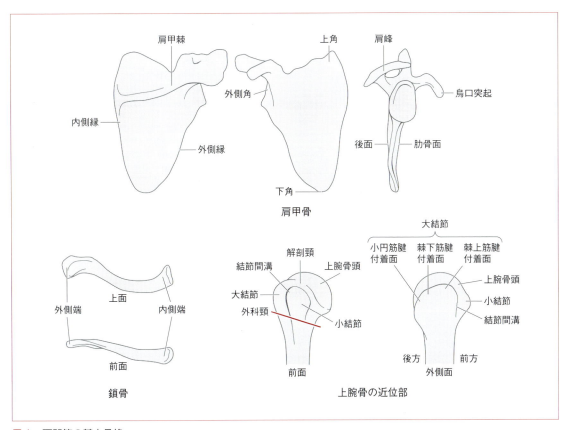

図1 肩関節の基本骨格

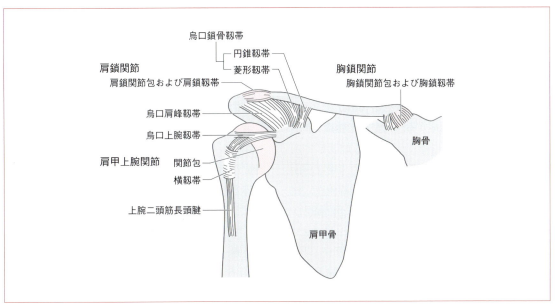

図2 肩関節複合体(関節・靱帯)

肩の機能解剖を理解する

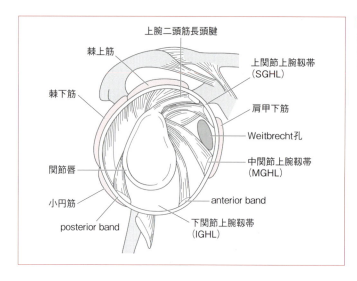

図3 肩甲上腕関節（関節包，靱帯）
関節包の前方および下方は厚くなっており，線維の走行によって以下の3つの靱帯に区別されている[2]．
- 上関節上腕靱帯（superior glenohumeral ligament：SGHL）：上腕二頭筋長頭腱前部の関節上結節より起始し，結節間溝内側に付着する．
- 中関節上腕靱帯（middle glenohumeral ligament：MGHL）：関節窩において，SGHL基部付近の関節包から肩甲下筋に結合し小結節へ付着する．SGHLとMGHLの間には，関節腔から肩甲下筋下滑液包と交通する開口部（Weitbrecht孔）が存在する．
- 下関節上腕靱帯（inferior glenohumeral ligament：IGHL）：前方から後下方にまで幅広く存在しており，前方と後方部分は厚くなっている．それぞれanterior band，posterior bandと呼ばれ，外転位における上腕骨頭の前方制動に働く．

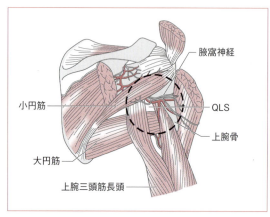

図4 四辺形間隙

⑤肩甲胸郭関節から構成されている．

1）肩甲上腕関節（glenohumeral joint）
① 肩甲上腕関節を構成する静的安定化機構（図3）
　肩甲骨の関節窩と上腕骨頭による球関節であり，可動性に富む滑膜関節のなかでも大きな自由度と可動性を有する．肩甲上腕関節の静的安定化機構を構成する組織として，関節唇（glenoid labrum），関節包，関節上腕靱帯（glenohumeral ligament：GHL）がある．

　関節唇は関節窩辺縁に張り付いている線維軟骨輪で，関節窩の深さを増し，上腕骨頭との接触面を増加させ肩甲上腕関節の安定性に寄与している．

上腕二頭筋長頭は，関節唇の一部の延長として起始している．

　関節の上方には烏口上腕靱帯が，前上方から後下方にかけては関節包が肥厚した上・中・下3本のGHLが存在し，肩関節の静的安定性に寄与している[1]．GHLは関節腔の上内側縁と上腕骨の小結節および解剖頚の付近を結ぶ上・中・下GHLが存在し，関節の静的安定化に関与している．

② 肩甲上腕関節の動的安定化機構
　肩甲上腕関節の動的安定化機構には，腱板（棘上筋，棘下筋，小円筋，肩甲下筋）の臼蓋に対する骨頭の求心力を高める圧迫作用とフォースカップル（force couple），上肢挙上時の肩甲骨上方回旋運動がある．

　棘上筋と肩甲下筋の間で，腱板が存在しない部分を腱板疎部（rotator interval：RI）と呼ぶ．RIは適度な遊びやたわみを持つことで，腱板の緊張や歪みを緩衝するうえで重要な機能を果たしている[4]．

　肩関節下垂位では，小円筋，大円筋，上腕三頭筋長頭と上腕骨で四辺形間隙（quadrilateral space：QLS）が形成される（図4）．QLSには，腋窩神経と後上方回旋動脈が通る重要な部位である[1,4,5]．

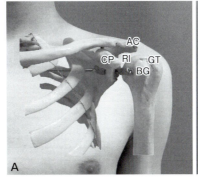
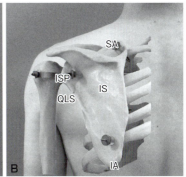

図5 肩の圧痛部位
A：前方の圧痛点．GT：大結節，CP：烏口突起，AC：肩峰，RI：腱板疎部，BG：結節間溝
B：後方の圧痛点．QLS：四辺形間隙，ISP：棘下筋付着部，IS：棘下筋，SA：上角，IA：下角
（文献5）より引用改変）

2）肩鎖関節（acromioclavicular joint）

肩峰と鎖骨外側で構成される平面関節である．肩鎖関節内には関節円板が存在し適合性を高めている．上方は関節包が肥厚した肩鎖靱帯（acromioclavicular ligament）で補強されている．また鎖骨と肩甲骨烏口突起を結ぶ烏口鎖骨靱帯（coracocla-vicular ligament）が関節の安定性を高めている．この靱帯は前方の菱形靱帯と後方の円錐靱帯からなる．肩鎖靱帯は鎖骨の肩峰端上面から肩峰の上面に走行し，肩峰に対して鎖骨の上昇を制動する．

3）胸鎖関節（sternoclavicular joint）

上肢と体幹をつなぐ唯一の関節である．鎖骨の近位端と胸骨柄の鎖骨切痕との間で関節を形成する．胸鎖関節は滑膜性関節で，形状は鞍関節である．関節内には関節円板が存在し，関節の適合性を高めている．また，関節の前後に前胸鎖靱帯と後胸鎖靱帯があり，左右の鎖骨内側を連結する鎖骨間靱帯，下方には肋鎖靱帯の4つの靱帯が関節を補強する．

前胸鎖靱帯は鎖骨の胸骨端と胸骨柄の前面を結ぶ靱帯で，胸鎖関節を補強する．触察は胸鎖関節部に前方から触察し，もう一方で同側の鎖骨を下制，肩甲骨を内転させる．

4）肩峰下関節（subacromial joint）

肩峰と腱板との間には肩峰下滑液包（subacromial bursa：SAB）が存在する．SABの上方は肩峰，烏口肩峰靱帯，烏口突起による烏口肩峰アーチが形成されている．肩峰下関節は，機能的には関節として働くため，第2肩関節と呼ばれる．烏口肩峰アーチの直下にはSABが存在し，腱板の滑動機構として重要である．

5）肩甲胸郭関節（scapulothoracic joint）

肩甲骨は鎖骨を介して胸骨と結合しており，胸鎖関節と肩鎖関節の動きにより肩甲骨は胸郭上を滑るように動くことができる．胸郭側の前鋸筋と肩甲骨側の肩甲下筋との間の機能的な関節で，多くの滑液包が存在し可動性を助けている[1-3]．

II 肩の圧痛点

1）前・側方からの圧痛評価

大結節，烏口突起，結節間溝，RI，関節裂隙，斜角筋などの圧痛点（図5）をみる[4,5]．

大結節の圧痛は，肩峰下滑液包炎，棘上筋炎，腱板損傷が疑われる．腱板断裂の特徴的所見として，肩峰下滑液包の浮動感や大結節部の陥凹がある[2]．烏口突起は多くの腱のターミナルとなる部位で，各方向に牽引されるために付着部炎が生じやすい．RIの圧痛は，スポーツによる障害を受けやすくRI損傷や上腕二頭筋腱炎が疑われる．

RI の圧痛や肩の不安性があると，GHL や関節唇前下方部などが損傷を受けている可能性がある[5]．また上腕二頭筋腱での圧痛は上腕二頭筋腱炎の可能性がある．

2）後方からの圧痛評価

後方の圧痛点には，QLS，大結節，棘下筋，肩甲骨上角，下角がある[5]．QLS は腋窩神経と後上方回旋動脈が存在しており，絞扼障害が生じやすい部位である．また QLS 付近は上腕三頭筋長頭腱や大円筋の筋スパズム，腋窩神経領域の感覚障害や放散痛などを確認できる．

Ⅲ 肩関節を構成する骨と筋の触察

1 骨の触察

1）鎖 骨

鎖骨の中央を確認し，その頭方には大鎖骨上窩がある．鎖骨中央の前縁と後縁を確認しながら，前方凸に彎曲する内側端まで至る．鎖骨中央から肩峰に向かう外側端までは，後方凹に彎曲し，前縁と後縁が前後に広がる扁平上の骨幅にねじれる形状が確認できる．

鎖骨前縁と外側 1/3 には三角筋，内側 1/2 には大胸筋鎖骨部が付着する．

2）上腕骨の近位部（図6）

大結節の上面に棘上筋，中面に棘下筋，下面に小円筋が付着し，小結節には肩甲下筋が付着し，結節間溝には上腕二頭筋長頭が走行する．

烏口突起から上腕骨大結節に走行する烏口上腕靱帯は，RI を補強し，靱帯の下を上腕二頭筋長頭が走行する．烏口上腕靱帯は疎性結合組織が主体の靱帯で，柔軟性に優れているが，瘢痕化すると拘縮を引き起こす[6]．

3）肩甲骨（図7）

肩甲骨の観察の際には背側から脊柱と内側縁，上角，下角の位置関係をみる．通常，内側縁は脊柱と並行の位置関係となるが，胸椎が後彎すると外転，下方回旋位になる．また肩甲骨は筋の短縮や弱化の影響によってアライメントが変化するなど個人差は大きい．肩甲骨内側縁は成人男性で棘突起から約 7.5 cm の距離にある[7]．

2 肩甲上腕関節に作用する主要な筋

1）三角筋（図8）

【起始・停止】

三角筋は鎖骨より起始する前部線維，肩峰より起始する中部線維，肩甲棘より起始する後部線維からなり，3つの線維の停止部は上腕骨外側面中央の三角筋粗面となる．

【神経支配】

腋窩神経（第5～6頸椎）

【触察を活用するポイント】

・三角筋の萎縮は，姿勢観察で肩の丸みがなくなった場合など視覚的にも判断できる．

・肩関節拘縮例では，屈曲時の痛みを三角筋粗面あたりに訴える症例が多い．この現象は屈曲強制などに伴う関節包への侵害刺激が，腋窩神経領域への上腕外側の痛みとしては認識されるものとし，下垂させると痛みは減少し，三角筋の圧痛がないのも特徴である[4]．

2）大胸筋（図9）

【起始・停止】

鎖骨部線維は鎖骨内側 1/2 前面から起始し，上腕骨大結節稜に停止する．胸肋部線維は胸骨膜と第2～6肋軟骨から起始し大結節稜に停止する．腹部線維は腹直筋鞘最上部の前葉から起始し，大結節稜に停止する．

【神経支配】

内・外側胸筋神経（第5頸椎～第1胸椎）

図6 上腕骨（小結節，結節間溝，大結節）の触察

A：小結節；小結節は解剖学的肢位にて，上腕骨頭の前方中央に位置する．触察は三角筋の筋線維があるため，左右に横断して触れるよりも上腕骨頭に向かって（➡）尾方から頭方に指を移動すると，前方に突出した小結節が判別しやすい．
B：結節間溝；結節間溝の触察は，小結節から外側に指を移動させると，隆起部から降下する溝が結節間溝にあたる．
C：大結節；大結節の触察は上腕骨近位外側から頭方に向かう．大結節の幅は上腕骨外側の幅とおおよそ一致し，2横指程度を想定する．大結節上端は外側中央よりやや前方が高く，緩やかなカーブ状を描く．

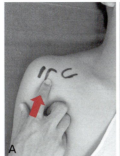 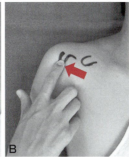 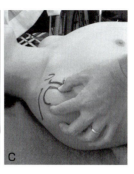

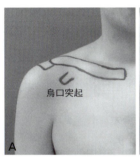 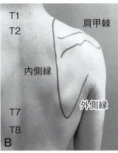 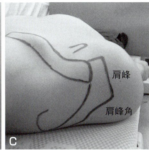 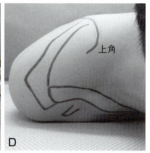

図7 肩甲骨の触察

A：烏口突起；腹側からは烏口突起を確認する．烏口突起の先端部は，鎖骨外側1/3付近から外側尾方を向く．先端部を外側から内側に向かって触知すると烏口突起の形状が確認しやすい．大きさは人の小指程度を想定する．
B：肩甲棘，内側縁，下角，外側縁
- 肩甲骨背面にある棒状の骨隆起を肩甲棘と呼ぶ．肩甲棘の触察は，背側から肩甲骨上方に手掌を置き横走する突起をおおまかに把握する．肩甲骨の上縁は直線状となり，下縁はM字状を呈している．内側に移動させると扁平で三角形状の内側端が確認できる．
- 上角の位置は第1胸椎と第2胸椎の棘突起間の高さに位置する．
- 下角の位置は第7胸椎と第8胸椎の棘突起間の高さに位置する．下角の触察は肩甲骨の内側縁を尾方へ触れていき，最下端部を確認する．
- 外側縁は下角から関節窩に向かう外側縁を外側頭方に向かって確認していく．外側縁の頭方は厚い筋で被われるため，やや強く圧迫し位置を把握する[8]．
C：肩峰，肩峰角
- 肩峰は肩関節の頂点となり，肩峰角から腹側頭方に触察する．肩峰の前後幅は約4横指を想定する[8]．
- 肩峰の腹側は骨性の隆起が触察しやすいが，腹側に向かうと，骨頭との境界がやや不明瞭となる．
- 肩峰角は肩甲棘を外側にたどると，下縁が急激に前方にカーブするところを確認する．
D：上角；上角は腹側に向かって曲がっており，腹側から背側に向かって触れると上角の尖端が確認できる．上角の触察は僧帽筋，肩甲挙筋が上角の上を走行しており，むずかしく感じる．

【触察を活用するポイント】
- 大胸筋の短縮例では，上腕骨内旋，肩甲骨外転位となり，胸椎も後弯姿勢を呈するタイプが多い．この場合，大胸筋が緊張し圧痛を認め，また他動的な肩関節水平外転，外旋運動にて，大胸筋の伸張痛を認める．

3）小胸筋（図9）

【起始・停止】
　第2～5肋骨から起始し，肩甲骨の烏口突起に停止する．

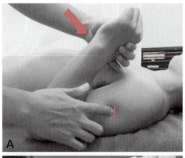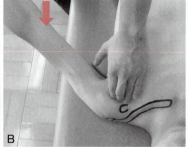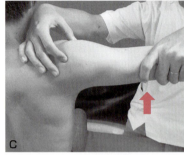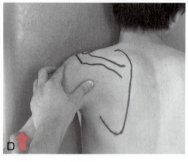

図8　三角筋の触察

A：三角筋停止部；背臥位にて停止部である三角筋の下端と上腕筋との境界を触察する．患者には前腕回内位，肘関節を自動屈曲（➡）させると上腕筋の膨隆が確認でき，三角筋と区別しやすくなる[8]．

B：三角筋前部線維；前部線維は鎖骨外側1/3と三角筋粗面の線を想定し，大胸筋鎖骨部線維の境界となる．背臥位にて，患者に肩関節屈曲運動（➡）を行わせ抵抗を加えると，前部線維が明瞭となる．

C：三角筋中部線維；中部線維は坐位にて肩鎖関節と肩峰角から三角筋粗面を結ぶ線を想定し，患者に外転運動（➡）を行わせ筋収縮を確認する．

D：三角筋後部線維；後部線維は肩甲棘内側端と三角筋粗面を結ぶ線を想定し，患者を腹臥位とし肩関節伸展運動（➡）を行わせ筋収縮を確認する．

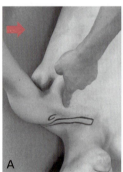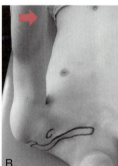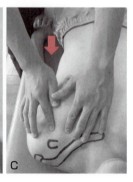

図9　大胸筋，小胸筋の触察

A：大胸筋鎖骨部；鎖骨部線維の触察は，患者には背臥位にて肩関節を90°外転位から水平内転方向（➡）に運動させ軽く抵抗を加えると，三角筋とともに大胸筋の筋腹が確認できる．鎖骨部線維は鎖骨内側1/2と上腕骨前面近位1/3を結ぶ線を想定して触察するとわかりやすい．

B：大胸筋胸肋部；胸肋部線維の触察は，胸鎖関節をランドマークとし上腕骨近位1/3に走行する筋を触察する．鎖骨部と胸肋部の境界は明瞭である．胸骨部正中線にある筋腹を触察する場合，患者に肩関節水平内転の最終域まで自動運動（➡）を行うとボリュームのある筋腹が確認できる．

C：小胸筋；セラピストは烏口突起をランドマークとし，烏口突起の先端から内側尾方に指を当て，第2肋骨と第5肋骨に走行する筋腹を確認する．背臥位にて，患者にはベッドを押し付けるように肩関節の伸展運動（➡）を行わせると，大胸筋の深部に位置する小胸筋が収縮し確認しやすい．

【神経支配】
　内側胸筋神経（第6〜8頸椎）

【触察を活用するポイント】
- 代償的に肩甲骨が前傾位になる症例では，小胸筋が緊張し圧痛を認める．
- 短縮例では，肩甲骨を背臥位で頭方から観察すると肩峰とベッドの距離が離れ左右差が確認できる．

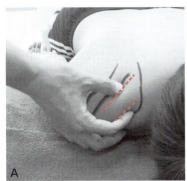 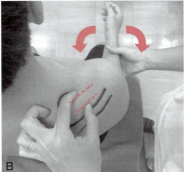 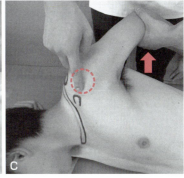

図10 棘上筋の触察
A：棘上筋起始部；坐位または腹臥位で触察を行う．セラピストは肩甲骨上角から，前外側部に1〜2横指の位置にある筋の走行に合わせ，前内側から後外側にある筋腹を確認する．僧帽筋が浅層に位置するため，深層に位置する棘上筋を注意深く触察する．
B：棘上筋；患者に肩関節下垂位での内旋と外旋運動を繰り返させることで，内旋時には前方の線維が外旋時には後方の線維が収縮するのが確認できる[4]．
C：棘上筋付着部；セラピストは他動的に患者を肩関節伸展位（➡）にすることで，前方に位置する大結節の付着部を触察できる．

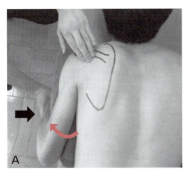 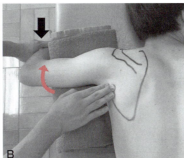 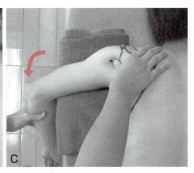

図11 棘下筋の触察
A：棘下筋上部線維；棘下筋は肩関節の運動軸を上下にまたぐ，上部線維と下部線維を機能的側面から分けて触察を実施する[4]．セラピストは上部線維の場合，肩甲棘尾方に指を置く．患者に肩関節下垂位での外旋運動（➡）を行わせ抵抗（➡）を加えると，上部線維が強く収縮するのが確認できる．
B：棘下筋下部線維；患者を腹臥位とし，肩関節外転90°での外旋運動（➡）を行わせ抵抗を加えると，下部線維が強く収縮するように感じられる．肩甲骨下角から2横指頭方の位置は大円筋と境界部分であり，外旋運動で棘下筋下部線維，内旋運動で大円筋が収縮し，運動方向の違いによる収縮の変化がとらえやすい．
C：棘下筋付着部；肩関節後面にある棘下筋は圧痛の好発部位であり，外転内旋位にて伸張位となり圧痛が誘発される．

4）棘上筋（図10）

【起始・停止】
　肩甲骨棘上窩より起始し上腕骨大結節上面に停止する．

【神経支配】
　肩甲上神経（第5〜6頸椎）

【触察を活用するポイント】
- 棘上筋は腱板断裂の好発部位であり，棘上筋付着部の陥凹を触察できる．
- 棘上筋付着部である大結節の圧痛は，腱板炎だけではなく烏口肩峰アーチでのインピンジメントによる滑液包炎など触察による症状の特定はむずかしい．

5）棘下筋（図11）

【起始・停止】
　肩甲骨棘下窩から起始し上腕骨大結節に停止する．

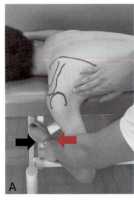
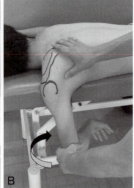

図12 小円筋の触察
A：小円筋；触察は腹臥位にて肩甲骨下角から2横指頭方の位置と，上腕骨大結節の下面を結ぶ線を想定する．小円筋は肩甲骨内側縁まで走行しておらず，内側縁に向かう1横指ほどの幅の細い筋腹であり，触れたときの筋腹は硬く感じる．患者には肩関節90°屈曲位での外旋運動（➡）に抵抗（➡）を加えると強い収縮が感じ取れる．
B：小円筋；セラピストが肩関節90°屈曲位で内旋（➡）させると，小円筋が伸張位となり圧痛を認めることが多い．

【神経支配】
　　肩甲上神経（第5～6頸椎）
【触察を活用するポイント】
- 棘下筋の筋腹，肩甲上腕関節の後面にある棘下筋腱付着部は圧痛の好発部位である．
- 棘下筋には肩甲上動脈と肩甲回旋動脈が吻合して血液を供給しており，ほかの腱板組織よりも静脈血のうっ滞が生じやすいとし，棘下筋に対して軽く圧擦すると痛みの軽減と一時的な内旋可動域の拡大が得られやすい[9]．

6）小円筋（図12）
【起始・停止】
　　肩甲骨外側縁付近の後面から起始し，上腕骨大結節の下面に停止する．
【神経支配】
　　腋窩神経（第5～6頸椎）
【触察を活用するポイント】
- QLSに圧痛が生じる場合，小円筋にも同様に圧痛を認めることが多い．
- 投球障害の選手の多くで小円筋に圧痛と筋タイトネスを認める[6]．

7）大円筋（図13）
【起始・停止】
　　肩甲骨下角の後面から起始し，上腕骨小結節稜に停止する．
【神経支配】
　　肩甲下神経（第5～7頸椎）
【触察を活用するポイント】
- 拘縮例では大円筋の硬結と圧痛を認めることが多く，圧迫伸張によって即時的な効果として可動域を改善できることが多い．

8）肩甲下筋（図13）
【起始・停止】
　　肩甲骨肋骨面の肩甲下窩から起始し，上腕骨小結節に停止する．
【神経支配】
　　肩甲下神経（第5～6頸椎）
【触察を活用するポイント】
- 反復性の前方脱臼例に対する保存療法として肩甲下筋の強化が実施される．
- 肩関節外旋の制限因子として肩甲下筋の緊張や圧痛が確認できる．

9）上腕二頭筋（図14）
【起始・停止】
　　上腕二頭筋の起始部は，2つの筋頭（短頭と長頭）からなる．短頭は烏口突起先端から起始し，上腕で長頭と一緒になる．上腕二頭筋の停止腱は2つに分かれ，橈骨粗面と前腕筋膜に向かい停止する．
【神経支配】
　　筋皮神経（第5～6頸椎）
【触察を活用するポイント】
- 上腕二頭筋長頭腱炎では結節間溝を走る腱の圧痛が特徴である．
- 長頭腱断裂例では長頭の筋腹が弛緩し，筋腹が局所的に盛り上がって見える（ポパイサイン）．

10）烏口腕筋（図14）
【起始・停止】
　　烏口腕筋は上腕二頭筋短頭とともに，肩甲骨烏口突起の先端から起始し，上腕骨中央内側面に停

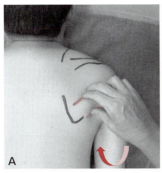 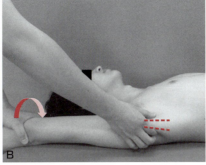 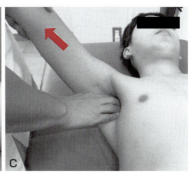

図13 大円筋，肩甲下筋の触察
A：大円筋；セラピストは腹臥位にて肩甲骨下角をランドマークとし，上腕骨小結節稜に向かう筋腹を触察する．患者に肩関節内旋運動（➡）を行わせると，収縮がはっきりとわかる．停止部の触察は，腋窩付近から上腕三頭筋の深部を走行するため，肘関節を伸展させて上腕三頭筋との境界を確認する．
B：大円筋；大円筋への直接的なストレッチを行う場合は，背臥位にて患者の肩関節を屈曲，外旋（➡）させると筋が伸張位となり，さらに肩甲骨外側縁に向かって徒手による直接的な大円筋の圧迫伸張を行う．
C：肩甲下筋；肩甲下筋は背臥位にて肩関節90°外転位とし，他動的に前外側へ牽引（➡）する．セラピストは肩甲骨の肋骨面に指を当て，さらに広背筋と大円筋の内側から肩甲下窩に向かって圧迫する．ここでは肩甲下筋の下部線維に触れている．腋窩は敏感な部位で痛みを誘発しやすいため，強い圧迫は避ける．

図14 上腕二頭筋，烏口腕筋
A：上腕二頭筋停止部；停止部の触察は，セラピストが肘窩に指を当て内側に移動すると橈骨粗面に向かう太い腱に触れる．患者の肘関節を自動屈曲（➡）させながら行うと停止腱がわかりやすい．橈骨粗面に向かう太い腱から内側に移動すると，薄く膜状のもう1つの停止腱に触れることができる．
B：上腕二頭筋の筋腹；筋腹は停止部から頭側に向かって触察する．内側に位置する上腕二頭筋短頭の内側には正中神経が走行する．間違えやすいのは上腕二頭筋より深部に位置する上腕筋との違いである．上腕筋は上腕二頭筋に比べやや硬い感触があり，上腕筋より上腕二頭筋は表層で筋腹が左右に移動しやすい．
C：上腕二頭筋起始部；起始部は上腕骨近位1/3付近で三角筋，大胸筋の深部に入るため，やや触察がむずかしくなる．上腕二頭筋長頭の起始部は結節間溝を，短頭は烏口突起をランドマークとし触察する．
D：烏口腕筋；触察は肩関節外転位とし，上腕二頭筋短頭の内側を触知し頭方の腋窩中央まで移動する．上腕動脈の拍動を確認し，その上方にある筋腹を確認する[4]．患者には肩関節内転運動（➡）を行わせ，抵抗（➡）を加えると烏口腕筋が収縮し触察しやすい．

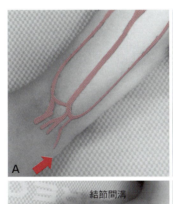 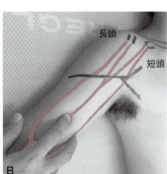
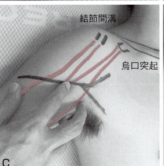 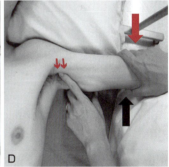

止する．
【神経支配】
　筋皮神経（第6〜7頸椎）
【触察を活用するポイント】
・骨折などがない場合の烏口突起付着部の圧痛は，烏口突起の上方に付着する靱帯か，下方に走行する烏口腕筋か触察にて確認する[4]．

11）上腕三頭筋（図15）

【起始・停止】
　上腕三頭筋長頭は肩甲骨の関節下結節から起始

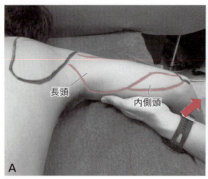
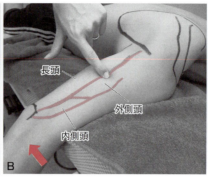
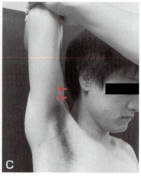

図15　上腕三頭筋の触察
A：上腕三頭筋内側頭；上腕後面は上腕三頭筋で被うため，筋腹を上腕骨後面内側と外側から細かく触察していく．
　　内側では，上腕三頭筋長頭と内側頭を確認する．腹臥位にて患者の肘関節伸展運動（➡）にセラピストが抵抗を加えると，それぞれの筋腹が確認できる．内側頭は肘頭の内側上端から３横指の位置から遠位部を想定する．長頭の頭方の起始部は，広背筋と大円筋の後方を通る．
B：上腕三頭筋外側頭；外側では，上腕近位1/3の領域で上腕中央を境界とする外側頭と長頭の筋腹を確認する．
C：上腕三頭筋長頭；上腕三頭筋長頭の触察は，林によるストレッチを利用した方法がわかりやすい[4]．患者の肩関節を最大屈曲した肘関節約90°屈曲位を開始肢位とし，セラピストが他動的に肘を屈曲させていくと，関節下結節の遠位で緊張する長頭が確認できる．

する．内側頭は上腕骨後面の橈骨神経溝よりも遠位から起始する．外側頭は上腕骨後面の橈骨神経溝より近位から起始する．停止部は３つの筋腹が収束し１つの共同腱となり尺骨肘頭の上面に停止する．
【神経支配】
　　橈骨神経（第６〜８頸椎）
【触察を活用するポイント】
- QLSの圧痛が生じる場合，上腕三頭筋長頭の圧痛も確認する．上肢の投球障害では，上腕三頭筋長頭の伸張痛やベネット病変を疑う関節下結節付着部で圧痛が多い．
- 上腕三頭筋長頭腱の上部は下方関節唇の付着し，上腕骨下垂時の関節包の巻き込みを防ぐ機能がある[10]．

12）広背筋（図16）
【起始・停止】
　　胸腰筋膜，第７〜12胸椎，全腰椎棘突起，仙骨の正中仙骨稜，肩甲骨下角腸骨稜，下部肋骨から起始し，上腕骨小結節稜に停止する．
【神経支配】
　　胸背神経（第６〜８頸椎）

【触察を活用するポイント】
- 投球障害において，広背筋の肩甲骨下角との摩擦障害による挫傷例がある．圧痛は下角付近を走行する広背筋を触察する[4]．

3　肩甲胸郭関節に作用する筋

1）前鋸筋（図16）
【起始・停止】
　　第１〜９肋骨から起始し，肩甲骨肋骨面の内側縁に停止する．
【神経支配】
　　長胸神経（第５〜７頸椎）
【触察を活用するポイント】
- 前鋸筋は肩甲骨外転に唯一作用する筋である．筋の走行から，挙上角度を変化させても肩甲帯の前方突出が可能である．
- 長胸神経麻痺による翼状肩甲骨（winging scapula）が特徴で，筋機能不全例でも肩甲骨内側縁の浮き上がり現象がみられる．

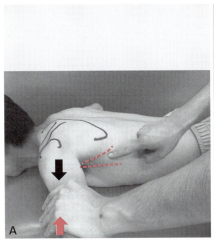
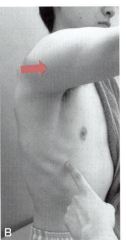

図16 広背筋，前鋸筋の触察
A：広背筋；患者を腹臥位とし，肩関節外転位から水平外転運動（➡）に抵抗（➡）を加えると，大円筋の後縁との境にある広背筋が触察しやすい．
B：前鋸筋；前鋸筋は鋸様の形状で肋骨に付着しており，収縮時には体表から筋腹が確認しやすい．筋の走行は，肩甲骨下角と第5肋骨に付着する筋腹が頂点となる扇状を呈する．筋収縮は患者の上肢の前方突出（➡）または吸気に伴い腹部を凹ませると，肋骨に付着する筋腹が視覚的に確認できる．

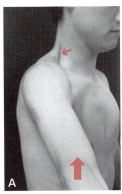
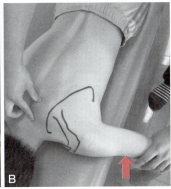
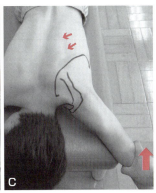

図17 僧帽筋の触察
A：僧帽筋上部線維；患者の肩関節屈曲運動（➡）にセラピストが抵抗を強め，三角筋の活動量を増加させると，固定筋として働く僧帽筋上部繊維が比例して増加し[4]，筋の膨隆（➡）が確認できる．
B：僧帽筋中部線維；腹臥位にて肩関節90°外転位から肩甲骨内転運動（➡）にて，肩鎖関節部から内側に向かう上縁と肩甲棘内側端から内側に向かう下縁を触察する．
C：僧帽筋下部線維；腹臥位にて起始停止部を結ぶ線を想定し，患者には肩関節ゼロポジションでの挙上運動（➡）を行わせ，肩甲骨の下制と上方回旋に伴う下部線維の筋収縮（➡）を確認する．

2）僧帽筋（図17）

【起始・停止】

- 僧帽筋上部線維：上部線維は後頭骨上項線外側頭隆起と項靱帯から起始し，鎖骨外側1/3領域に停止する．
- 僧帽筋中部線維：中部線維は第1〜6胸椎棘突起から起始し，肩峰の内側，肩甲棘上縁に停止する．
- 僧帽筋下部線維：第7〜12胸椎棘突起から起始し，内側端に停止する．

【神経支配】

　副神経・頸神経（第2〜4頸椎）

【触察を活用するポイント】

- 肩関節の屈曲や外旋時に，肩甲骨の挙上や内転が過度に生じる例では僧帽筋による棘上筋などの代償運動が疑われ，触察によって確認する．

3）肩甲挙筋，大菱形筋，小菱形筋（図18）

【起始・停止】

- 肩甲挙筋：第1〜4頸椎横突起から肩甲骨上角の内側縁に停止する．

肩の機能解剖を理解する　13

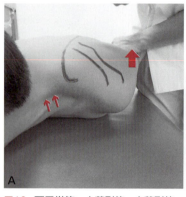 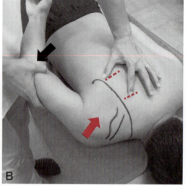 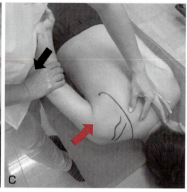

図18 肩甲挙筋，大菱形筋，小菱形筋
A：肩甲挙筋；腹臥位にて患者に肩関節伸展運動（➡）を行わせると，肩甲骨の前傾運動が伴い，肩甲挙筋の収縮が確認しやすい．セラピストは，上角より内側頭方にある筋腹を触察するが，強く圧迫すると疼痛が生じやすく注意が必要である．
B：大菱形筋；大菱形筋の上縁は第2肋骨と肩甲棘内側端を結ぶ線を想定し，小菱形筋との間を触れる．下縁は第5胸椎と肩甲骨下角を結ぶ線を想定し，下角から内上方に向かう筋を確認する．患者に肩関節伸展・内転運動（➡），肩甲骨内転・下方回旋を行わせ，セラピストは引き離すように外転方向に抵抗を加える（➡）と収縮を確認できる．
C：小菱形筋；セラピストは起始である肩甲棘内側端より1横指頭方に指を置き，外側頭方に向かう筋腹に触れる．大菱形筋と同様に肩甲骨の内転・下方回旋運動にて収縮を確認する．

- 小菱形筋：第2～5胸椎棘突起から肩甲骨内側縁（肩甲棘より上方）に停止する．
- 大菱形筋：第7頸椎と第1胸椎の棘突起から起始し，肩甲骨内側縁（肩甲棘より下方）に停止する．

【神経支配】
- 肩甲挙筋：肩甲背神経（第5頸椎）
- 大菱形筋，小菱形筋：肩甲背神経（第4～5頸椎）

【触察を活用するポイント】
- 肩甲骨上角の圧痛は，肩甲挙筋の付着部炎として硬結を認める．
- 肩甲挙筋，小菱形筋，大菱形筋の深部は肩甲背神経が走行し，筋攣縮によって肩甲背神経の絞扼による鈍痛が出現する[4]．

4 頸部・胸郭に作用する筋

1）前斜角筋，中斜角筋，胸鎖乳突筋（図19）

【起始・停止】
- 前斜角筋：第3～6頸椎横突起から起始し，第1肋骨の前斜角筋結節に停止する．
- 中斜角筋：第2～7頸椎横突起から起始し，第1肋骨の鎖骨下動脈溝の後方に停止する．
- 胸鎖乳突筋：胸鎖乳突筋は胸骨柄の前面，鎖骨内側端から起始し，乳様突起，後頭骨上項線外側部に停止する．

【神経支配】
- 前斜角筋：頸神経（第4～7頸椎）
- 中斜角筋：頸神経（第3～7頸椎）
- 胸鎖乳突筋：副神経・頸神経（第2～3頸椎）

【触察を活用するポイント】
- 頭部前方姿勢など不良姿勢の場合，頸部屈筋群の弱化と胸鎖乳突筋，斜角筋の緊張を認めやすい．
- 胸郭出口症候群の鑑別として，Morleyテストがある．このテストは斜角筋三角部の圧痛にて上肢帯や指先に放散痛が生じる．

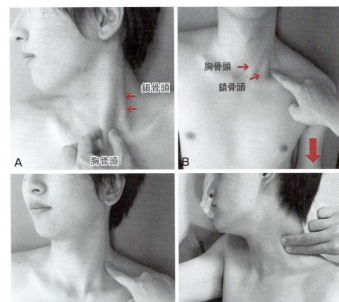

図19 胸鎖乳突筋，腕神経叢，前斜角筋，中斜角筋

A：胸鎖乳突筋；患者に触察する側の反対側に頸部の回旋・屈曲運動を行わせると，胸鎖乳突筋の収縮が視覚的に確認できる．胸鎖乳突筋胸骨頭は，鎖骨内側端付近を通り胸骨柄に付着する．セラピストは，この筋腹を後外側頭方にたどり，前縁は側頭骨の乳様突起まで触察する．
　胸鎖乳突筋鎖骨頭は，鎖骨内側1/3の部位から，胸骨頭の後縁に触れながら乳様突起後縁まで触察する．

B：腕神経叢；鎖骨中央部の鎖骨上窩には腕神経叢があり，患者の肘関節を伸展位とし，セラピストが尾方に牽引（➡）すると，緊張する腕神経叢を触知できる．

C：前斜角筋；セラピストは，腕神経叢と胸鎖乳突筋鎖骨頭の間に位置する頭尾に走行する前斜角筋を確認する．

D：中斜角筋；セラピストは前斜角筋のすぐ後方を走行する中斜角筋を確認する．

文献

1) 中村利孝ほか編：標準整形外科学，第11版，内田淳正（監），医学書院，東京，402-408，2011
2) 高岸憲二（編）：図説 新 肩の臨床，メジカルビュー社，東京，4-8，2006
3) Drake RL et al：グレイ解剖学，原著第3版，塩田浩平ほか（訳），エルゼビア・ジャパン，東京，665-681，2016
4) 林 典雄：運動療法のための機能解剖学的触診技術—上肢—，改訂第2版，青木隆明（監），メジカルビュー社，東京，155-222，2011
5) 信原克哉：肩—その機能と臨床，第4版，医学書院，東京，15-32，2012
6) 赤羽根良和：肩関節拘縮の評価と運動療法，林 典雄（監），運動と医学の出版社，神奈川，20-21，55-59，2013
7) 竹井 仁：触診機能解剖カラーアトラス 上，岸 清（監），文光堂，東京，143-147，2008
8) 河上敬介ほか：骨格筋の形と触察法，改訂第2版，太峰閣，熊本，91-201，2013
9) 吉尾雅春：肩関節障害に対する理学療法（テクニカルセミナー），理学療法学 39：261-264，2012
10) 高濱 照：肩関節の構造と機能，Skill-Upリハビリテーション＆リコンディショニング 投球障害のリハビリテーションとリコンディショニング，福林 徹ほか（監），文光堂，東京，2-13，2010

肩の運動を理解する

村西 壽祥

肩の運動学・バイオメカニクスの着眼点

➡ 肩複合体の構造および組織の特徴を知る.

➡ 肩複合体の運動学と病態運動学を理解する.

　肩は上腕骨，肩甲骨，鎖骨，胸郭によって構成される複合体である．また，肩複合体は肩甲上腕関節，胸鎖関節，肩鎖関節の解剖学的関節と，第2肩関節，肩甲胸郭関節の機能的関節によって構成される．それぞれの解剖学的特徴や運動学を理解することが重要である．

Ⅰ 肩複合体の構造と組織

1 肩甲上腕関節

　肩甲上腕関節は，大きな上腕骨頭と小さな肩甲骨関節窩によって構成される球関節である．この形態的特徴により肩甲上腕関節は大きな可動性を得られるが，構造的に不安定な関節である．肩甲上腕関節周囲は上腕骨頭と肩甲骨関節窩に加え，関節包・関節上腕靱帯，関節唇，腱板によって構成され（図1），肩甲上腕関節の安定性には静的安定化機構と動的安定化機構が重要である（表1）．

1）静的安定化機構

① 関節包および関節上腕靱帯

　肩甲上腕関節の関節包は上腕骨頭に対して約2倍の容量を有しており，関節包の大きな容量が肩甲上腕関節の可動性に必要な関節の遊び（joint play）となるが，関節包は上腕骨頭を関節窩から逸脱させないように制動する役割を担っている．

関節包は肩甲上腕関節が約45°外転位で各部位の緊張は均等になるが，上腕骨頭の位置や動きに応じて各部位が緊張し，肩甲上腕関節の安定性に寄与している（表2）[1]．

　関節包前方部のなかでも肥厚した部位は関節上腕靱帯といわれ，上方から上関節上腕靱帯（SGHL）・中関節上腕靱帯（MGHL）・下関節上腕靱帯（IGHL）がある．SGHLは下垂位における前方安定性に，MGHLは45〜60°外転位での前方安定性に，IGHLは90°外転位での前方安定性に寄与している（表3）[2]．肩関節の前方脱臼においては，下関節上腕靱帯前部線維の損傷が生じ，90°外転・外旋位での前方不安定性が出現する．また，拘縮肩では関節包の容量が減少し，上腕骨頭の動きが制限されると正常な関節包内運動が行えなくなる．

② 関節唇

　関節唇は関節窩の周囲を取り巻くことで上腕骨

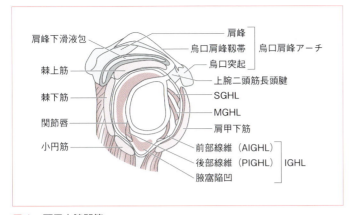

図1 肩甲上腕関節

表1　肩甲上腕関節の安定化機構

静的安定化機構	動的安定化機構
関節包・関節上腕靱帯 関節唇 関節内圧の陰圧	腱板 上腕二頭筋長頭腱

表2　関節包の緊張する肢位・運動　（文献1）より引用）

関節包の部位	緊張させる運動
上部	肩甲上腕関節角度30°未満～内転
下部	あらゆる方向への挙上
前部	外旋および肩甲骨面を越えての水平外転
後部	内旋および肩甲骨面を越えての水平内転
前部・下部	挙上位での外旋運動
後部・下部	挙上位での内旋運動

表3　関節上腕靱帯の機能　（文献2）より引用）

靱帯	緊張させる運動
SGHL	下垂位での上腕骨頭の前方，下方移動 下垂位での外旋 内転
MGHL	45～60°外転位での上腕骨頭の前方移動 45°外転位での外旋
IGHL	前方線維：外転 　　　　　90°外転位での上腕骨頭の前方移動 　　　　　90°外転位での外旋 腋窩陥凹：外転 後部線維：外転 　　　　　90°外転位での内旋

頭との接触面積を広げ，関節の深さを増すことによって肩甲上腕関節の安定性に寄与している（図2）．関節唇の上部は可動性が高く，上腕骨頭の動きに伴い変形することで接触面を増加させ，下部は可動性が低く，上腕骨頭の過剰な偏位を防ぐ役割がある．また，関節唇の上部には上腕二頭筋長頭腱が付着しており，上腕骨頭の上方偏位を制動することにより安定性に寄与している．

関節唇の損傷は，上方関節唇損傷（SLAP損傷）と肩関節前方脱臼による前下方損傷（Bankart損傷）が多く，いずれも肩甲上腕関節に不安定性を生じさせる．

③ 関節内圧の陰圧

肩甲上腕関節の関節内圧は，下垂位で陰圧となり上腕骨頭を関節窩に引きつけている．上腕骨頭が下方に牽引されると陰圧の程度が増加し，下方

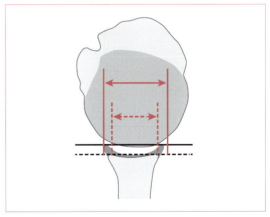

図2　関節唇の役割
上腕骨頭との接触面積を増加：関節唇（－）の接触面（赤点線），関節唇（＋）の接触面（赤実線）．
関節窩の深さを増加：関節唇（－）の深さ（黒点線），関節唇（＋）の深さ（黒実線）．

肩の運動を理解する　17

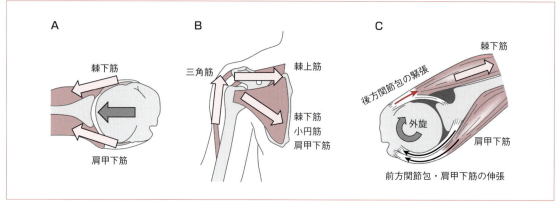

図3　腱板の役割　　　（文献2）より引用）
A：腱板筋の収縮によって，上腕骨頭を関節窩に引きつける．
B：腱板筋が上腕骨頭を関節窩に引きつけながら，三角筋の上方剪断力に対抗する．
C：外旋運動時に前方関節包・肩甲下筋は伸張されることで緊張を保つ．後方関節包は棘下筋の収縮により緊張を保つことで，上腕骨頭の前後の安定性を保つ．

への牽引力に対して関節窩への引きつけ作用は増加する．肩関節脱臼により関節包が損傷すると，関節内圧が陰圧でなくなるため，肩甲上腕関節は不安定となる．

2）動的安定化機構

① 腱　板

腱板は棘上筋，棘下筋，小円筋，肩甲下筋の腱性部分が癒合して上腕骨頭を包んでいる．腱板を構成する筋は筋内腱といわれる腱組織が存在する羽状筋の形態をしており，棘上筋，棘下筋，小円筋は上腕骨大結節に付着し，肩甲下筋は小結節に付着している．腱板の各筋は肩関節の作用筋としての働きとともに，最も重要な機能的役割は，上腕骨頭を関節窩に対して引きつけることで肩甲上腕関節の安定性を得ることである．腱板は腱板同士や腱板とほかの筋とフォースカップルを形成することで，関節窩に対して上腕骨頭を求心位に保つ役割がある．また，肩甲上腕関節の運動によって生じる関節包の緊張の変化を腱板が補うことで，上腕骨頭が関節窩から逸脱しないように安定させる（図3）．

腱板断裂などにより腱板の機能低下が生じると，肩関節運動時に上腕骨頭を求心位に保持できない．そのため，上腕骨頭の偏位や異常な関節包内運動が生じ，肩峰下での衝突（インピンジメント）や不安定性を引き起こす要因となる．

② 上腕二頭筋長頭腱

上腕二頭筋長頭腱は結節間溝から肩甲上腕関節内を走行し，関節唇上部や肩甲骨の関節上結節に付着している．上腕二頭筋長頭腱は三角筋によって生じる上方剪断力に対し，上腕骨頭を下方へ押し下げることで腱板を補助する役割がある．

上腕二頭筋長頭腱は，結節間溝を上行して急激に折れ曲がって関節内に走行するため，摩擦や圧迫などの機械的刺激（メカニカルストレス）を受けやすく，炎症や損傷によって疼痛や機能障害が生じやすい組織である．

2　第2肩関節（肩峰下関節）

肩峰-烏口肩峰靱帯-烏口突起によって烏口肩峰アーチが形成されている．烏口肩峰アーチは肩甲上腕関節を屋根のように被っており，第2肩関節（肩峰下関節）と呼ばれる機能的関節を形成する（図1）．第2肩関節は肩甲上腕関節の機能や安定性を補助しており，烏口肩峰アーチの下に存在する肩峰下滑液包や腱板が摩擦の軽減や緩衝作

用を行っている．しかし，これらの組織は硬い上腕骨頭と肩峰との間に挟まれるため，肩峰下でのインピンジメントによって機械的刺激を受けやすく，炎症・損傷による疼痛や機能障害を生じやすい部位である．

3 肩甲胸郭関節

肩甲胸郭関節は肩甲骨と胸郭によって形成される機能的関節であり，胸鎖関節と肩鎖関節の解剖学的関節の運動によって肩甲骨の位置や向きを変化させる．胸鎖関節は鞍関節であるが，関節円板の存在により3度の自由度を有する．鎖骨を介して胸郭上で肩甲骨の運動や位置づけを行う．肩鎖関節も3度の自由度を有し，胸鎖関節と連動して肩甲骨（関節窩）の向きを調整する役割を担う．

肩甲胸郭関節は，小さな関節窩が大きな上腕骨頭の動きに応じて受け皿（機能的関節窩）を形成できるよう，肩甲胸郭関節運動を行う周囲筋の活

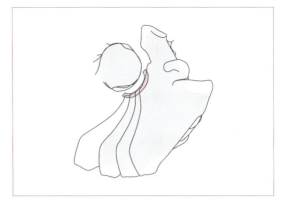

図4　機能的関節窩
肩甲骨は上腕骨頭の動きに応じた関節窩を形成することが重要である．

動が重要となる（図4）．

肩甲骨は胸郭の形状に沿って運動するため，胸椎や肋骨の形状や姿勢の影響を受けやすい．高齢者に多い円背姿勢では，肩甲骨の外転・前傾位となりやすく，肩甲骨の可動性の低下や肩甲骨面（後述）の内方化など肩甲骨の位置に異常を生じやすくなる．

II 肩複合体の運動学と病態運動学

1 肩複合体の運動学

1）肩甲骨面（scapular plane）

肩甲骨面は肩甲骨と上腕骨との運動面であり，関節窩の向く方向が肩甲骨面となる．関節窩は解剖学的肢位では前額面に対して約30°前方を向いている．ただし，肩関節運動時の肩甲骨位置に応じて肩甲骨面も変化するため，姿勢や運動肢位ごとに肩甲骨の位置を把握することが重要である（図5）．また，肩甲骨面上から外れるような運動は肩甲上腕関節周囲組織へのストレスにつながるため，肩甲骨面と上腕骨との位置関係は重要である．また，肩甲骨面上での挙上位で，上腕骨長軸と肩甲棘長軸が一直線上となる肢位はゼロポジ

ションといわれ，オーバーヘッドスポーツなどでは肩甲上腕関節へのストレスを評価する場合など，重要となるポジションである（図6）．

肩甲骨面の確認は，肩甲上腕関節の評価や運動療法を行ううえで必須である．例えば，一般的な肩関節可動域計測は，上腕骨と体幹との間の角度の計測であるため，肩甲上腕関節（上腕骨と肩甲骨との間）を計測するためには，肩甲骨の位置を把握しなければならない．また，高齢者などの円背や胸椎後彎によって肩甲骨面は内方を向いた状態となり，前額面上での外転運動を行うと上腕骨頭の前方偏位により疼痛を生じる場合がある（図7）．

2）腱板の作用

腱板の機能的役割は，前述したように上腕骨頭

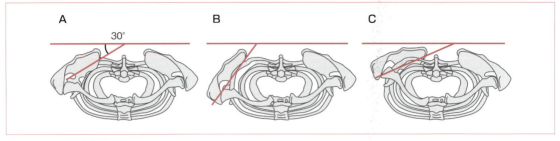

図5 肩甲骨面の変化
A：解剖学的肢位では，関節窩は前額面に対して約30°前方に向く．
B：肩甲骨の前方牽引にて関節窩は内方を向く．
C：肩甲骨の後退にて関節窩は外方を向く．

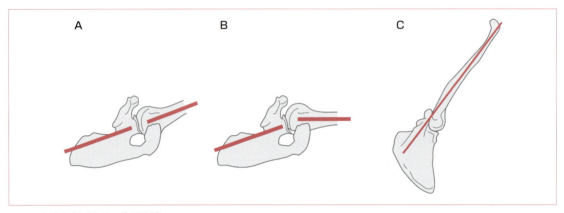

図6 上腕骨と肩甲骨の位置関係
A：肩甲骨面と上腕骨の向きが一致（関節窩に対して求心位）．
B：肩甲骨面に対して上腕骨が水平外転位（上腕骨頭が前方偏位）．
C：ゼロポジション（肩甲骨面上で肩甲棘長軸と上腕骨長軸が一致）．

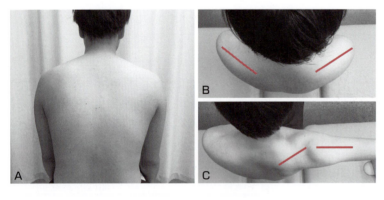

図7 胸椎後彎による肩甲骨面への影響
A：円背姿勢．
B：円背姿勢により肩甲骨面は内方を向く．
C：肩甲骨面に対して上腕骨を水平外転位で挙上すると，前方へのストレスが増加する．

を関節窩に対して引きつけることで求心位に保ち，肩甲上腕関節を安定化させることが最も重要である．個々の腱板の作用については，その形態を理解することが重要である．棘上筋の付着部は大結節にあるが，大結節の前方や時には小結節にまで付着していることも報告されている[3]．このことから，棘上筋の起始と停止は外旋位で直線的関係となり，棘上筋の外転作用がより発揮しやすくな

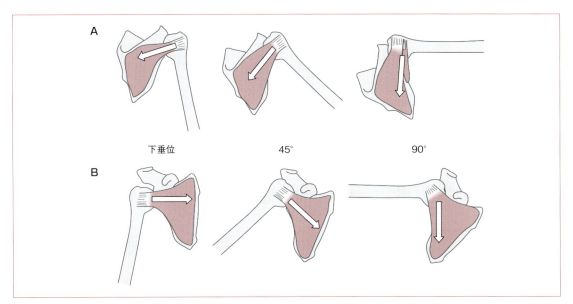

図8 腱板の作用
A：棘下筋（下垂位：45°）・小円筋（90°）による外旋作用．
B：肩甲下筋（下垂位：45°・90°）による内旋作用．

る．棘下筋は上部にある横走線維と下部にある斜走線維に分かれ，小円筋と合わせて扇状に広がる形態となっている．外旋作用を考慮したとき，上腕骨長軸に対して直角となる部位の回旋効率が高くなり，棘下筋と小円筋は肩関節の挙上角度に応じて外旋作用を発揮する（下垂位：棘下筋上部，45°：棘下筋下部，90°：小円筋；図8-A）．肩甲下筋は複数の筋内腱を有しており，肩甲下窩に広がる扇状の形態となっている．肩甲下筋は多数の筋内腱を有しており，上部・中部・下部に分けることができる．棘下筋・小円筋と同様，挙上角度に応じて上腕骨長軸と直角となる部位の内旋効率が高くなる（下垂位：肩甲下筋上部，45°：肩甲下筋下中部，90°：肩甲下筋下部；図8-B）．棘下筋・小円筋や肩甲下筋の形態をふまえ，これらの筋に対する理学療法評価や運動療法においては，挙上角度を考慮しながら伸張運動や筋力増強運動を実施していくことが重要である．

3）肩甲上腕リズム

肩甲上腕リズムは肩関節を代表する運動学であり，正常な肩関節では肩甲上腕関節の挙上と肩甲

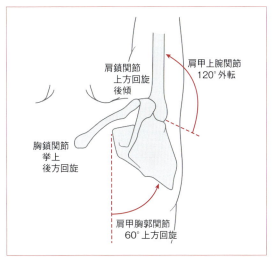

図9 肩甲上腕リズム　　（文献2）より引用改変）

胸郭関節の上方回旋の比率はおよそ2：1である．肩甲胸郭関節の上方回旋は，胸鎖関節の挙上や後方回旋と肩鎖関節での上方回旋や後傾の組み合わされた協調運動によって行われる（図9）．

肩関節の挙上運動以外においても，肩甲上腕関節と肩甲胸郭関節の協調運動は存在する．肩関節の外旋運動では肩甲骨の内転・外旋（下垂位），

肩の運動を理解する

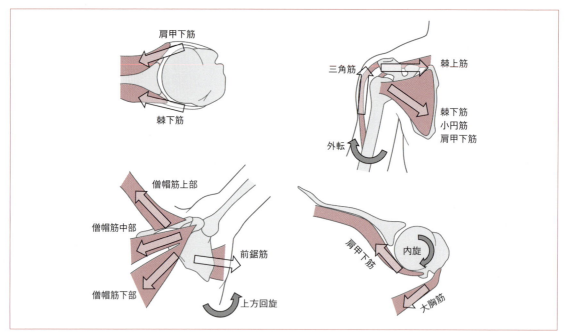

図10 肩のフォースカップル　　　　　　　　　　　　　　　　　　　　　　　　　　（文献2）より引用改変）

肩甲骨の後傾（90°外転位），内旋運動では肩甲骨の外転・内旋（下垂位），肩甲骨の前傾（90°外転位），肩関節水平外転運動では肩甲骨の内転，水平内転では肩甲骨の外転が生じる．これら肩甲上腕関節と肩甲胸郭関節で生じる協調運動が生じなければ，肩甲上腕関節のストレスを増強することになる．

4）肩のフォースカップル

肩関節周囲筋は起始と停止との関係から，主に①上腕骨と肩甲骨間，②肩甲骨と体幹，③上腕骨と体幹のグループに分けることができる．①のグループは腱板や三角筋などの肩甲上腕関節周囲筋があげられ，②のグループでは僧帽筋や前鋸筋などの肩甲骨周囲筋が，③のグループでは大胸筋や広背筋があげられる．各グループ内またはグループ間における筋の協調的な活動により，肩関節運動は円滑に行われる．

肩関節の安定性や運動に寄与するために，さまざまなフォースカップルが存在する．グループ内の代表的なフォースカップルとしては，棘下筋・小円筋と肩甲下筋における上腕骨の求心位保持や，僧帽筋の各線維と前鋸筋によって肩甲骨を胸郭に固定しながら，肩甲骨の上方回旋運動が行われる．グループ間のフォースカップルとしては，肩関節外転時の三角筋と腱板構成筋によるフォースカップルがある．また，肩甲下筋と大胸筋があげられ，大胸筋による前方剪断力に対して肩甲下筋が関節窩に引きつける役割があげられる（図10）．これらのフォースカップルが破綻すると，肩甲上腕関節の不安定性，インピンジメント，肩甲上腕リズムの乱れなどの機能障害が生じる．

前述した各グループ内またはグループ間のフォースカップルにより，肩甲上腕関節や肩甲胸郭関節の運動は協調的に行われる．肩複合体の運動として考えると，それぞれのフォースカップルは同時に連動しなければならない．肩の外転の徒手筋力テストを例にすると，腱板筋による上腕骨頭の引きつけ作用と三角筋による外転作用，僧帽筋の各線維と前鋸筋による肩甲骨上方回旋は連動して生じる．いずれのフォースカップルが過不足なく，協調的に行われなければ外転位を保持することはできない．また，肩外転や肩甲帯の下制の

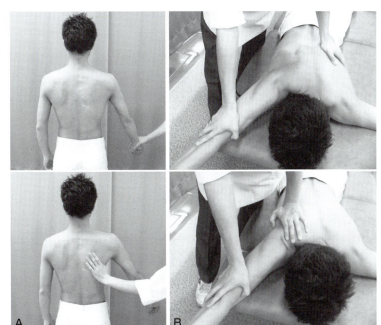

図11 肩甲骨固定の有無による筋機能の違い

肩甲骨固定の有無によって，発揮される筋力に違いがあるか評価する．
肩甲骨の固定によって筋力が低下すれば，肩甲上腕関節機能の問題となる．
肩甲骨の固定によって筋力が増加すれば，肩甲胸郭関節機能の問題となる．

徒手筋力テストでは，どの筋機能に問題があるのか評価ができない．肩甲上腕関節の筋機能に問題があるのか，肩甲胸郭関節の筋機能に問題があるのかを評価するには，肩甲骨固定の有無などの工夫によりある程度の判断ができる（図11）．

2 肩複合体の病態運動学

1）肩のインピンジメント

肩のインピンジメントの代表的として，肩峰下インピンジメントがある．肩峰下インピンジメントは肩峰の骨形態，腱板や肩峰下滑液包の肥厚や腫脹，関節拘縮や腱板の機能低下による関節包内運動の異常，肩甲骨運動の異常など，さまざまな要因で生じる．

正常肩関節運動における肩峰下での接触圧の研究において，肩甲上腕関節の外転や水平外転運動で上腕骨大結節部での接触圧の上昇が報告されている[4,5]．関節拘縮や腱板の機能低下による関節包内運動の異常が生じると，接触圧がさらに上昇することで疼痛を引き起こす要因となる（図12）．また，後方関節包の拘縮によって，関節窩から上腕骨頭が偏位すること（obligate translation）が報告されており[6]（図13），拘縮組織と反対側に上腕骨頭が偏位することによって関節包内運動の異常が生じ，接触圧が増加することが考えられる．

肩峰下インピンジメントは結果（現象）であって原因ではないため，インピンジメントがどのような原因で生じたのかを理解することが重要である．関節包内運動の異常によってインピンジメントが生じるが，関節包内運動に異常をきたす原因は腱板の機能低下や関節拘縮など，異なる．また，肩甲骨運動の異常によって生じるインピンジメントにおいても，肩甲胸郭関節の可動性の問題か，フォースカップルの問題か原因は異なる．肩峰下インピンジメントに対する理学療法において，何をターゲットに，どのような手段を用いるのかを検討するには，インピンジメントが生じる運動学的メカニズムを理解することが重要である．また，肩甲上腕関節の可動域運動において，肩甲骨の代償運動を抑制するために肩甲骨を固定することが

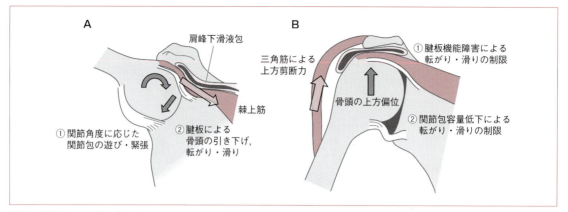

図12 肩峰下インピンジメント　　　　　　　　　　　　　　　　　　　　　　　　　　　　　　　　　　　（文献1）より引用改変）
A：正常な関節包内運動（上腕骨頭の転がりと滑り）．
　①関節角度に応じた関節包の遊びと緊張が関節包内運動に必要．
　②腱板機能による骨頭の引き下げ・関節包内運動の誘導．
B：関節包内運動の異常による肩峰下インピンジメント．
　①腱板の機能障害による関節包内運動の制限．
　②関節包の容量低下（拘縮）による関節包内運動の制限．

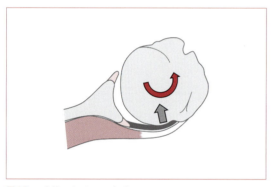

図13　obligate translation
後方関節包の伸張性低下によって上腕骨頭が前方に押し出される．
（文献5）より引用改変）

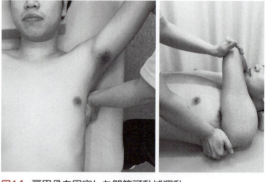

図14　肩甲骨を固定した関節可動域運動
肩甲上腕関節の可動域運動における肩甲骨の固定は，生理的な肩甲骨の運動を止めて，インピンジメントを引き起こす可能性もある．

ある．本来の肩関節運動にみられる肩甲骨運動を必要以上に固定することは，肩峰下でのインピンジメントを誘発する可能性があることを理解しなければならない（図14）．

2）肩甲上腕リズムの乱れ

臨床における肩甲上腕リズムの乱れとして典型的なのは，長胸神経麻痺や副神経麻痺による前鋸筋や僧帽筋の機能不全でみられる翼状肩甲骨である（図15）．僧帽筋の各線維と前鋸筋とのフォースカップルが破綻することにより，肩甲骨の胸郭への固定や上方回旋が障害され，肩関節挙上運動が困難となる．

そのほかにみられる肩甲上腕リズムの乱れとして，肩関節挙上運動における肩すくめ運動（shrug sign）がある（図16）．肩すくめ運動は，腱板の機能低下や関節拘縮などが原因で生じる肩甲上腕関節の問題に対して，肩甲胸郭関節での代償運動としてみられる．しかし，肩すくめ運動は肩甲骨の挙上が主となるため，肩甲骨の上方回旋によって関節窩を上方に向ける機能的関節窩としての働きが得られなくなる．肩甲胸郭関節による上方回旋運動は，僧帽筋の各線維や前鋸筋のフォースカップルを含めた肩甲骨周囲筋の協調性が重要となるが，肩すくめ運動は僧帽筋上部線維や肩甲挙筋の

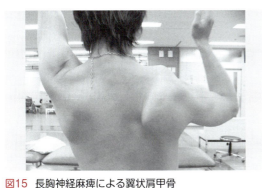

図15 長胸神経麻痺による翼状肩甲骨
前鋸筋の機能不全により，僧帽筋各線維とのフォースカップルが形成できないため，肩甲骨の上方回旋運動と胸郭への固定が困難となる．

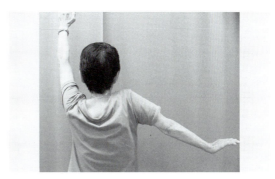

図16 肩すくめ運動（shrug sign）

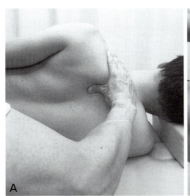 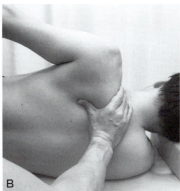 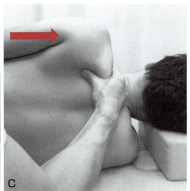

図17 肩甲上腕関節の内転制限
A：肩甲骨を下方回旋をさせた見かけ上の上肢下垂位．
B：肩甲骨の下方回旋を固定したときの内転制限．
C：上肢を下垂した状態での肩甲骨挙上の制限．

過緊張や過活動によって生じることが多い．特に，肩すくめ運動時に下方回旋が伴っている場合は，僧帽筋上部による上方回旋作用より，肩甲骨の下方回旋作用を持つ肩甲挙筋の影響が大きい可能性がある．また，肩甲上腕関節の内転制限が存在する場合，上肢は肩甲骨の下方回旋位を伴った見かけ上の下垂位となり，肩甲骨の下方回旋位のまま肩甲骨が引き上げられることにつながりやすい．肩すくめ運動においては，僧帽筋上部と肩甲挙筋の筋緊張や筋活動のバランスに加え，肩甲骨下方回旋アライメントに影響する肩甲上腕関節の内転制限を確認することが必要である（図17）．

おわりに

　本項では肩甲上腕関節と肩甲胸郭関節を中心に，構造と組織の特徴や運動学について述べたが，肩は体幹や下肢機能の影響を受ける，まさに複合体である．肩の障害はさまざまな影響を受けた結果として現れることが多いため，正常な肩複合体の運動学的理解はもちろんのこと，体幹や下肢の機能を含めた身体機能の障害としてとらえることが重要である．

文献

1） 山口光國ほか：肩関節，Cuff-Y exercise. 整形外科理学療法の理論と技術，山嵜 勉（編），メジカルビュー社，東京，202-251，1997

2） Neumann DA：肩複合体. 筋骨格系のキネシオロジー，原著第2版，嶋田智明ほか（監訳），医歯薬出版，東京，137-194，2012

3） Mochizuki T et al：Humeral insertion of the supraspinatus and infraspinatus. New anatomical findings regarding the footprint of the rotator cuff. J Bone Joint Surg Am 90：962-969, 2008

4） Yamamoto N et al：Contact between the coracoacromial arch and the rotator cuff tendons in nonpathologic situations：a cadaveric study. J Shoulder Elbow Surg 19：681-687, 2010

5） Muraki T et al：Effects of posterior capsule tightness on subacromial contact behavior during shoulder motions. J Shoulder Elbow Surg 21：1160-1167, 2012

6） Harryman DTⅡ et al：Translation of the humeral head on the glenoid with passive glenohumeral motion. J Bone Joint Surg Am 72：1334-1343, 1990

肩の病態および外科的治療を理解する

伊藤 陽一, 間中 智哉

肩の病態および手術を理解するための着眼点

➤ 腱板断裂の病態を理解する.
➤ 反復性肩関節脱臼の病態を理解する.
➤ 変形性肩関節症の病態を理解する.

　代表的な肩関節疾患には，腱板断裂，反復性肩関節脱臼，変形性肩関節症がある．腱板断裂と変形性肩関節症は中高年に，反復性肩関節脱臼は若年者に多い疾患である．腱板断裂の症状は，疼痛，筋力低下，可動域制限であり，特に夜間痛が特徴的である．反復性肩関節脱臼の症状は，脱臼や亜脱臼などの不安定性である．変形性肩関節症の症状として，疼痛，可動域制限があげられる．本項においては，これらの代表的な肩関節疾患の特徴と治療法に関して解説する．

I 腱板断裂

　腱板は4つの筋（肩甲下筋，棘上筋，棘下筋，小円筋）から構成されている．肩の挙上の際には，これらの腱板筋群が上腕骨頭の求心位を保持する．4つの腱板のなかで最も断裂の頻度が高いのは棘上筋腱である．腱板断裂は中高年に多い疾患で，変性断裂と外傷性断裂に分けられるが，前者のほうが頻度は高く，運動時痛が主症状となる．一方，後者では挙上困難が主症状となる．変性断裂では，腱板断裂の進展様式により分類すると，前上方断裂，後上方断裂，それらすべてを含めた断裂に分類される．前上方断裂では，棘上筋腱と肩甲下筋腱に断裂が生じ，それらに加えて上腕二頭筋長頭腱の損傷を認める場合が多い．後上方断裂では，棘上筋腱と棘下筋腱と小円筋腱の断裂を認める．
　治療法としては，以前は，直視下腱板修復術が

行われてきたが，現在は関節鏡視下腱板修復術（arthroscopic rotator cuff repair：ARCR）が一般的な治療法となってきている．直視下腱板修復術では，骨溝を作製し，腱板断端に縫合糸をかけ，骨孔に縫合糸を通し，上腕骨大結節外側に直接縫合する，いわゆる trans-osseous 法が行われてきた．関節鏡技術の進歩とスーチャーアンカーの開発により，上腕骨大結節部の foot print にスーチャーアンカーを挿入し，スーチャーアンカーの縫合糸を腱板に通し，縫合糸を鏡視下に結紮することが可能となった．ARCR の技術は徐々に進化し，スーチャーアンカーの配置と縫合糸の通し方と結紮の仕方によって，修復形態が改良されてきた．single row 法はアンカーを一列に配置する方法で，double row 法はアンカーを二列に配置す

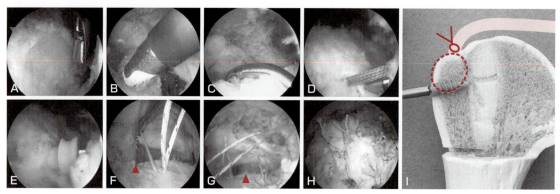

図1 ITO法によるARCR
A：ASD．
B：上腕二頭筋腱のtenotomy施行．
C：ArthroTunneler™を用いて骨孔作製．
D：骨孔に糸を通す．
E：外側骨孔に補強用の中空型インプラントを挿入．
F：断裂腱板に縫合糸を通す．
G：断裂腱板に縫合糸を通した直後．
H：ITO法による腱板修復後．
I：模擬骨におけるITO法による腱板修復．
▲：断裂部位

る方法である[1]．前者は線で腱板を固定するのに対して，後者は面で腱板を固定することになる．double row法でも良好な修復が得られるが，内側アンカーに応力集中が起こり同部位での再断裂が危惧されたため，内側アンカーの縫合糸を結紮しない DAFF 法（double anchor footprint fixation 法）が開発された[2]．さらに，腱板に通した縫合糸を外側で簡単にロックできるブリッジングアンカーが開発されるようになり，腱板組織を面で圧着する suture bridge 法（図2，5）が行われるようになってきた[3]．最近では，trans-osseous法を鏡視下に行う鏡視下骨孔法が行われるようになってきており，外側に骨孔亀裂が生じるのを防ぐ目的で補強用の中空型インプラントを介在（interpose）させる ITO（interposed trans-osseous）法（図1）が考案され，良好な臨床成績が報告されている[4]．しかし，いずれの修復方法が最も優れているかは議論の余地があり，さらなる工夫が必要である．以下に，断裂部位別のARCRについて症例に基づいて解説する．

1 後上方断裂に対するARCR

後上方断裂は，棘上筋腱断裂と棘下筋腱断裂が主体で，断裂が進行すると小円筋腱にまで及ぶことがある．棘下筋腱を修復した場合は，修復した棘下筋腱にストレスがかからないように，肩関節内旋時期を遅らせる必要がある．

【症例】
42歳，男性，主訴は右肩痛および可動域制限．

【理学的所見】
右肩関節自動屈曲65°，自動外転50°，下垂位外旋35°，内旋L5でNeerおよびHawkinsのインピンジメントサインは陽性であり，棘上筋と棘下筋の筋力低下を認めた．

【画像所見】
棘上筋腱から棘下筋腱にかけての広範囲腱板断裂を認め（図2-A〜C），棘上筋と棘下筋に筋萎縮を認めた（図2-D）．

【手術所見】
棘上筋腱から棘下筋腱にかけての広範囲腱板断裂を認め（図3-A），内側に3本のスーチャーアンカーを挿入した後に腱板に縫合糸を通し，腱板をプロリン糸にて整復した後に（図3-B）外側に

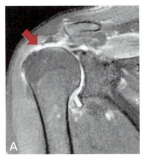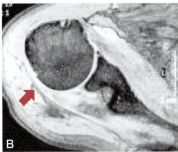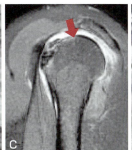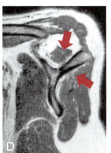

図2 後上方断裂の術前 MRI
A：棘上筋腱断裂を認める.
B：棘下筋腱断裂を認める.
C：棘上筋腱から棘下筋腱にかけての断裂を認める.
D：棘上筋と棘下筋の筋萎縮を認める.

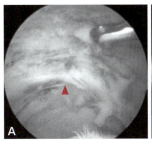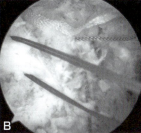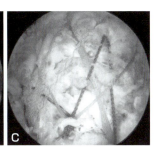

図3 後上方断裂の術中関節鏡画像
A：棘上筋腱から棘下筋腱にかけての断裂を認める.
B：腱板をプロリン糸にて整復.
C：suture bridge 法にて腱板修復.
▲：断裂部位

ブリッジングアンカーを3本挿入し，suture bridge 法にて腱板修復した（図3-C）.
【術後経過】
　肩関節外転装具固定を4週間行い，装具除去後より自動運動を開始した．内旋可動域訓練も術後4週以降で許可した．術後1年時の MRI にて腱板の良好な修復が確認された（図4）.
【理学療法を行ううえでの注意事項】
　外旋筋の棘上筋と棘下筋の腱板断裂例であるので，過剰な他動内旋ストレスは術後3カ月以内は禁止し，積極的な外旋筋力トレーニングは術後3カ月以降で行うようにする．

2 前上方断裂に対する ARCR

　前上方断裂は，棘上筋腱と肩甲下筋腱の断裂が主体である．前方の損傷により上腕二頭筋長頭腱の損傷を認める場合が多く，腱切離（tenotomy）や腱固定（tenodesis）といった上腕二頭筋長頭腱の処置を必要とする．肩甲下筋腱を修復した場合は，修復した肩甲下筋腱にストレスがかからないように肩関節外旋時期を遅らせる必要がある．
【症例】
　68歳，女性，主訴は右肩痛．
【理学的所見】
　右肩関節自動屈曲150°，自動外転150°，下

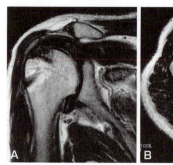
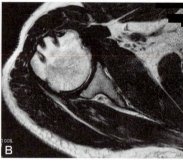
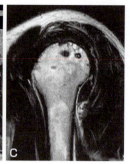

図4　後上方断裂の術後1年MRI
A：修復された棘上筋腱.
B：修復された棘下筋腱.
C：修復された棘上筋腱と修復された棘下筋腱を認める.

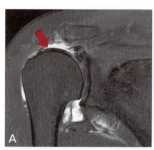
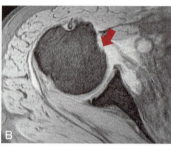
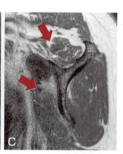

図5　前上方断裂の術前MRI
A：棘上筋腱断裂を認める.
B：肩甲下筋腱断裂を認める.
C：肩甲下筋腱と棘上筋腱の筋萎縮と脂肪変性を認める.

垂位外旋80°，内旋殿部でNeerおよびHawkinsのインピンジメントサインは陽性であり，棘上筋の筋力低下を認めた．また，lift offテスト，berry pressテストは陽性で肩甲下筋腱の筋力低下を認めた．

【画像所見】
　棘上筋腱から肩甲下筋腱にかけての広範囲腱板断裂を認め（図5-A，B），棘上筋と肩甲下筋に筋萎縮を認めた（図5-C）.

【手術所見】
　損傷した上腕二頭筋長頭腱を認め（図6-A），7.0mmのinterference screwを用いて上腕二頭筋長頭腱の腱固定を施行した（図6-B）.肩甲下筋腱の全層性断裂を認め（図6-C），モビライゼーションを行った後に内側にスーチャーアンカーを2本挿入し，腱板に縫合糸を通した後に外側にブリッジングアンカーを2本挿入し，suture bridge法にて肩甲下筋腱修復を行った（図6-D）.その後，棘上筋腱の広範囲腱板断裂に対して（図6-E），腱板のモビライゼーションを行った後に内側にスーチャーアンカーを2本挿入し（図6-F），腱板に縫合糸を通した．腱板を整復するためにミドルアンカーを1本挿入し縫合した後に（図6-G），外側にブリッジングアンカーを2本挿入し，triple row suture bridge法にて棘上筋腱修復を行った（図6-H）.

【術後経過】
　肩関節外転装具固定を4週間行い，装具除去後より自動運動を開始した．外旋可動域訓練は術後4週以降に許可した．

【理学療法を行ううえでの注意事項】
　外旋筋の棘上筋と内旋筋の肩甲下筋の腱板断裂

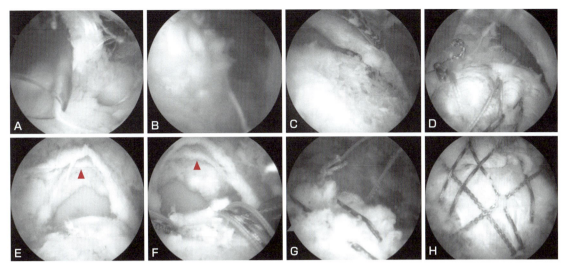

図6　前上方断裂の術中関節鏡画像
A：上腕二頭筋腱断裂を認める.
B：interference screw を用いて上腕二頭筋腱固定.
C：肩甲下筋腱断裂を認める.
D：suture bridge 法による肩甲下筋腱修復.
E：棘上筋腱断裂を認める.
F：内側に suture anchor を2本挿入.
G：middle anchor にて断裂腱板を整復.
H：triple row suture bridge 法にて腱板修復.
▲：断裂部位

例であるので，過剰な他動内旋および外旋ストレスはともに術後3カ月以内は禁止し，積極的な外旋筋力および内旋筋力トレーニングはともに術後3カ月以降で行うようにする．

II 反復性肩関節脱臼

　反復性肩関節脱臼は，初回に外傷性肩関節脱臼が生じることにより Bankart 損傷や Hill-Sachs 損傷などが生じ，脱臼を繰り返しやすくなる状態である．肩関節前方支持機構である前下関節上腕靱帯・関節唇複合体の破綻が主病態である．反復性肩関節脱臼の診断にあたり，スポーツ歴，初回脱臼時の年齢，脱臼発生時の状況，現在までの脱臼回数や頻度，整復様式などの病歴聴取は必須である．スポーツ歴は，コンタクトスポーツかオーバーヘッドスポーツかなどで，選択すべき手術術式を決める必要がある．また，初回脱臼時の年齢が学童期の場合は，関節弛緩性のために関節内病変が軽傷なことが多く[5]，中高年以降の脱臼では，腱板断裂を合併していることが多い[6]．関節弛緩性が軽度な場合は，骨性病変を認めることが多い．整復様式は，完全脱臼し整復操作が必要であったもの，亜脱臼し自己整復あるいは自然整復が可能であったものなどである．

　不安定性テストとしては，前方動揺性に関しては anterior apprehension テストを行い，下方動揺性に関しては sulcus sign で評価し，後方動揺性に関しては posterior jerk テストを行っているが，反復性肩関節脱臼のほとんどの症例は，前方動揺性である．

　画像所見では，前方関節唇関節包複合体の損傷，いわゆる Bankart 損傷が認められる．

　反復性肩関節脱臼の治療法としては，直視下手術では，Bankart 病変の直視下修復や Bristow 変

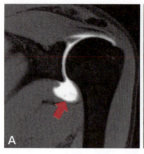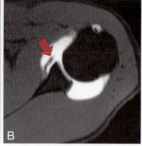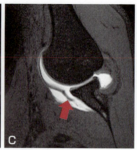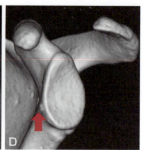

図7　反復性肩関節脱臼の術前画像所見 MR アルトロ
A：MR アルトロ coronal 像にて下方関節包の弛緩を認める．
B：MR アルトロ axial 像にて関節唇関節包複合体の剥離（Bankart 損傷）を認める．
C：MR アルトロ外転外旋位の oblique axial 像にて Bankart 損傷を認める．
D：3DCT にて前下方の骨性病変認める．

法や Latarjet 法のように烏口突起を骨切りして肩甲骨前下方にスクリューで固定することにより関節外からの制動効果をもたらす術式が選択されてきたが，関節周囲組織への侵襲により術後の外旋可動域制限が若年者には特に問題であった．鏡視下 Bankart 修復術では，低侵襲に損傷部位だけを直接修復する術式であるために，術後の外旋可動域制限が生じにくく，早期にスポーツ復帰が可能である．本術式の適応外とされているのは，肩甲骨関節窩に高度な骨欠損を認める症例で，軟部組織の修復のみでは術後再脱臼が高率に起こるために，骨性支持の再構築が必要とされる．このような症例では，直視下手術での骨移植が必要であるが，最近では，鏡視下に自家腸骨[7]や人工骨の骨移植を行ったり，従来の Bristow 変法や Latarjet 法を鏡視下に行ったりする術式が開発されている[8]．以下に，鏡視下 Bankart 修復術について症例に基づいて解説する．

1　鏡視下 Bankart 修復術

【症例】
　20 歳，男性，主訴は左肩不安定感．
【現病歴】
　3 年前にバイクで転倒し左肩関節亜脱臼．その後 3 回の左肩関節亜脱臼歴あり．3 カ月前にバイクで転倒し，左肩関節脱臼し，近医で徒手整復施行．手術目的で当院紹介受診．
【理学所見】
　左肩関節可動域は屈曲（患側/健側：180°/180°），外転（患側/健側：180°/180°），下垂位外旋（患側/健側：70°/90°）．anterior apprehension テスト：陽性，sulcus sign：陰性，posterior jerk テスト：陰性．
【画像所見】
　MR アルトロ（MRI 関節造影）冠状断（coronal）像にて下方関節包の弛緩を認め（図 7-A），水平断（axial）像，外転外旋位の斜位矢状断（oblique axial）像にて前方関節唇関節包複合体の損傷を認める（図 7-B, C）．3DCT にて前下方に骨性病変を認める（図 7-D）．
【手術所見】
　10 時から 7 時までの Bankart 損傷を認め（図 8-A），前方関節唇関節包複合体を剥離新鮮化し（図 8-B），7 時，8 時，9 時，10 時の部分にアンカーを 1 本ずつ挿入し，それぞれ 6 時 30 分，7 時 30 分，8 時 30 分，9 時 30 分の部分の関節唇関節包複合体に縫合糸を通し（図 8-C），関節包縫縮（capsular shift）して Bankart 損傷の修復を行った（図 8-D）．

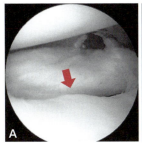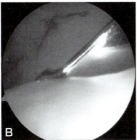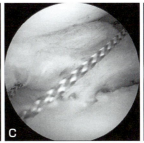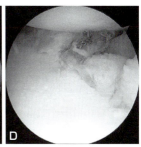

図8 反復性肩関節脱臼の術中関節鏡画像
A：Bankart損傷を認める．
B：ラスプを用いて関節唇関節包複合体のモビライゼーション．
C：スーチャーアンカーからの縫合糸を関節唇関節包複合体に通す．
D：Bankart repair術後．

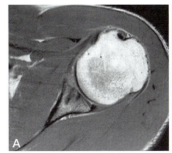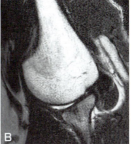

図9 反復性肩関節脱臼の術後1年MRI
A：axial像にて修復されたBankart損傷．
B：外転外旋位のoblique axial像にて修復されたBankart損傷．

【術後経過】
　軽度外旋位装具固定を4週間行い，装具除去後に自動運動を開始した．術後1年のMRIにてBankart損傷は十分に修復されている（図9）．
【理学療法を行ううえでの注意事項】
　肩関節前方支持機構に負担のかかる過剰な他動外旋ストレスは，術後2カ月以内は禁止する．肩甲胸郭周囲筋の緊張緩和は肩甲骨の可動性の改善につながり，結果的に肩関節の外旋ストレスの軽減につながるため，術後早期より積極的に行う．

III 変形性肩関節症

　変形性肩関節症は，腱板断裂を伴わないもの（図10-C，D）と伴うもの（図11）に分類され，腱板断裂を伴わないものは一次性変形性肩関節症といわれる（図10-A，B）．一方，腱板断裂を伴うものは腱板断裂性関節症といわれ，上腕骨頭が上方化し（図11-A），求心位が取れないために挙上困難に陥っている偽性麻痺症状を呈することがある．一次性変形性肩関節症に対する治療としては，肩甲骨関節窩の軟骨損傷も認めるために，肩甲骨側と上腕骨側の両方を人工物に置換する解剖学的人工肩関節全置換術が行われている（図12）．
【理学療法を行ううえでの注意事項】
　人工関節全置換術の術中操作で肩甲下筋腱の切離と再縫合を行っているので，過剰な他動外旋ストレスは術後3カ月以内は禁止する．原則的に棘上筋腱と棘下筋腱の断裂を認めないため，術後

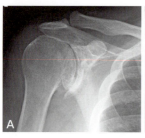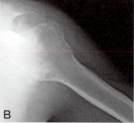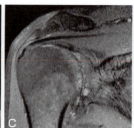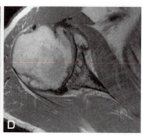

図10　変形性関節症の画像所見
A：肩関節正面X線にて関節裂隙狭小化，骨棘形成，骨硬化像を認める．
B：肩関節軸位X線にて関節裂隙狭小化を認める．
C：MRI coronal像にて棘上筋腱の連続性を認める．
D：MRI axial像にて肩甲下筋腱と棘下筋腱の連続性を認める．

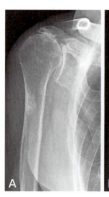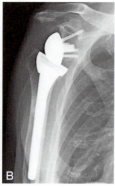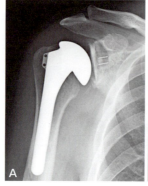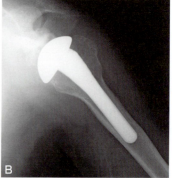

図11　腱板断裂性関節症
A：上腕骨頭の上方化と関節裂隙狭小化を認める．
B：リバース型人工肩関節全置換術後．

図12　人工肩関節全置換術後の画像所見
A：キールタイプのグレノイドインプラントのセメント固定およびセメントレスステム．
B：肩関節軸位X線．

早期より外旋筋力トレーニングを行う．
　腱板断裂性関節症の場合は，腱板断裂を認めるために，解剖学的人工肩関節全置換術を行っても肩の挙上ができるようにはならず，除痛と機能回復の両方が可能であるリバース型人工肩関節全置換術が2014年4月以降日本で行われるようになってきた（図11-B）．リバース型人工肩関節全置換術では，肩甲骨側に球状のインプラントが挿入されるため，インプラントの形状に沿って三角筋筋力で肩の挙上が可能となる．また，回転中心が内側下方に位置することとなり，三角筋のモーメントアームの増大や上腕骨頭の上方化により緩んでしまった三角筋の緊張を取り戻すことができ，挙上能力を獲得することができる．今まで治療困難であった腱板断裂性関節症患者の日常生活動作を飛躍的に改善させる非常に優れた手術方法であるが，外旋可動域や内旋可動域の改善は乏しく，まだまだ改良の余地がある[9]．最近ではインプラントの改良が進み，大結節の骨温存やscapular notchの減少およびより大きな可動域獲得を目的として，inlay type（図13-A, B, C）以外にonlay type（図13-D, E）のインプラントが導入されるようになってきている[10]．

【理学療法を行ううえでの注意事項】
　術後早期（3カ月以内）に，過剰な外旋および内旋ストレスで脱臼を生じる可能性があり，注意を要する．

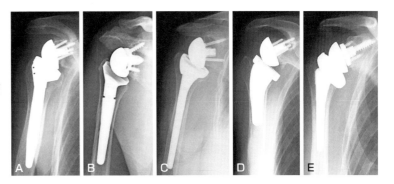

図13 さまざまなリバース型人工肩関節の機種
A：Aequalis™ Reversed.
B：SMR™ reverse.
C：DELTA XTEND™.
D：Aequalis Ascend™ Flex.
E：Comprehensive® Reverse.

文献

1) Sugaya H et al：Functional and structural outcome after arthroscopic full-thickness rotator cuff repair：single-row versus dual-row fixation. Arthroscopy 21：1307-1316, 2005
2) 山田真一, 米田 稔：DAFF法を用いた鏡視下腱板修復術の手術手技とコツ. MB Orthopaedics 24：29-38, 2011
3) Park MC et al："Transosseous-equivalent" rotator cuff repair technique. Arthroscopy 22：1360.e1-5, 2006
4) 伊藤陽一ほか：広範囲腱板断裂に対するInterposed Trans-Osseous法による鏡視下腱板修復術の有用性. 肩関節 40：951-954, 2016
5) 松木圭介ほか：反復性肩関節前方不安定症における骨形態とjoint laxity. 肩関節 27：343-347, 2003
6) Craig EV：The posterior mechanism of acute anterior shoulder dislocations. Clin Orthop Relat Res 190：212-216, 1984
7) Anderl W et al：All-arthroscopic implant-free iliac crest bone grafting：new technique and case report. Arthroscopy 28：131-137, 2012
8) Boileau P et al：Arthroscopic Bankart-Bristow-Latarjet procedure：the development and early results of a safe and reproducible technique. Arthroscopy 26：1434-1450, 2010
9) Boileau P et al：The Grammont reverse shoulder prosthesis：results in cuff tear arthritis, fracture sequelae, and revision arthroplasty. J Shoulder Elbow Surg 15：527-540, 2006
10) Lädermann A et al：Effect of humeral stem design on humeral position and range of motion in reverse shoulder arthroplasty. Int Orthop 39：2205-2213, 2015

肩の機能評価に基づいた運動療法を理解する

熊田 仁

挙上動作改善のための着眼点

- 制限因子を判別する.
- 肩甲胸郭の動きを評価する.
- 拘縮の原因を追究する.

　肩関節の機能改善を目的に運動療法を行うには，まずは疼痛把握と病態把握が必要不可欠である．対象者の現時点での問題は，疼痛由来なのか，その他機能異常にもとづくものなのかの判別が重要であり，その評価精度の向上が運動療法の成否の鍵となる．本項では運動療法実施時に必要な，疼痛判別・筋機能判別・拘縮判別の評価方法と，評価結果から想起される運動療法について解説する（詳細な運動療法は他項に委ねる）．なお，この3要因は臨床上単独要因として存在するのではなく，複雑に絡み合い複合的な機能障害として存在するものであり，対処すべき優先順位を判断する必要がある．

I 病態判別の重要性

1 把握すべき疼痛の種類と発生機序

　肩関節疾患をみるにあたりまず評価すべきは，この疼痛の把握である．疼痛の評価としては，病期別特徴（急性期，亜急性期，回復期，慢性期）とその要因（炎症性，筋性，拘縮性，神経性），および疼痛の程度などの把握が必要であるが，その原因のみを把握するのではなく，疼痛の発生機序を理解しその改善に取り組まなければならない（軟部組織由来の疼痛に関しては「軟部組織由来の痛みの原因を理解し介入する」（p.56）参照）．

1）疼痛と病期別特徴

① 急性期

　一般的には症状・徴候の発現が急激で，生命危機の状態にあり，全身管理が必要な時期とされるが，整形外科疾患の場合は組織修復過程の炎症期を示すことが多い．期間としては，発症（術後）から1週程度である．

　この時期の過度な運動療法は，炎症や疼痛を増悪させ，複合性局所疼痛症候群（complex regional pain syndrome：CRPS）を惹起する危険性があり注意を要する．基本的には，安静肢位（ポジショニング）と患部外運動療法，患者指導がポイントとなる（図1）.

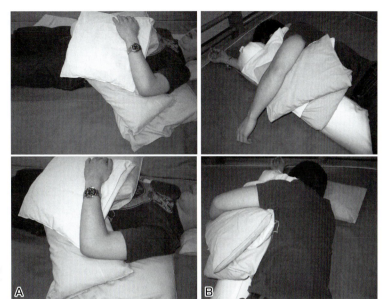

図1 安静肢位（ポジショニング）
A：背臥位での安静肢位．
B：側臥位での安静肢位．
疼痛コントロール目的にて，枕やクッションを用いて安楽な肢位を指導する．安楽な肢位は個人により異なるため，各患者の訴えをよく聞きポジションを決定する．

② 亜急性期

　急性期は脱しているが，状態が完全には安定していない時期とされ，発症（術後）から1～2週程度をさす．組織修復の進行過程であり，この時期の運動療法としては，癒着の予防と筋攣縮による筋性疼痛の除去に積極的に取り組む．

③ 回復期

　期間としては発症（術後）から2～12週程度をさす．この時期は修復過程が亜急性期よりもさらに進み，コラーゲンの平行配列による組織強度が高まる時期である．この時期の運動療法は，拘縮除去や筋機能回復に重点を置く時期である．しかし，炎症反応が遷延している場合や糖尿病を合併している場合は注意が必要である．

④ 慢性期

　発症（術後）から12～24週以降をさし，拘縮を主体とした機能障害が中心となる時期である．運動療法の中心は拘縮除去と筋機能の改善であるが，その原因を探るべき機能評価が重要なポイントである．

2) 関連痛の判別：3つの原因

① Hiltonの法則

　関節に分布する神経は，その関節を動かす筋に加えて，その筋を被う皮膚にも分布する．例えば，腋窩神経は三角筋の動きとその表層の皮膚表在覚を支配している．そのため，腋窩神経が圧迫されると肩外側の疼痛が出現する．

② 神経収束投射説

　関節包からの求心性線維と皮膚からの求心性線維が脊髄後角の同一ニューロンに収束し，大脳皮質の体性感覚野に伝達される．通常関節に異常がないとき，このニューロンは皮膚からのインパルスによって興奮し，脳はこの活動を皮膚の情報として学習する．関節包に異常が生じ，関節包からの侵害刺激でこのニューロンが興奮しても，脳は過去の学習にもとづき皮膚からの情報であると誤認する．関節包の知覚枝は肩甲上神経や腋窩神経からの分枝であり，その固有知覚領域に関節包由来の関連痛が生じる[1-3]．

③ 絞扼神経障害（図2，3）

- 外側間隙〔四辺形間隙（quadrilateral space：QLS）〕（上外側上腕皮神経：腋窩神経）：腋窩神経と後上腕回旋動脈が通過しており，これらが絞扼されることでその支配領域に疼痛・感覚障害を起こす．したがって，肩外側部に疼痛が生じている場合，QLSを構成する上腕三頭筋長

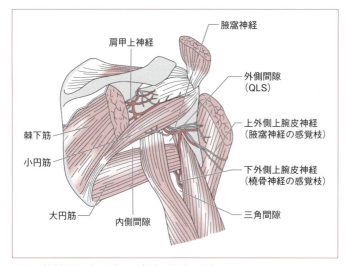

図2　外側間隙（QLS）・三角隙（後方より）

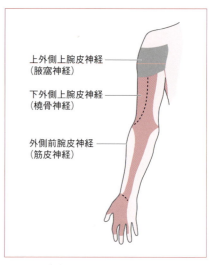

図3　関連痛の発生部位（後方より）

頭・大円筋・小円筋の筋緊張異常がないか確認を行う．

- 三角間隙（下外側上腕皮神経：橈骨神経）：上腕深動脈と橈骨神経が通過しており，この橈骨神経からの分枝である下外側上腕皮神経が間隙通過後，上腕外側から肘関節周囲までの皮膚に分布する．これが上腕もしくは上腕外側に至る疼痛の原因と考えられる．したがって，上腕外側部に疼痛が生じている場合，三角間隙を構成する上腕三頭筋長頭・外側頭・大円筋の筋緊張異常がないか確認を行う．
- 烏口腕筋（外側前腕皮神経：筋皮神経）：烏口腕筋を貫くように走行している筋皮神経（外側前腕皮神経）は，この部位で絞扼されると肘外側から前腕外側の皮膚に疼痛が生じると考えられる．この場合，烏口腕筋の筋緊張異常の有無の確認を行う．

このように肩関節疾患における関連痛にはさまざまな原因があり，疼痛出現の部位とその原因を確実に評価し，その主要因を改善させることが疼痛軽減に必要な理学療法技術である．

また，疼痛の訴え方の違いも疼痛を判別するのに役立つ．患者に疼痛部位を尋ねると，広範囲な部位を示し局所を指し示すことができない場合がある．そのときよく観察できるのが手掌面全体で患部を大きく摩るような仕草である．このように手掌面で疼痛部位を示す場合を palmar indication と呼ぶ．この場合の主要因は急性期の炎症反応や関連痛による可能性が高い．一方，指先で疼痛部位を限局して示す場合を one point indication と呼び，指尖で示した部位の組織損傷などに起因する可能性が高い．このように患者の疼痛表現の洞察も重要な評価となりうる（図4）．

2　拘縮の判別

1）拘縮の原因

関節拘縮とは，皮膚や骨格筋，関節包，靱帯などが器質的に変化し，その柔軟性や伸張性が低下したことで生じる可動域制限である．この関節周囲軟部組織のなかでも，骨格筋（筋性拘縮）と関節包（関節性拘縮）が拘縮の主要因であることはいうまでもなく，この判別は理学療法評価のポイントである[4]．

このスクリーニング方法として，①条件の違いによる可動域の変化を観察する方法と，②最大伸

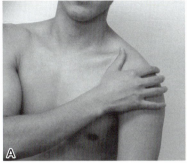
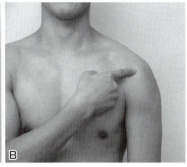

図4 palmar indication と one point indication
A：palmar indication．手掌面で広範囲の疼痛を示す場合，炎症症状や関連痛の可能性が高い．
B：one point indication．指尖部位の組織損傷などに起因する可能性が高い．

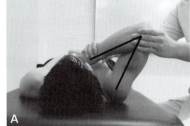
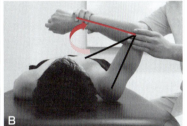

図5 条件の違いによる可動域の変化（上腕三頭筋）
A：最大挙上角度での肘関節屈曲制限なし．
B：最大挙上角度での肘関節屈曲制限あり．
最大挙上時に肘関節の屈曲制限がある場合，その制限因子の主要因は二関節筋である上腕三頭筋の短縮と推察できる．

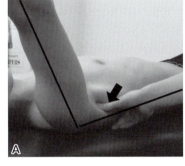
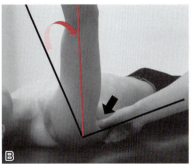

図6 最大伸張位での圧迫刺激による観察（大円筋）
A：最大挙上時での圧迫で角度の減少なし．
B：最大挙上時での圧迫で角度の減少あり．
最大挙上時に制限因子と予測する筋（大円筋）を圧迫すると，挙上角度が減少する場合，その制限因子の主要因は，大円筋の短縮であると推察できる．

張位での圧迫刺激による変化を観察する方法の2つがある．

① 条件の違いによる可動域の変化を観察する方法

この方法では，二関節筋（多関節筋を含む）の短縮を判別することができる．例えば挙上制限のある症例に対し，その制限因子が上腕三頭筋であると仮説を立てたのであれば，肩関節を最大挙上角度まで挙上させたとき，その肢位での肘関節屈曲可動域に制限が生じるはずである（図5）．肘関節屈曲可動域に制限を認めない場合，その角度での制限因子は，上腕三頭筋以外の単関節筋か関節構成体（関節包）に起因する拘縮が主要因である

と推察できる．

このように関節拘縮の主要因が二関節筋である場合，その筋を伸張させた肢位での他関節の可動域の変化を見ることで判別できる．

② 最大伸張位での圧迫刺激による変化を観察する方法

この方法は，二関節筋以外の筋が制限因子である場合に実施する．例えば，挙上制限のある症例に対し，その制限因子が大円筋であると仮説を立てた場合，肩関節を最大挙上角度まで挙上させたとき，その肢位で大円筋を直接圧迫すると，挙上角度の減少や疼痛を認めるはずである（図6）．角

表1 筋短縮と筋攣縮の比較

	筋短縮	筋攣縮
原因	筋実質の変化による伸張性の低下	脊髄性反射による反射性収縮
圧痛	±	＋＋
伸張・弛緩に伴う疼痛	伸張位のみ＋	どちらでも＋＋
局所循環	正常	阻血（血管攣縮）
筋収縮に伴う疼痛	－	＋＋

度の減少や疼痛を認めない場合は，その角度での制限因子は，大円筋以外の筋か関節構成体（関節包）に起因する拘縮が主要因であると推察できる．

　上記①，②ともに陰性の場合は，関節構成体（関節包）由来の拘縮であると推察できる．また，筋性拘縮は運動療法に比較的容易に反応するため，まず骨格筋に焦点を当てたアプローチを行い，その後，残った拘縮は関節包性と判断できる．

　しかし，この方法はあくまでもスクリーニング程度と考え，ほかの評価結果と総合的にとらえて推察すべきである．

2）罹病期間との関係性

　拘縮の発生・促進要因には，疼痛や筋攣縮などの症状や罹病期間などが大きく関与しており，これらの要因は各身体部位の不動を引き起こす．結果，拘縮を引き起こす直接的な要因は関節の不動ということになり，その期間が長くなるほど拘縮が著しくなる[4]．

　罹病期間と拘縮の要因については，1カ月以内の固定は筋の伸張性低下による筋性拘縮の影響が大きいとされているが，1カ月以上になると関節性拘縮による制限の割合が大きくなる傾向がある．そのため罹病期間の聴取は，拘縮原因を推察するうえで必要な情報といえる．しかし，罹病期間に関係なく強い疼痛がある場合，筋攣縮を伴う筋性拘縮を認める場合があり注意を要する．

　また，関節不動に伴う可動域制限の約1割は，

皮膚の変化に由来する拘縮であるとされている．

3 筋機能異常の判別

　筋機能異常はさまざまな要因により発生するが，その主たる要因には侵害受容性疼痛があげられ，この疼痛からの回避性の筋収縮が起因となることが多い．疼痛については「1 把握すべき疼痛の種類と発生機序」（p.36）でも記載しているが，ここでは筋性疼痛のなかでも運動療法時に苦慮する筋攣縮と，その対処方法を概略する．

1）筋短縮と筋攣縮

　筋短縮と筋攣縮の判別基準を**表1**に示す．この2つの筋緊張異常の病態把握は，その後の運動療法の成否にも大きくかかわることであり，確実な把握と対応が求められる．

　筋短縮とは，筋の伸張性低下が生じている状態のことをさし，筋原線維を構成するサルコメア（筋節）の減少で引き起こされる．その結果，筋線維の伸展性低下，筋膜の線維化が生じている．

- 筋線維の伸張性の低下：筋節長の短縮や筋線維の配列の乱れ，Z帯の断裂など，筋線維自体が器質的に変化することで筋節数が減少し，伸張刺激に抗する抵抗が増加している状態である．
- 筋膜の線維化：骨格筋の筋上膜や筋周膜ならびに筋内膜などの筋膜にはコラーゲンが存在する．そして，不動に伴うコラーゲンの増生・肥厚が筋周膜や筋内膜の線維化につながる．近年では筋膜リリースなど，筋膜を対象とした治療が脚光を浴びている．

　筋短縮に対してはストレッチが効果的であるが，過度のストレッチは逆効果ともなりうるため，実施時の伸張痛の程度に注意する．

　筋攣縮とは，脊髄反射を介した α 運動ニューロンの異常興奮状態と交感神経の節前線維を介した血管攣縮を伴う病態である．本病態の長期化は，局所の循環障害を引き起こし，筋細胞の阻血に伴う組織変性を惹起する．

40　病態・評価・治療方針の理解

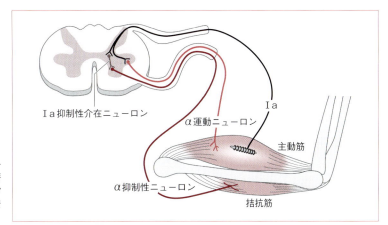

図7　Ia抑制（相反抑制）
主動筋の収縮に伴い，Ia求心性ニューロンが反応し脊髄後角でシナプスし，脊髄前角細胞でIa抑制性介在ニューロンを介し，α抑制性ニューロンが拮抗筋を弛緩させる．

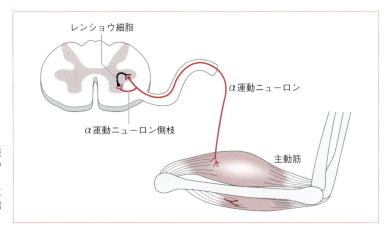

図8　レンショウ抑制（反回抑制）
α運動ニューロンは，脊髄のなかで側枝を出し同じ脊髄の前角にあるレンショウ細胞の介在ニューロンにシナプスする．レンショウ細胞はα運動ニューロンに戻ってその活動を抑制することで，興奮を一定レベルに保つとされている．

　理学療法実施にあたり，本病態に遭遇することは多く，生理学的発生機序を熟知したうえでの実施が必須である．前述のとおり筋攣縮は脊髄反射が強く関与しているために，単純なストレッチではその改善は望めない．逆に疼痛の誘発により症状を悪化させることがあるので注意を要す．

2）筋攣縮に対する運動療法

　筋攣縮は前述したとおり，脊髄反射を介した筋の異常収縮であり，α運動ニューロンが過剰興奮状態にある．このα運動ニューロンの過剰興奮を抑制するためには，筋のIa抑制（相反抑制），レンショウ（Renshaw）抑制（反回抑制）を利用する．Ia抑制のポイントは，"動筋の収縮は拮抗筋の抑制につながる"という作用を利用したもので，筋攣縮を起こしている筋の拮抗筋を収縮させることにより，過剰なα運動ニューロンに抑制をかける原理である（図7）．レンショウ抑制では，"筋の強収縮後の筋弛緩"をねらった筋弛緩方法であり，筋攣縮を起こしている筋に対し，可能な限り（疼痛自制内）の筋収縮を行わせ，過剰なα運動ニューロンにレンショウ細胞性の抑制をかける方法である（図8）．ほかにも，反復性等尺性収縮後弛緩テクニックやゴルジ腱器官の興奮によるIb抑制など，筋生理学的機序を利用した対処方法がある．また，反復的な筋収縮を行うことにより，筋ポンプ作用を促し，阻血状態にある筋の血流改善を図ることも大切である．

　すなわち筋攣縮は，過剰なα運動ニューロンの異常興奮状態と交感神経の節前線維を介した血管攣縮であり，いかにこの脊髄反射性の異常を改善

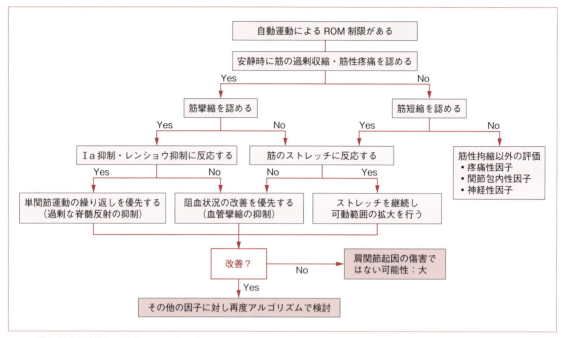

図9　筋短縮と筋攣縮の判別用アルゴリズム

させるか，アプローチ手段の選択を行う必要がある．

筋短縮と筋攣縮の判別用アルゴリズムを図9に記す．

II 筋機能異常の評価

筋機能異常の発生要因は，疼痛が起因となる場合と，拘縮が起因となる場合が考えられる．前者の場合，疼痛の原因と筋機能の改善が第一の選択因子となる．後者の場合，拘縮に起因する筋機能異常の把握と，原因である拘縮の除去が第一の選択因子となる．しかし，これらの疼痛や拘縮は何らかの要因を基盤として発生しているものであり，その根本的な原因を推察する必要がある（図10）．

近年，「scapular dyskinesis：SD」という考え方が提唱され，その評価方法や治療選択における臨床推論がなされている[5,6]．SDとは肩甲骨の運動・位置異常とされており，外傷例を除くさまざまな肩関節障害の発生要因であり，また，疼痛発生後の代償動作としても認められ，その評価方法は理学療法士として周知しておく必要がある．

1 肩甲骨の動きの評価（図11）

肩関節挙上・下降動作に伴う肩甲骨の動きを視診・触診にて観察する．肩甲骨の異常動作は挙上時より下降時に出現することが多く，一連の挙上-下降動作として肩甲骨を観察する．また，異常動作誘発のため重錘負荷をかけ実施してもよい（1〜2kg程度）．この評価は，スクリーニング的要素が強いが，SDの有無や代償動作の確認には有用である．

正常肩関節の場合，肩甲骨の前額面上の動きは

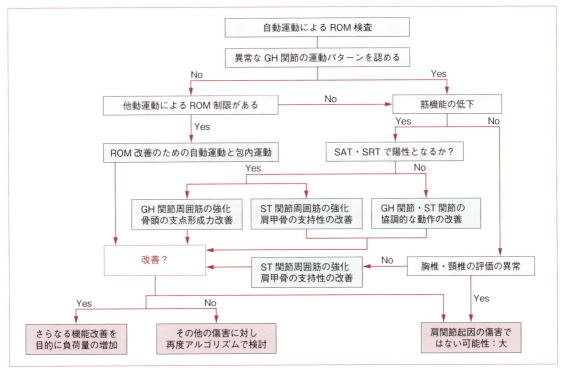

図10 原因推察のためのアルゴリズム
SAT法：scapular assistance test，SRT法：scapular retraction test

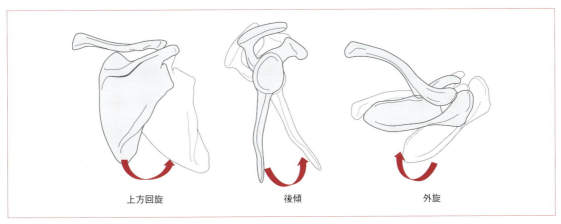

図11 挙上時の肩甲骨の動き（正常）

左右対称であり，肩甲上腕関節（glenohumeral joint：GH関節）と肩甲胸郭関節（scapulothoracic joint：ST関節）の動きの比率は2：1（肩甲上腕リズム）として周知されている．また，矢状面上の動きでは，肩甲骨の後傾・外旋は胸椎伸展の動きとも連動し，挙上動作後半（120°以降）で有意に起こるとされている[7]．以上のことを考慮のうえ，肩甲骨の動きを評価する．この肩甲骨の評価について Huang ら[8]は，Patten I～IVとミックスタイプの5つに分け，SDの総合的な分類とし

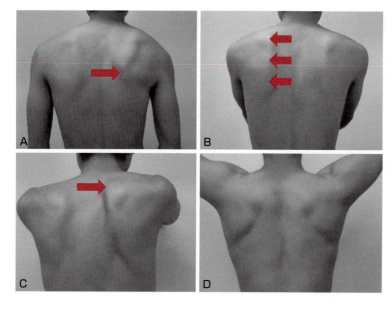

図12 HuangによるSDのⅠ～Ⅳ分類
A：PattenⅠ．下角の突出．
B：PattenⅡ．内側縁の突出．
C：PattenⅢ．過剰な挙上と上方回旋．
D：PattenⅣ．正常．
（文献8）より引用改変）

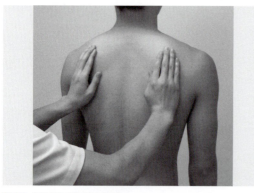

図13 肩甲骨の視診と触診
触診位置は肩甲骨の内側縁と肩甲棘とし，肩甲骨の動きを観察する．

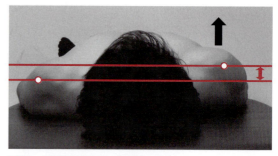

図14 小胸筋の過緊張（短縮）の見方
肩甲骨が前傾する場合，小胸筋の過緊張（短縮）や大胸筋の短縮が考えられる．

て提唱している（図12）．

以下に臨床上よく観察される肩甲骨の異常動作をあげ，その要因について解説する．触診位置は肩甲骨の内側縁と肩甲棘とし，肩甲骨の動きを触察する（図13）．

1）肩甲骨下角の突出（図12-A）

上肢挙上時に肩甲骨の下角が突出し，下降時にその傾向が強くなる場合は，肩甲骨の前傾作用を持つ小胸筋の過緊張（短縮）や前鋸筋・僧帽筋（下部）の筋活動低下を疑う．挙上前の安静位ですで

に肩甲骨下角の突出を認める場合は小胸筋の短縮が原因の可能性が高く，下降時に現象が増大する場合は前鋸筋の筋活動低下が疑われる．小胸筋の短縮の有無を評価するには，背臥位にて肩峰の高さを確認する（図14）．

2）肩甲骨内側縁の突出（図12-B）

上肢挙上時に肩甲骨の内側縁が突出し，下降時にその傾向が強くなる場合は，前鋸筋・僧帽筋（下部）の筋活動低下と僧帽筋（上部）の過剰収縮によるものと想起できる．僧帽筋（上部）は，前鋸筋

図15 肩甲骨の代償動作
A：GH関節の拘縮なし．僧帽筋（上部）・前鋸筋の過剰収縮．
特に挙上60°までに上方回旋が出現する場合，腱板の支点形成力低下のため肩甲骨の代償動作が出現していると推察．
B：GH関節の拘縮あり．上方軟部組織の拘縮が疑われる場合は挙上30〜60°で肩甲骨の過剰な挙上と上方回旋，および疼痛を認めた場合，GH関節の拘縮の代償動作と推察する．

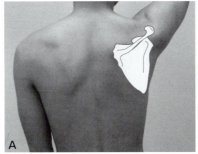
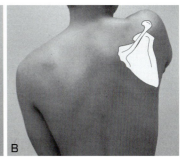

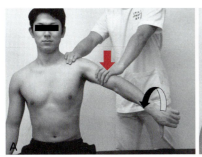
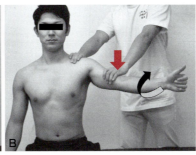
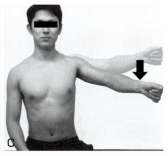

図16 腱板機能の評価（棘上筋）
A：empty can test（内旋位），B：full can test（外旋位），C：drop arm sign.
全テストにおいて，外転位を保持できないか，疼痛が生じた場合を陽性と判断する．

とともに肩甲骨の上方回旋時に活動するが，前鋸筋の筋活動低下を認める場合は代償的に過剰収縮を起こすと推察できる．

3）肩甲骨の過剰な挙上と上方回旋（図12-C）

肩甲骨の過剰な挙上と上方回旋を認める場合は，GH関節の拘縮の有無により原因が異なる．

①GH関節由来の拘縮がなく，原因がST関節の筋活動異常による場合（図15-A）：腱板の機能低下に伴う，僧帽筋（上部）・前鋸筋の過剰収縮が考えられる．特に挙上60°までにこの過剰な挙上や上方回旋が出現する場合，腱板の支点形成力低下のため上肢挙上が困難となり，肩甲骨の挙上・上方回旋の代償動作にて遂行していると推察できる．この場合は，腱板の機能不全（腱板断裂）の可能性もあり腱板機能の評価を追従して行う（図16〜18）．

②GH関節由来の拘縮がありST関節の筋活動に異常が生じている場合（図15-B）：肩甲骨の過剰な挙上と上方回旋の原因は，GH関節の上方軟部組織性の拘縮が主要因であると推察できる．特に上関節上腕靱帯（superior glenohumeral ligament：SGHL）・烏口上腕靱帯（coracohumeral ligament：CHL）の短縮や，肩峰下滑液包（sub acromial bursa：SAB）の癒着・瘢痕化，関節包の線維化による容量の減少が主要因である場合が多い．肩関節上方軟部組織の拘縮が疑われる場合は，挙上30〜60°で肩甲骨の過剰な挙上と上方回旋と疼痛が確認できる．上方軟部組織の拘縮の場合は，内転制限の有無を確認し責任病巣の推察を行う（図19）．関節包の線維化による容量が減少している場合は，関節包内の"あそび"の確認を行う（図20，関節包内の"あそび"については，「Ⅲ 拘縮の主要因と判別方法」（p.48）参照のこと）．

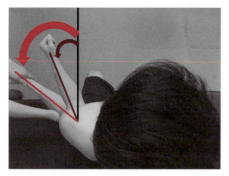
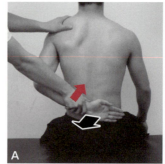
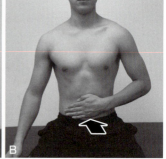

図17 腱板機能の評価（棘下筋）
external rotation lag sign. 他動的外旋角度（➡）に対し，自動的外旋角度（➡）の角度が少ない場合をさす．

図18 腱板機能の評価（肩甲下筋）
A：lift off test. 肩関節の伸展・内転運動で，手背を腰部から離す．筋力低下・疼痛の有無を確認する．
B：belly press test. 肩関節内旋運動で，手掌部で腹部を圧迫する．筋力低下・疼痛の有無を確認する．

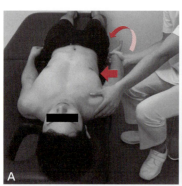
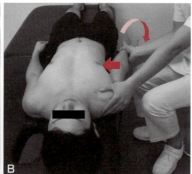

図19 上方軟部組織の拘縮の確認
A：内旋位での内転制限の確認．
B：外旋位での内転制限の確認．
内転制限の有無を確認し，さらに内・外旋位からの内転制限を確認する．内旋位で制限があれば後上方組織，外旋位で制限があれば前上方組織の拘縮を疑う．

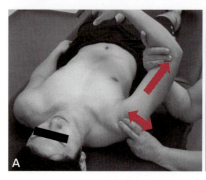
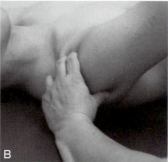

図20 関節包内運動の確認（関節包内のあそびの確認）
A：上腕骨を把持し長軸方向への軽い牽引を行う．正常の場合，半横指程度の隙間が確認でき，骨頭を腹背側へ誘導することが可能である．
B：骨頭側の手は，上腕骨（骨頭）のできるだけ近位側を把持し，関節包内の"あそび"の確認をする．

2 肩甲骨の誘導・固定による判別

　SDによる肩甲骨の異常動作を認める場合，その異常動作がGH関節の筋機能不全を起因とする場合があり判別が必要である．判別には，肩甲骨を誘導するSAT法[9]（scapular assistance test）と，肩甲骨を固定し負荷をかけるSRT法[10]（scapular retraction test）がある．両手技による判別はスクリーニング的要素が強いが，ST関節由来かGH関節由来かの判別には有用である．

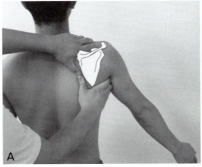
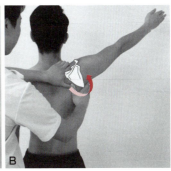

図21 SAT法
A：肩甲骨内側縁と下角を把持．
B：肩甲骨の上方回旋と後傾を誘導．
肩甲骨誘導に伴う疼痛の寛解や挙上角度の拡大が図れた場合を「陽性」と判断する．陰性の場合はGH関節の筋機能不全を疑う．

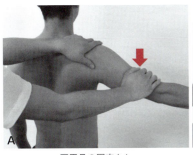
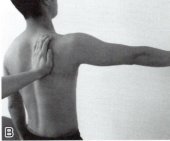
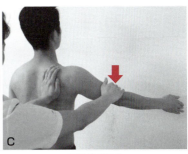

肩甲骨の固定なし　　　　肩甲骨の固定　　　　肩甲骨の固定

図22 SRT法
A：60〜90°挙上位での筋力を確認する（肩甲骨の固定なし）．
B：肩甲骨上縁から内側縁を把持し，肩甲骨を固定する．
C：肩甲骨を固定し筋力を確認する．
肩甲骨の固定により筋力の増加や疼痛が軽減した場合を「陽性」と判断する．陰性の場合はGH関節の筋機能不全を疑う．

1）SAT法

SAT法は，以下の手順にて実施する．
① 検者が患者の肩甲骨内側縁と下角を把持する（図21-A）．
② 自動挙上に合わせ検者が肩甲骨の上方回旋と後傾を誘導する（図21-B）．

- 判定：この操作により挙上に伴う疼痛の寛解や挙上角度の拡大が図れた場合を「陽性」と判断し，肩峰下インピンジメントや腱板への圧縮応力が軽減され，疼痛の寛解と挙上角度の改善につながったと推察できる．
- クリニカルリーズニング：陽性の場合は肩甲骨の上方回旋，後傾に問題があると推測され，前鋸筋や僧帽筋（下部）の筋機能改善が治療対象となる．陰性の場合はGH関節の筋機能不全を疑う．

＊SAT法は上方回旋と後傾の誘導であるが，応用としてさまざまな異常動作（下角・内側縁の突出）にも同様に実施し，その治療対象の判別に用いることができる．

2）SRT法

SRT法は，以下の手順にて実施する．
① 上肢を60〜90°挙上位で保持させ，その肢位での筋力を確認する（等尺性収縮）（図22-A）．
② その後，検者は肩甲骨上縁から内側縁を把持し，肩甲骨を固定する（図22-B）．
③ その状態で再度，①と同様に筋力を確認する（図22-C）．

- 判定：肩甲骨の固定により筋力の増加や疼痛が軽減した場合を「陽性」と判断する．
- クリニカルリーズニング：陽性の場合は上肢挙上に伴う肩甲骨の固定力低下があると推測され，

菱形筋・前鋸筋などの筋機能改善が治療対象となる．陰性の場合はGH関節の筋機能不全を疑う．

Ⅲ 拘縮の主要因と判別方法

拘縮の主たる原因がST関節由来か，GH関節由来かの判別に明確な基準は見当たらない．

これは肩関節（広義）では，多軸性の動きをする2つの関節（ST関節，GH関節）が協調し合いながら複雑な複合運動を構成しているという，ほかには類をみない特殊な関節運動をするゆえんである．ただ，現時点でどちらにアプローチを行うべきかの判断は，少なからず可能であると筆者は考える．例えば，45°程度までの挙上で制限があるとするならば，これはGH関節由来の拘縮と推察でき，ST関節の動きの良し悪しはあまり関与していないと判断できる（図23）．一方，150°以上での制限であれば，脊柱の動きを含むST関節に起因する可能性が高いと推察できる（表2，図24）．また，関節の構造から推察すれば，ST関節は機能的関節とも呼ばれ，明確な関節構造を有しているのは肩鎖関節だけであり，その他は筋収縮による胸郭上の動きである．すなわちST関節性拘縮の多くは筋がその主要因であると判断できる．

このように，拘縮の主たる原因がST関節由来か，GH関節由来かの判別に明確な基準はないものの，肩関節機能を詳細に検証すれば，現時点での拘縮の主要因が，どちらの関節なのかの判断は可能である．以下に筆者が考える判別方法について記載する．

1 GH関節の拘縮が主要因と考えられる現象

①関節包内の"あそび"の消失．
②著明な回旋制限（特に外旋制限）．
③早期から起こる肩甲骨の上方回旋（肩甲骨の代

償動作が顕著）．
④GH関節周囲の筋の圧痛．

上記①〜③に関しては，GH関節の関節包・腱板疎部由来の現象であり，関節包の線維化による容量の減少やCHLの癒着・線維化に起因していることが多い．

関節包は網目状の何層にもなる膠原線維であり，内側は滑膜，外側は線維膜である．関節包を補強するために関節包内側には関節上腕靱帯（glenohumeral ligament：GHL）が，外側にはCHLがその役割を担っている．

筋の圧痛の好発部位としては，棘上筋・棘下筋・小円筋・上腕三頭筋長頭などの筋があげられ，筋攣縮を起こしている場合もある．そのため，前述した「筋攣縮に対する運動療法」（p.41）を実施する．

2 GH関節性拘縮の部位判別

GHLは，SGHL，中関節上腕靱帯（middle glenohumeral ligament：MGHL），下関節上腕靱帯〔inferior glenohumeral ligament：IGHL；前縁（anterior band：AIGHL），後縁（posterior band：PIGHL）〕に分かれた靱帯であり，それぞれ上肢の運動により緊張度合いが変化する．この特性を活用した評価方法を用いて拘縮部位の推察が可能である．

図25は，関節包を矢状面から展開した図であるが，関節窩の中心から前後上下に区分し，前上方・前下方・後上方・後下方の4分割とする．その区分に存在する関節包・靱帯の組織が表3になる．この図25と表3を念頭に置き，挙上制

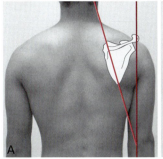
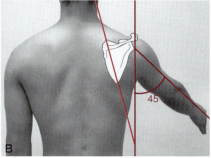

図23　肩甲上腕関節の setting phase
A：下垂位での肩甲骨．
B：挙上45°での肩甲骨．
一般的に，挙上30〜45°程度まではST関節での上方回旋はほとんど起こらず，setting phase と呼ばれる．

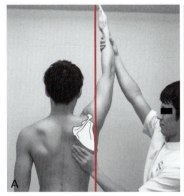
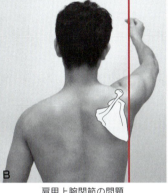
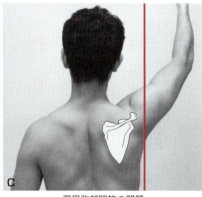

A　正常　　　B　肩甲上腕関節の問題　　　C　肩甲胸郭関節の問題

図24　挙上時の肩甲骨の評価
A：上肢挙上運動を誘導しながら，肩甲骨の運動を観察．正常では腋窩のラインまで移動することが可能．
B：上肢が十分に挙上する前に肩甲骨下角が腋窩ラインまで到達する場合には，肩甲上腕関節の可動性低下．
C：肩甲骨下角が十分に側方へ移動しない場合には，肩甲骨の可動性低下．

限と回旋制限の関係から制限因子の推察を行う（図26）．

図26は制限因子の推察を行ううえでのアルゴリズムである．挙上制限がある場合は，関節包・靱帯での制限因子は下方に存在する，下方関節包および IGHL（AIGHL，PIGHL）と考えられる．その位置で内外旋可動域の確認を行い，外旋制限が強い場合は前下方の関節包，もしくは AIGHL がこの挙上制限の主要因であると推察できる．このように，挙上制限角度での回旋可動域の確認を行えば，関節包・靱帯性の拘縮のスクリーニングは可能である．

GH 関節の拘縮は，腱板疎部および腋窩陥凹（axillary pouch：AP；AIGHL と PIGHL の間で下方関節包のゆるみの部分）にその原因を認めるこ

表2　挙上動作時の脊柱伸展

挙上角度	脊柱・体幹の変化
0〜90°	肩甲骨の後傾
90〜120°	肩甲骨の後傾が減少し，体幹の伸展が増す
120°以上	骨盤の前傾が加わり，体幹伸展がさらに強まる

主に挙上90°以上から脊柱の伸展要素が関与する．

とが多く，この両部位はもともと腱板組織がない場所であり，柔軟性のある疎性結合組織で被われており，炎症反応が起こりやすく変性や線維化に伴いその柔軟性が低下しやすい場所である．また，血流が豊富で自由神経終末も多く存在し，疼痛の引き金にもなりやすい部位でもある（図27）．

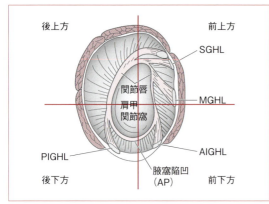

図25 関節包と関節上腕靱帯の位置関係

表3 4分割した関節包に存在する組織

部位	構成要素
前上方	前方関節包，SGHL，CHL，（MGHL）
前下方	前方関節包，AIGHL，（MGHL）
後上方	後方関節包
後下方	後方関節包，PIGHL

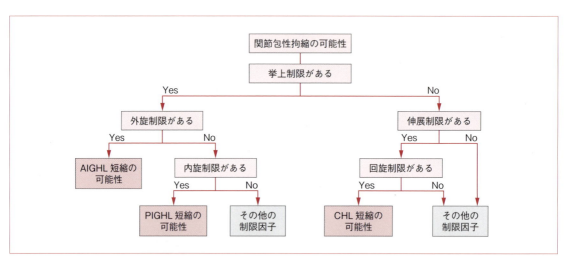

図26 関節包性制限因子の判別用アルゴリズム

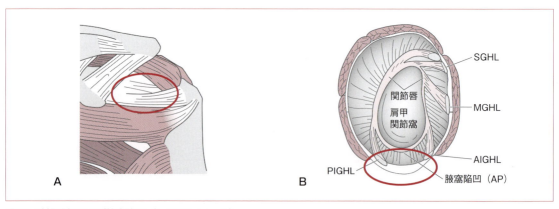

図27 腱板疎部および腋窩陥凹（axillary pouch）
A：腱板疎部（左肩前面）．棘上筋腱と肩甲下筋腱の間隙で腱板組織が疎になっている．この部位は CHL や SGHL などの柔軟性のある薄い膜上組織（疎性結合組織）で被われている．
B：腋窩陥凹．AIGHL と PIGHL の間で下方関節包のゆるみの部分．

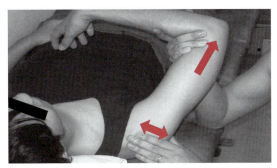

図28 関節包内運動の誘導（長軸方向へのゆるみの確認）
上腕骨を把持し骨頭の動きを確認する．正常の場合は半横指程度の隙間が確認できる．

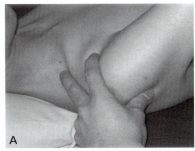 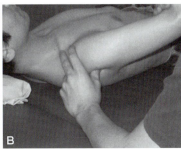 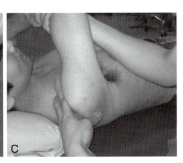

図29 骨頭の位置を確認した状態での関節包内運動の確認
検者は骨頭を第1指と第2指で挟み込むように把持し，ゆっくり前後方向に動かし関節腔の確認をする（A, B）．その際，上肢を屈曲・外転・水平内・外転方向に動かしながら，骨運動に合わせ骨頭を動かし関節包内の動きを誘導する（C）．

3 関節包内の"あそび"の維持・改善

　関節包の内側は滑膜，外側は線維膜である．線維膜の膠原線維は非常に密で伸張性は乏しい．これに対し滑膜には脂肪細胞が存在し，関節包のなかでも伸張性に富んでいる部位である．しかし，不動に伴い滑膜の脂肪細胞の萎縮・消失が認められ，膠原線維の増生に起因した線維化と肥厚の発生が，関節性拘縮の病態に関与する[4]．

　このような関節包の不動に伴う容量の低下（線維化と肥厚）に対し，著者は関節包内運動の維持・改善を目的に早期より図28, 29に示すような方法を実施している．この手技に際しては，骨頭の動きを出すことで，関節包内（滑膜）の伸張性の維持・改善を目的としたものであり，関節性拘縮に対し良好な効果をあげている．特に，関節包の容量増加は，発生（術後）から8週未満の比較的早期な場合に有効である．

　しかし，不慣れな状況下での実施は，術創部の損傷につながる可能性もあり，十分な練習と創治癒の状況確認後に実施すべきであり，安易に行うことは危険である．

4 ST関節の拘縮が主要因と考えられる現象

①肩甲骨の左右差の存在（挙上・前屈・外転位）（図12）．
②上位胸椎の後彎の増強．
③ST関節周囲の筋の圧痛．

　上記の症状を認める場合，ST関節優位の拘縮

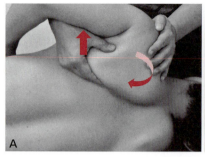
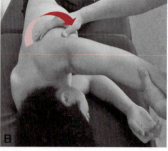

図30 背部のリラクゼーションと肩甲骨の他動運動
A：肩甲骨周囲のリラクゼーション.
B：肩甲骨の外転運動の誘導.

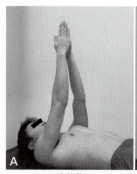
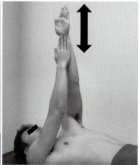

安静位 ──────→ 前鋸筋の自動運動
右手の指先まで左手の手首を引き上げる

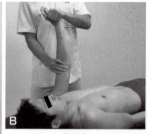
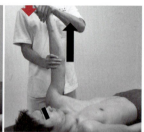

安静位 ──────→ 前鋸筋の抵抗運動
左手の手掌を抵抗に抗し上に押し上げる

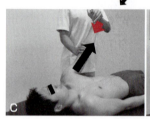
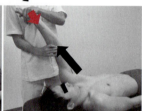

挙上角度を変化させて

図31 前鋸筋へのアプローチ
視覚的に目標設定がしやすく，自主トレーニングとして導入しやすい（A）.

を疑う．①に関しては，Huangら[8]の方法にて左右差の確認を行う．比較的高頻度に認めるのが②の上部胸椎後彎の増強である．疼痛からの逃避動作とも考えられるが，慢性化することでST関節の筋性拘縮を容易に引き起こす．著者はこのような姿勢異常を認める場合，治療の第一選択として背部のリラクゼーションと肩甲骨の他動運動より介入する（図30）．

筋の圧痛では，前鋸筋・小胸筋・肩甲挙筋・菱形筋などの筋の圧痛を確認し，筋攣縮が存在する場合はその対処を行う．特に前鋸筋の筋攣縮は，肩甲骨の動きを著しく低下させるため，可能な限り早期に攣縮の除去を行う（図31）．

おわりに

以上，運動療法実施時に必要な，疼痛判別・筋機能判別・拘縮判別に分け，評価方法と評価結果から想起される運動療法の概要について説明した．しかし，医学的知見は日進月歩で変化しており，運動療法を実のあるものにするには，変化し続ける医学的情報を的確に把握し，過去の知識に上書きしながら常にベストな選択ができるよう，評価技術を研鑽し続けることが必須である．

文献

1) 村上元庸ほか：関節の神経分布と関節痛—肩関節包の神経支配と疼痛発生機序—. 関節外科 16：923-931, 1997

2) 国分貴徳ほか：肩関節周囲炎に対する運動療法と肩峰下滑液包注射の効果に対する考察. 理療臨研教 24：106-109, 2017

3) 森澤　豊ほか：痛みの発生機序と原因疾患. 関節外科 14：33-36, 1995

4) 沖田　実：関節可動域制限の発生メカニズムとその治療戦略. 理学療法学 41：523-530, 2014

5) Kibler WB et al：Scapular Summit 2009：introduction. July 16, 2009, Lexington, Kentucky. J Orthop Sports Phys Ther 39：A1-A13, 2009

6) Kibler WB et al：Clinical implications of scapular dyskinesis in shoulder injury：the 2013 consensus statement from the 'Scapular Summit'. Br J Sports Med 47：877-885, 2013

7) 甲斐義浩ほか：上肢挙上角と脊柱彎曲角度の関係—健常成人における検討—. 理療科 25：19-22, 2010

8) Huang TS et al：Comprehensive classification test of scapular dyskinesis：A reliability study. Man Ther 20：427-432, 2015

9) Seitz AL et al：Effects of scapular dyskinesis and scapular assistance test on subacromial space during static arm elevation. J Shoulder Elbow Surg 21：631-640, 2012

10) Pluim BM：Scapular dyskinesis：practical applications. Br J Sports Med S 47：875-876, 2013

実践と結果に基づく理学療法手技

軟部組織由来の痛みの原因を理解し介入する

松田 洋平

疼痛改善のための着眼点

▶ 可動域制限を引き起こす軟部組織を理解する.
▶ 軟部組織由来の疼痛の原因を知る.
▶ 軟部組織に由来する問題点と理学療法を理解する.

　肩関節障害における主訴のほとんどが疼痛である. 疼痛を改善するにあたって, どのようなメカニズムで肩関節に疼痛が生じており, どのような治療が効果的かを知っておくことが重要となる.

I 肩関節周囲軟部組織の機能

1 静的安定化機構

1）関節包

　肩関節包は腱板筋群によって囲まれ, 前方は肩甲下筋, 上方は棘上筋, 後方は棘下筋と小円筋が囲んでいる. 一部の肥厚した部分を関節上腕靱帯（GHL）と呼び, 関節上腕靱帯には上関節上腕靱帯（SGHL）, 中関節上腕靱帯（MGHL）, 下関節上腕靱帯（IGHL）がある（図1）. 関節包の生理的な弾性と, 関節内圧が陰圧であることで肩関節の静的な安定を得ている. また腱板筋の張力が関節包の緊張を高めることでさらに安定化を高めている. 関節包には自由神経終末, パチニ型神経終末, ルフィニ型神経終末が存在し, 自由神経終末は関節包に広く分布している. この神経終末が刺激されることで, 腱板筋などによる無意識な運動調節, 関節包内運動のコントロールが行われる.

2）靱帯

　肩関節には鎖骨と肩甲骨で作られる肩鎖関節, 鎖骨と胸骨で作られる胸鎖関節, 上腕骨と肩峰の間で作られる第2肩関節などがあり, それらは靱帯によって連結している. そのなかで烏口突起に付着する靱帯には烏口肩峰靱帯, 烏口上腕靱帯, 烏口鎖骨靱帯があり, 烏口肩峰靱帯関節は第2肩関節を構成するなかの1つである（図2）. アーチの直下には肩峰下滑液包（sub acromial bursa：SAB）が存在し, 腱板の滑動機構に関して重要な役割を果たす. 烏口上腕靱帯は靱帯構造を持たず非常に軟らかく伸張性に富んだ疎性結合組織であり, 有髄神経が存在するとされている. 烏口鎖骨靱帯は鎖骨部と連結しており, 鎖骨が肩峰上に乗り上げることがないように制限し, なおかつ肩甲骨を落とすことなく吊り下げる作用がある.

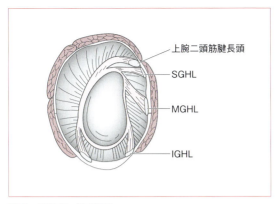

図1　関節包（矢状面）

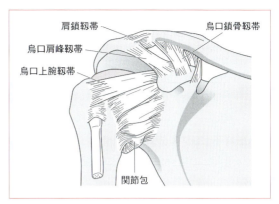

図2　関節包と靱帯

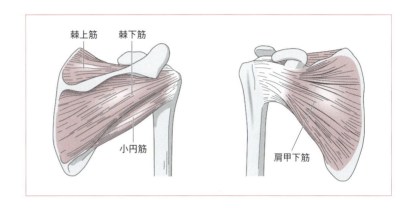

図3　腱板筋

2　動的安定化機構

1）腱板筋

　肩甲上腕関節の動的安定化機構の構成要素は腱板筋である．腱板筋は棘上筋，棘下筋，小円筋，肩甲下筋により構成され，前3者は上腕骨大結節の上面，後面，後下面に，肩甲下筋は上腕骨小結節にそれぞれ停止する（図3）．腱板筋の主な役割は能動的に収縮することによって骨頭の安定性を増す"動的安定化機構"にある．腱板は運動に際して絶えず活動することによって，関節を動かすのみならず関節包をも緊張させ，関節包が関節に挟まるのを防ぐことができる．

　棘上筋は三角筋とともに肩関節の外転動作に働くが，外転としての作用は三角筋ほど強くはなく，むしろ肩関節を外転させるときに上腕骨の骨頭を肩甲骨の関節窩に引きつけておくという"支点形成力"の発揮に大きく貢献している．

　棘下筋は肩関節の外旋および水平外転に働く．肩関節の下垂位では横走線維である棘下筋上部の線維束が優位に働き，肩関節外転位では斜走線維である棘下筋下部の線維束が優位に働く．

　小円筋は付着部付近まで筋腹になっており，筋スパズムを起こしやすい特徴がある．肩関節関節窩より下方に位置し，内転筋でもあるため上肢挙上の制限因子ともなる．肩関節外転位での外旋の作用もあり，肩関節外転位での内旋の制限因子となる．

　肩甲下筋は内旋動作に働く．肩甲下筋が短縮すると肩関節の外旋制限が起こる．

Ⅱ 軟部組織由来の疼痛の病態・評価

1 疼痛の原因となる物理的刺激

1）肩峰下（エクスタナール）インピンジメント

　上腕骨大結節に付着している腱板筋や肩峰下滑液包が烏口肩峰アーチの下面と衝突する現象である（図4）．インピンジメントの因子には，関節構造の異常としては腱板筋や肩峰下滑液包の腫脹，肩峰下の骨棘などがあり，関節運動の異常を引き起こす因子として肩甲上腕関節の可動域制限と腱板筋の筋力低下，肩関節周囲筋群の不均衡がある．腱板筋や肩峰下滑液包が腫脹すると上腕骨頭と肩峰間のスペースが狭くなるため，正常な関節運動が行われても肩峰下接触圧は高まる．肩峰下の骨棘は腱板や滑液包の小さな範囲に高い圧が加わる．腱板の断裂は上腕骨頭を上方化させ，肩峰と上腕骨頭間のスペースを減少させる．

2）関節内（インターナール）インピンジメント

　これは上腕骨頭と関節窩の間で腱板や関節唇が挟み込まれ圧迫される現象（図5）をいい，関節内インピンジメントと呼ばれる．これは外転位外旋最終域で生じるとされており，最終可動域まで運動を行えば生理的に接近する組織同士が接触すると考えられる．ただし，最終可動域で強い力が働けば生理的に接触している部位に大きな負荷が加わり，損傷のリスクが高まる．

2 肩関節の疼痛の解釈

1）肩関節包を支配する神経

　肩関節の後面から上面にかけては肩甲上神経が，上面には外側前胸神経と筋皮神経が，前面には肩甲下神経が，下面には腋窩神経が分布している（図6）．肩関節包の支配神経の知識は，反射性攣縮や関連痛を理解するのに必要である．反射性攣縮

は，関節包が伸張されると関節の過剰運動を防ぐように同じ神経支配の筋が収縮する状態であり（図7），関連痛は関節包への刺激が，同じ神経支配の皮膚知覚領域への刺激と誤認するものである（図8）[1, 2]．

　脊髄反射を形成して，脊髄前角の α 運動線維と交感神経に関与する節前線維に作用して，筋をはじめ血管にも攣縮のような状態を引き起こさせる．

2）疼痛評価の実際

　疼痛が主訴の場合は，安静時痛，夜間痛，運動時痛のどれが存在するのか知る必要がある．また，疼痛の強さも Visual Analogue Scale（VAS）などの疼痛評価スケールで評価しておく（図9）．安静時痛や夜間痛が生じている場合は炎症が強い状態を示しているが，姿勢や肢位によって物理的な刺激が増強されて痛みを誘発している可能性もある．

　安静時痛に関しては，痛みを感じているときに特定の姿勢や肢位を取っていないか確認する．夜間痛は就寝時の体位や腕の位置について可能な限り聴取し，物理的刺激の影響がないか評価する（図10）．

　夜間痛を呈する症例では，肩峰下圧が上昇していることが多いと報告されている．肩峰下圧の上昇には，1次性の原因として肩峰下滑液包炎，腱板炎，肩峰下骨棘の増殖，烏口肩峰靱帯の肥厚が考えられ，2次性の原因として肩峰下滑液包と腱板の癒着，腱板の攣縮や短縮など，上方関節包靱帯の拘縮が考えられる（図11）．炎症が起こると，サイトカインやブラジキニン，ヒスタミンなどの疼痛発生物質や，ブラジキニンに作用して痛みを増強させるプロスタグランジンといった化学伝達物質が生じる．これらが侵害受容器に作用することで疼痛が生じる．炎症では侵害受容器も感受性が高くなり，閾値が低下していることから，弱い刺激によってもかなり強い痛みが引き起こされる．

　夜間痛の機序はいまだに統一された見解が得ら

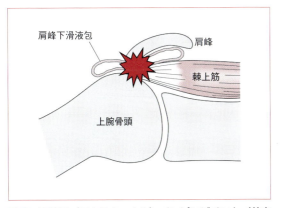

図4 肩峰下（エクスターナル）インピンジメント（前方からの図）

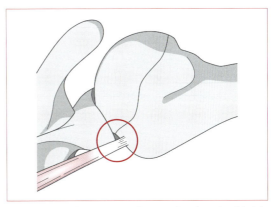

図5 関節内（インターナル）インピンジメント（上方からの図）

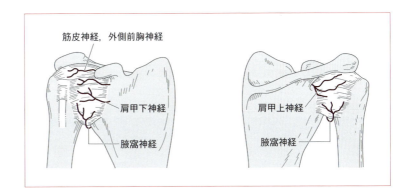

図6 関節包の支配神経

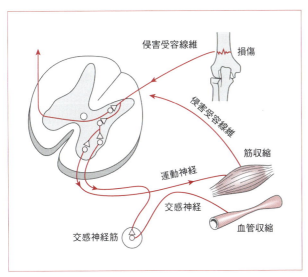

図7 反射性攣縮
脊髄反射を形成して，脊髄前角のα運動線維と交感神経に関与する節前線維に作用して，筋をはじめ血管にも攣縮のような状態を引き起こさせる．

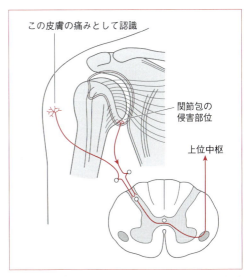

図8 関連痛

（文献1, 2）より引用）

軟部組織由来の痛みの原因を理解し介入する

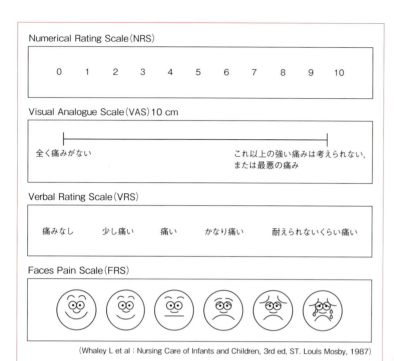

図9 疼痛評価スケール

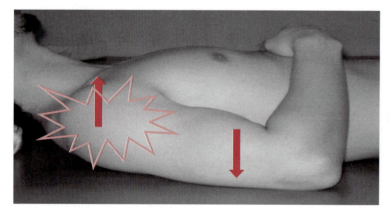

図10 背臥位で発生する安静時痛の要因
- 上肢下垂位でないことによる肩峰下圧の上昇.
- 内転・伸展位保持→上方組織伸張，骨頭前方偏位，前方組織伸張.
- 血流量の増加.

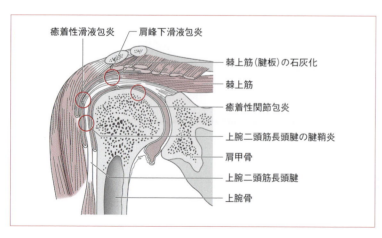

図11 夜間痛を呈する病態

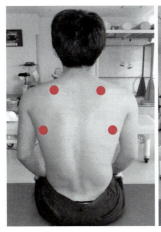
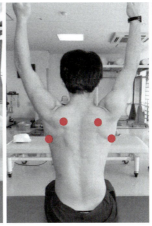
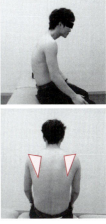

図12　肩甲骨のランドマーク

れていない．肩関節の夜間痛を持つ患者には異常血管の増生を認め，血流増加状態であったという報告[3]もみられる．また寺林らは腱板断裂を有する患者47人について超音波診断装置のドップラー機能を用いて前上腕回旋動脈の血流を測定したところ，重度の夜間痛を有する症例においては同動脈の収縮期最高血流速度が優位に増加していたとの報告もあり[3]，関節を栄養する血管の血流増加が夜間痛の病態に関係しているのではないかと考えられている[3]．

運動時痛は物理的刺激が加わることで生じる痛みである．安静時痛はないが運動時痛がみられる場合は軽度の炎症があり物理的刺激に対する疼痛閾値が低くなっていることが考えられる．どのような関節肢位・運動がどの関節組織に物理的刺激を加えているかを理解しておけば，それを避けるためにどのような手段を用いればよいか考えることができる．

III 理学療法プログラムの実際

1 評価の実際

1）安静時の姿勢の観察：視診

歩行姿勢や立位・坐位での姿勢を観察する．胸椎が後彎していたり，歩行時に腕の振りが少ない場合は，肩関節可動域制限の可能性もありうる．腫脹，変形，筋萎縮や異常な姿勢を観察する．肩甲骨は肩甲棘内側端や下角位置をランドマークとすると位置情報は得やすい（図12）．

2）自動運動の評価

関節可動域は自動運動と他動運動で評価する．自動運動時の可動域を制限する因子に関節組織の伸張性低下が含まれるかどうかを調べるためである．自動運動と他動運動それぞれの可動域が同じであれば関節組織の伸張性低下が可動域制限の原因となる．伸張性低下には構造的なもの（組織の長さ）と機能的なもの（筋緊張）が含まれる．

3）他動可動域の評価

他動運動を行うときには関節運動における抵抗感の変化をとらえることが重要になる．抵抗感が筋緊張によるものかどうかは抵抗感出現の再現性を調べたり，拮抗筋を触診したりすることで判断する．

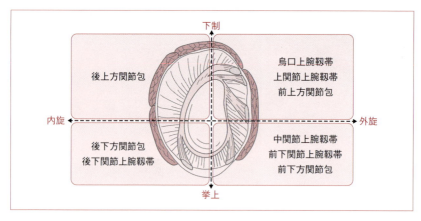

図13 関節包の制限方向

4）筋力の評価

腱板機能や肩甲骨の運動，運動連鎖などを評価する．腱板機能が問題なのか，肩甲骨周囲筋の機能が問題なのか，土台となる体幹・下肢機能が問題なのかを評価していく．

5）胸椎・胸郭の可動性の評価

肩関節の運動は単独で行われているのではなく，肩複合体として機能している．そのなかでも肩甲胸郭関節の担う役割は重要であり，可動域にも大きな影響を及ぼしている．例えば，外転の可動域は正常であれば180°であるが，肩甲骨を固定した場合の外転可動域は他動で120°とされている．肩甲胸郭関節の運動は，胸郭の形状や体幹・胸郭の可動性からの影響を受ける．円背姿勢は体幹・胸郭の可動性，特に胸郭前面の拡張が低下するため，肩甲胸郭関節の運動が妨げられ，肩関節屈曲の可動域を制限することになる．

クリニカル・テクニック
拘縮と物理的刺激との関連性

拘縮が発生している組織を特定することは，インピンジメントなどの物理的刺激を回避するために重要である．各運動方向の最終域で，それに拮抗する筋を触知し，短縮の有無を確認する．その際は，肩関節周囲の筋がリラックスできるように関節運動を行う必要がある．最終域での抵抗感が強固であるものの筋の短縮を触知できない場合は関節包や靱帯の影響を考える．

関節包や靱帯，筋といった軟部組織の解剖学的特徴を考慮すると，下垂位，外転位などの回旋角度を比較することで，肩甲上腕関節の関節包や靱帯，筋のどの部分が可動域に制限を及ぼしているか推察できる（図13）．下垂位で外旋可動域が低下している場合は三角筋前部線維，棘上筋，烏口上腕靱帯，前上方関節包などの柔軟性低下を，内旋可動域が低下している場合は，三角筋後部線維，棘下筋，後上方関節包などの柔軟性低下を疑う．挙上位にすることで外旋可動域に制限が現れる場合は大胸筋，広背筋，大円筋，前下方関節包などの影響を疑うことができる．内旋位に制限が現れる場合は後下方関節包，小円筋などの影響を疑う．烏口上腕靱帯の影響であれば，下垂位での外旋や伸展の制限も同時に確認できるはずである．また，大胸筋の影響であれば水平外転の制限が，三角筋後部線維の影響であれば水平内転の制限が認められるはずである（図14）．

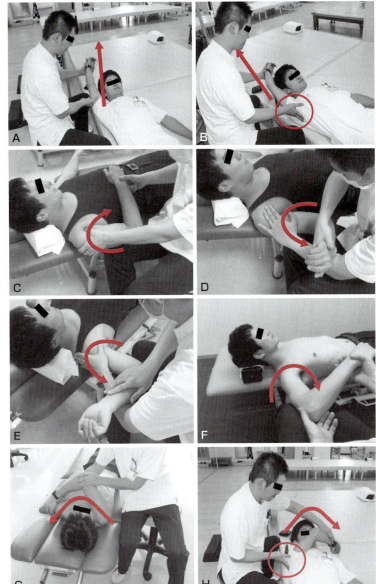

図14 肩関節の可動域評価
A：外転
B：肩甲骨固定での外転
C, D：1st 内外旋
E, F：2nd 内外旋
G：水平内転
H：肩甲骨固定での水平内転
- 屈曲制限の最終域 → 大円筋≧大胸筋
- 外転制限の最終域 → 大胸筋≧大円筋
- 1st 外旋が特異的に硬く，伸展制限も著明 → 烏口上腕靱帯
- 1st 外旋が特異的に硬く，伸展制限は軽度 → 肩甲下筋
- 1st 内旋が特異的に硬い → 棘下筋, 内転制限
- 2nd 外旋の制限と挙上制限 → 肩甲下筋（外側線維）
- 2nd 内旋が特異的に硬く，水平内転も制限 → 小円筋
- 水平外転制限に関与 → 烏口腕筋
- 肩すくめができない → 内転制限, 棘上筋
- 終末感を感じる前に突然引っかかる（痛み↑）→ インピンジメント症候群

2 理学療法の実際

1）腱板断裂

　肩の運動障害・運動時痛・夜間痛の症状を訴える．運動時痛はあるが多くの患者は肩の挙上が可能である．急性外傷で始まったときには三角巾で1〜2週安静にする．断裂部が治癒することはないが，70％は保存療法で軽快する．保存療法では，注射療法と運動療法が行われる．注射療法では，肩関節周囲炎を併発して夜間痛があると，水溶性副腎皮質ホルモンと局所麻酔剤を肩峰下滑液包内に注射するが，夜間痛がなくなればヒアルロン酸の注射に変える．腱板のすべてが断裂することは少ないので，残っている腱板の機能を賦活させる腱板機能運動，2次的に起きた可動域制限に

表1 五十肩の病期と対応

経過	内容	対応
①急性炎症期 (freezing)	痛みのために肩の自動運動が制限され，夜間痛も強い時期．真の拘縮はない	炎症を減少させ，除痛（三角巾・ポジショニングなど）を図ることが必要．有痛性動作は禁止
②拘縮期 (frozen phase)	関節自体に拘縮が生じて他動運動が制限される時期．筋の短縮や癒着が制限因子	炎症が減少し，関節拘縮が主体となる．薬物療法やリハビリテーションが必要．徐々に可動域を広げていく
③終息期 (thawing phase)	疼痛，関節可動域ともに改善する時期であるが，拘縮は残存	関節可動域制限も徐々に回復．運動時痛も消失．ホームエクササイズ（主治医やリハビリテーションの指導のもと）を中心としたストレッチを積極的に行う

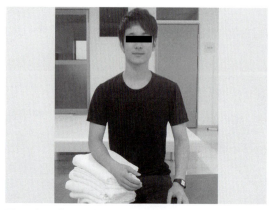

図15 端坐位でのポジショニング
肩関節に上肢の重みがかからないように，前腕はクッションの上に乗せておく．

対しての可動域運動を行う．

2）五十肩

　五十肩は「明らかな誘因もなく50歳代を中心とした中年以降に発生する，肩関節の疼痛と拘縮をきたす疾患」とされている．五十肩は腱板，上腕二頭筋長頭腱，肩峰下滑液包など肩関節周囲の組織が病態として関与した症候群とも考えられており，さまざまな要因が関与しているのが実際である．五十肩患者の運動制限の原因は病期ごとに異なっている（表1）．急性炎症期では，疾病が急速に増悪し疼痛を逃避するために運動制限が生じ，徐々に関節の拘縮が進行していく．拘縮期は，安静時痛や夜間痛は徐々に軽減するが，急性炎症期に生じた拘縮が残り，可動城を越えて肩を動かそ

うとすると運動時痛が生じる．終息期では可動域制限も回復する傾向にあり，それに伴い運動時痛も消失していく．
　五十肩の病期に沿って理学療法を紹介していく．

① 急性炎症期での理学療法

　運動療法は禁忌である．腱板や肩峰下滑液包の腫脹は注射や内服薬などの薬剤による炎症軽減のほかに，安静が治療方法の1つとなる．この安静は何もしないでじっとするだけではなく，患部に物理的刺激が加わらないよう肩関節肢位を調節するために，三角巾の装着やポジショニングを行う．炎症が活動的で安静時痛が生じる場合は相対的に局所のストレスを軽減するような肢位を取り，可能な範囲で安静を図る（図15）．夜間痛に関しては，痛みが就寝姿勢に起因するものであれば姿勢修正を行う（図16）．背臥位より坐位で疼痛が軽減するため車のシートやソファーに腰かけたまま寝ることが効果的な場合もある．また，日常生活動作・家事動作の留意点についての指導を実施する．
　時に心理的要因から疾病が出現する症例では，前述と同様の可動域制限を生じるが，それは再現性に乏しく，可動域や疾病程度は一致しないことが判断の要因となる．
　急性炎症期の疼痛が和らいできていれば防御性収縮に働いている筋を少しでも緩和するために自動介助運動（図17）を行い，拘縮を予防することも必要である．その際，運動時痛，運動後の疼痛

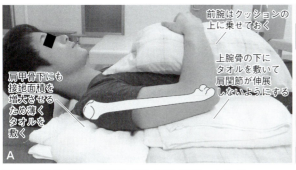
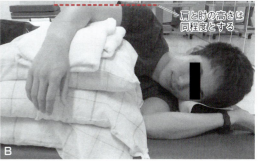

図16 背臥位（A）・側臥位（B）でのポジショニング

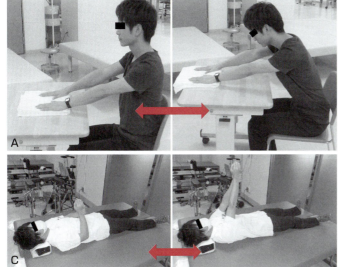
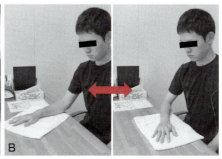

図17 自動介助運動
A：テーブルサンディングによる肩関節屈曲運動．
B：タオルを使用しての肩関節回旋運動．
C：反対側介助による肩関節屈曲運動．

の増強が起こらないように十分に配慮する必要がある．

② 拘縮期での理学療法

肩の痛みが少し和らいでくる時期だが，肩が動かしにくいままであり，日常生活動作に不自由を感じる．運動時の激痛や安静時痛は減少し，拘縮が形成され関節可動域が一定となってくるこの時期は，拘縮の除去が主目的となり，理学療法が治療の中心となる．

日常生活の指導は継続して行い，疼痛や可動域の改善に合わせて徐々に患肢の使用範囲を増し自主訓練などの自己管理も指導していく．

肩関節に拘縮を有する患者に対し，はじめから拘縮の因子を他動的に伸張しようとしても，筋緊張に阻まれその目的を達成できず，余計な疼痛を引き起こす結果となる．理学療法開始当初は防御収縮が強く，疼痛を誘発する関節運動を伴わない伸張法を選択する．具体的には緊張緩和のポジショニングの状態で不安定にならないように保持し，筋に直接軽擦法や圧迫法などの徒手的方法を加え，筋を直接伸張する．理学療法後の疼痛の増強にも配慮しながら，防御性収縮に働きやすく，姿勢不良，肩甲上腕関節の運動不良，夜間痛の原因にもなりやすい大胸筋（図18），小胸筋（図19）などを伸張していく．また，この伸張は筋のリラクゼーションを得る目的で行うため，痛みを伴わない範囲か心地よい伸張痛の範囲で行う．

最大伸張位から末梢肢を伸張方向に他動的に運

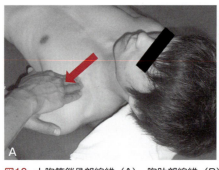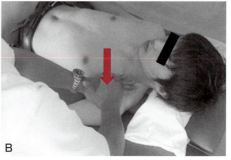

図18 大胸筋鎖骨部線維（A）・胸肋部線維（B）の伸張
A：左手指で大胸筋鎖骨部線維をホールドし，右手指にて伸張方向へ牽引する（➡）．
B：左手指で大胸筋胸肋部線維をホールドし，右手指にて伸張方向へ牽引する（➡）．

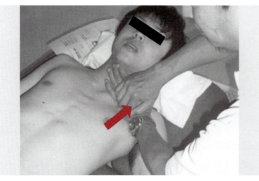

図19 小胸筋の伸張
左手掌で小胸筋をホールドし，右手指にて伸張方向へ牽引する（➡）．

動させる伸張は，効果的だが疼痛を伴いやすく防御的反応を誘発しやすいので，必要最小限にとどめる．肩関節挙上，結帯動作の制限になりやすい小円筋に対しても筋緊張が入りにくい肢位にて直接軽擦法や圧迫法などの徒手的方法を加え（図20，21），筋を直接伸張する．

これらを行うときは，前述したように，痛みを伴わない範囲か心地よい痛みの範囲で行い，決して筋による防御反応を誘発してはいけない．また，これらの伸張は即効的な可動域の改善を期待して行うものではなく，長期的な視野に立ち徐々に伸張性を獲得するものであり，患者にもそのことを説明し理解を得ておく必要がある．

下垂位で上腕骨の可動域訓練を施行する際は，最終可動域でエンドフィールを確認し，その肢位で軽い伸張刺激をゆっくり与える．軽い痛みの出現を確認し同様の伸張刺激で痛みが軽減すれば，わずかに伸張刺激を増加させる．この肢位では関節裂隙部でエンドフィールでの関節包の緊張が触診できるので，緊張を確認しながら行うと，目的とした伸張ができているかどうかの確認ができる（図22）．腱板と烏口肩峰アーチとの衝突を予防するためにも，必ず上腕骨頭の滑り込みを確認・誘導し痛みを誘発しないよう配慮する．肩甲骨を固定しての上腕骨を挙上していくことによる肩関節内転筋群の伸張訓練の際も上腕骨頭の滑り込みを確認・誘導する（図23）．

クリニカル・テクニック
外旋の可動域訓練

体側位での外旋角度の制限が著明な場合は外転位で外旋位とし，外旋角度を保持したまま肩関節を内転していく方法が効果的な場合もある（図24）．

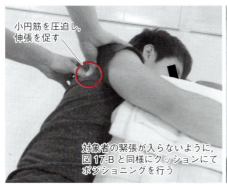
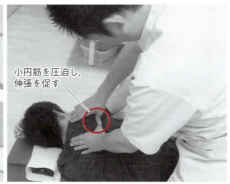

図20　側臥位での小円筋の伸張

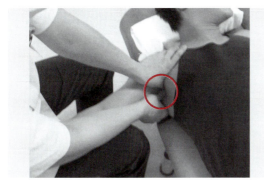

図21　背臥位での小円筋の圧迫

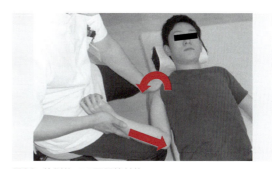

図22　体側位での肩関節外旋
左手で上腕骨頭に外旋方向の力を加え，右手で上腕骨に伸展・内転方向の力を加える．

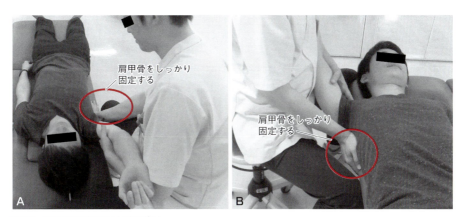

図23　肩甲骨固定での上腕骨挙上
対象者の緊張が入らないように，術者の腕で前腕〜上腕をしっかり支えながら自重で屈曲方向へ伸張していく．

③ 終息期での理学療法

　終息期では肩の動きが少しずつ改善してくるが，もとどおりかそれの近くまで回復するには6カ月〜2年くらいかかるといわれている．拘縮がある程度完成している時期，可動域改善目的の理学療法を普通に行えばよい．

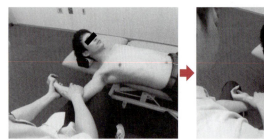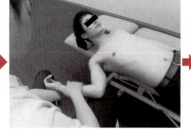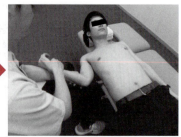

図24 外旋の可動域訓練

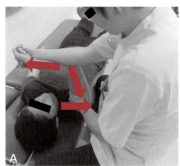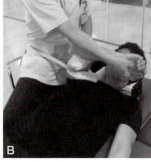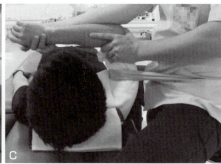

図25 肩関節後方組織の伸張訓練（A），ゴムバンド利用による上腕骨頭の誘導（B，C）

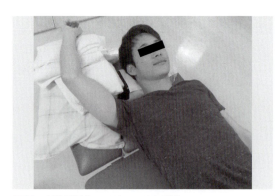

図26 上腕骨挙上でのリラックス肢位
対象者の緊張が入らないように，クッションにてポジショニングを行う．

　ストレッチや軽擦・圧迫などの肩関節の可動域訓練を行う際には徒手アプローチに使用できる術者の手をできるだけ多く確保するためのポジショニング（リラクゼーション肢位）が重要となる．急性炎症期でも述べたが，ポジショニングが重要で，最もリラックスできる姿勢でかつ治療対象部位に触れる姿勢をクッションなどでセッティングする（図26）．

　筋の防御性収縮は，痛みがあったり関節が不安定な状態になると増強し，可動域訓練の妨げとなる．また，理学療法士自身も安定した姿勢で治療ができるよう，自身のポジショニングにも留意する．特にストレッチのような他動運動ではお互いに最も安定したポジションを保持したうえで行っていく．他動運動で関節を動かしている間もできる限り上肢の自重を免荷できるように支え，周囲筋の収縮を必要としない状態に保持する．可動域がある程度改善した後，徐々に自動介助運動に移行していき，筋収縮を伴った運動を行う．目的としている筋肉以外が収縮している場合は負荷が強

　筋に対するストレッチは，伸張反射を招かないようにゆっくりと持続的に行う．伸張時間は少なくとも20～60秒間程度行う．結合組織の伸張には20～30分間の伸張が望ましいが，理学療法場面において徒手での伸張は現実的に困難と思われる．これらのことから，長期間を要する伸張においては自主訓練も併用する．また，補助的に物品を使用するのも有効かと思われる（図25）．

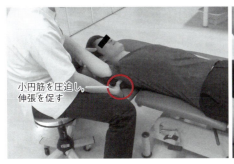
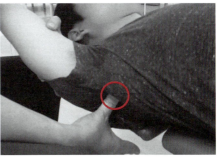

図27 上腕骨挙上と小円筋の圧迫による伸張
対象者の緊張が入らないように，術者の腕で前腕〜上腕をしっかり支える．

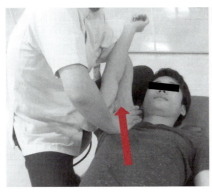
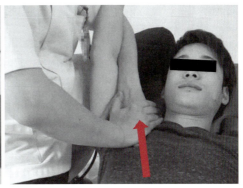

図28 肩関節後方組織の伸張訓練

いと判断し，介助量を調整する．

　可動域訓練中，筋が伸張した状態で保持できるようになれば一定の圧刺激を加えた可動域訓練を行っている．これは，可動域制限の最終域で関節を固定し制限因子となる筋に対し筋腹に直接伸張を加える方法である．複数の制限因子があるために伸張力が分散し，特定の筋に十分な負荷が加わらない場合に有効と考える．可動域の最終域で筋の方向に対し直角に圧迫を加えることにより（図27），十分な伸張力を与える[4]．

　一定の圧を加えるだけでなく他動運動で筋を長軸方向に伸張し，さらに手指・手掌で伸張していく（図28）．その際，可動域の最終域より少し戻した肢位を治療肢位としたほうが，疼痛の出現を予防でき，リラックスできると考える．ちなみに，PNFのホールドリラックスなどのストレッチも他動運動最終域から少し戻した状態で施行することを推奨しているが，これは筋線維を損傷しないための配慮であると考えられる．

　他動運動における関節可動域の改善がみられても，自動運動における可動域には変化がみられない，前回の理学療法実施後より可動域が悪化している患者を目にすることがある．しかし，それでは理学療法後の他動可動域＝機能的な可動域とはいえない．自動運動における可動域に変化がみられない場合は，肩関節複合体の協調的な運動が起こらず，機能的に使用できていない患者が多い．肩関節の他動的可動性を獲得したうえでの協調的な運動の再学習が不可欠である．

　最初は背臥位で行うと，肩甲骨が固定され，肩甲上腕関節の運動を誘導しやすい．そして，運動は軽い抵抗を負荷すると誘導が容易となる．協調

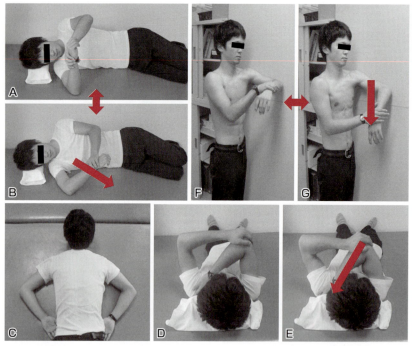

図29 肩関節後方・後下方組織の自主訓練
A, B：小円筋のストレッチ：矢印の方向へ押し，内旋させる．
C：棘下筋斜走線維のストレッチ．
D, E：棘下筋横走線維・三角巾のストレッチ．
F, G：小円筋のストレッチ．

的な運動が起こってくると訓練用ベッドをギャッチアップし，重力のかかる肢位で行っていく．

また，腹臥位で患肢をベッドから垂らした肢位もしくはおじぎなどの重力を除去した肢位にて軽い負荷をかけ肩関節屈曲運動を行うと，肩甲骨の代償を伴わない肩甲上腕関節の運動を誘導しやすい[5]．

理学療法実施後の可動域維持にはストレッチを中心とした自主訓練の指導が重要と考える．ストレッチの自主訓練の指導として以下のことに留意する．

- 伸ばす筋を意識する：ポーズをまねるだけではなく，どこの筋を伸ばしているのか意識させる．
- 勢いをつけない：ゆっくりじっくり伸ばす．
- 姿勢に注意する．
- 呼吸を止めない：大事なのは呼吸を止めないことである．

- ストレッチを実施する環境・時間に応じた種目を選択する：実際に患者が自主訓練を行う場所や時間に配慮した種目を選択する．
- 患者に応じた種目を選択する：安全かつ効果的なストレッチを指導する．
- 適切な模範指導と声かけを心がける：適切な模範を示し，さらにその方法を言葉で示すことができなければならない．
- 定期的にストレッチの方法の確認を行う：実際に行ってもらい，方法が間違っていないか確認する．

本来，肩関節屈曲や外転には上腕骨頭の後下方向への移動が必要である．肩甲上腕関節後方の軟部組織が拘縮し伸張性が低下した状態になっていると，肩挙上に伴う上腕骨頭の後下方への動きが阻害される．結果として骨頭が肩峰とぶつかりやすくなってしまい，肩峰下インピンジメントを引

き起こす．肩後面のタイトネスの原因である三角筋後部線維・棘下筋・小円筋・後方関節包の伸張性を改善するための自主訓練（図29）を指導する機会は多い．

④ 肩関節周囲炎に対する物理療法

急性炎症期では熱感を伴うこともあり，組織温度を低下させるためにも寒冷療法を行う．主に除痛を目的に用いられる．また訓練後に用い，局所の炎症発生を防止するのにも役立つ．冷えたアイスパックや温度を一定に保つ冷却療法器具を使用する．

拘縮期では筋や腱，靱帯の伸張性を高めるために，運動療法の前段階として温熱療法を行うことが多い．制限因子となっている組織によって温熱の種類を考慮する．ホットパックが代表的な表面温熱療法では，加えられる熱の深達性が低く，皮下数 mm までしか効果がない．しかし，心理面を含むリラクゼーション効果や簡便さから臨床で多用される．深部温熱療法としては極超短波や超音波が使用される．極超短波は含水量の多い組織で温熱効果を発揮しやすい．超音波は深達性が高く，筋や関節周囲組織へ温熱あるいは微細振動を与えることが可能である．

おわりに

肩関節周囲の軟部組織は静的な安定化，動的な安定化に関与する組織が多く，その機能ゆえか痛みを感受する受容器や有髄神経などが多く存在する．関節構成体や運動方向が多いため，運動学的な要因での疼痛も発生しやすい．

理学療法では，まず炎症が強い・疼痛が強い時期はポジショニングなどで疼痛の軽減を図り，疼痛の改善を確認しながら可動域制限に対しての可動域訓練を理学療法評価に基づき行う．他動での可動域の改善ではなく，機能的な肩関節の回復を目指すアプローチが必要と思われる．地道に理学療法としてストレッチや可動域訓練を行っていくことになる．

文献

1）村上元庸：肩関節における動的支持機構についての考察—後方ストレスに対する棘下筋の作用と関節包の神経染色より—．肩関節 14：187-191，1990
2）林 典雄：五十肩における疼痛の解釈と運動療法．関節外科 30：1226-1232，2011
3）寺林伸夫：夜間痛を伴う腱板断裂患者に対する超音波ドップラ血流評価．肩関節 36：507-510，2012
4）西中直也ほか：肩関節拘縮の保存的療法．Orthopaedics 27：29-37，2014
5）河村廣幸：保存療法と固定性拘縮．理学療法 16：91-94，1999

肩の機能障害の特徴をふまえて介入する—関節可動域制限

武富 由雄

肩関節可動域改善のための着眼点

➡ 肩関節可動域制限をもたらす病態の把握から理学療法アプローチへつなげる.
➡ 病期別の病態を考慮して関節可動域改善のテクニックを実施する.

　肩関節の解剖，運動学的な理解をもとに結合組織に由来する関節障害（可動域制限）を病態運動学的にとらえることが重要であり，その改善には病態の時期に合わせた関節操作のテクニックと工夫が大切である.

I 肩関節可動域制限とは

1 肩関節疾患の概要

　肩関節疾患で医師から理学療法を指示される患者の病名には，肩関節周囲炎，疼痛性肩関節制動症，腱板損傷・腱板断裂（術後例含む），上腕二頭筋長頭腱炎，癒着性関節包炎などがある．これらの患者の主な訴えのほとんどが肩部の痛みとこわばりである．stiff and painful shoulder，あるいは frozen shoulder[1] と英語の表記もあり，症状を的確に表している．日本整形外科学会の肩関節疾患治療成績判定委員会が定めた肩関節疾患治療成績判定基準の機能評価10項目100点評価法がある[2]．評価項目の第 I 項の疼痛では30点，第 II 項の機能（日常生活動作群）では10点，第 III 項の可動域（自動）では30点と，総合評価100点のうち70点が肩部の運動障害などの病態を把握するのに役立ち，理学療法施療前後の評価結果を比較して臨床的判断ができるように配慮されている[1]．

2 肩関節可動域制限に対する理学療法

①臨床場面で理学療法士が診療する肩関節可動域制限に対する理学療法は，主に運動療法（therapeutic exercises, exercise therapy）が適応される．運動療法の補助的な治療法として物理療法（温熱療法，電気療法）が施される.
②肩関節に対する運動療法の目的は，肩甲上腕関節（glenohumeral joint）を中心に肩甲帯（shoulder girdle）の構築学的異常で起きた筋骨格系（musculoskeletal）の機能障害（impairment）の改善と機能障害がもたらした上肢の日常生活動作能力障害（disability）の回復である.
③運動療法を適応，実施する際の条件として肩甲

実践と結果に基づく理学療法手技

上腕関節を中心に肩甲帯や脊椎の運動学（kine-siology），疾患（disease）の病態（pathology），外科的手術法（surgery）など，肩部の疼痛と関節可動域制限を招来した肩関節疾患の関節可動域制限因子とその構築学的異常に関して考察のうえ，個々の関節可動域制限の症例に対応した運動療法を行う．

クリニカル・テクニック
肩部の関節可動域制限に対するアプローチのポイント

①人体で最も可動域の大きい肩甲上腕関節（肩甲骨関節窩と上腕骨頭とで形成される多軸性の球関節）に関節可動域制限をきたした場合，肩甲上腕関節の可動性と安定性の基盤となる肩甲胸郭関節（scapulothoracic joint）上の肩甲骨の可動性の維持と安定した筋活動が必要不可欠である．したがって，肩甲胸郭結合上の肩甲骨の可動域運動を肩甲上腕関節の関節可動域運動に先立って行うことが望ましい．

②肩甲胸郭結合上の肩甲骨の可動域運動を行うには，肩甲帯（胸鎖関節と肩鎖関節）と鎖状につながる体幹の骨格（skelton）の一連の運動，つまり運動連鎖（kinematic chain）[3]のある運動を起こし，関節可動域制限のある肩甲上腕関節の可動性を維持・拡大する運動へつなげる．

　その連鎖性の運動もできるだけ痛みを抑えながら関節の可動性と動作機能を発揮するためには，意思とは関係なしに生じる乳幼児の運動発達の過程でみられる反射性運動，緊張性頸反射[4]を応用，肩甲胸郭結合上の肩甲骨の可動を誘発し起こった関節運動を関節可動域制限のある関節の可動域運動へつなぎ，可動域の維持・拡大を促す新たなプログラムを設定し関節運動を行う．

③肩部や上肢に波及する疼痛が数カ月以上に及ぶと，防御反応により神経・筋メカニズムに変化を引き起こし，筋トーンが高まり，反射性に痙縮をきたし，筋の粘弾性（elasticity）は低下，同時に筋萎縮が起こる．そこで筋の粘弾性を回復させるために主動筋と拮抗筋間の相反する「等尺性収縮-弛緩法」[5]，理学療法士は短縮している筋に随意運動により強い等尺性収縮を起こさせ，その後に起こる拮抗筋の筋弛緩を得て，関節可動域の維持，拡大を図る．

④肩部の関節可動域制限の場合，上肢挙上が妨げられると，肩甲帯部や体幹（胸背部）の筋に筋萎縮と筋力低下がみられ，上肢の挙上能力は著しく障害される．そこで体幹と肩甲帯を結ぶ筋，体幹と上腕骨を結ぶ筋の筋力維持・増強へ指向する筋力増強運動を筋力評価のもとで段階的に行う．

⑤可動関節の構築学的構成（関節包，靱帯，筋肉）異常による関節可動域制限が強固な症例では，理学療法士の徒手手技による方法で，関節間の適切な位置と隙間を生み出し，関節間の滑動性を促すため巧緻性のある徒手によるテクニックを愛護的に行い，当該関節の可動域維持と拡大への新たなプログラムのもとで関節可動域運動を行う．

③ 肩関節可動域制限に対する運動療法のプログラム

①運動療法のプログラムには，関節可動域制限に対して関節可動域維持・拡大のための重要なテクニックが組み込まれている．

②運動療法プログラムには，①目的とする関節の可動域運動（range of motion），②運動開始体位と肢位（starting position，運動開始体位と肢位は解剖学的立位肢位で，体軸と上肢の重力との関係を表す），③手技（technique），④考慮（consideration）事項などが含まれる．

③運動療法の力源は，対象者自身の体動で起こる反射運動（原始反射，姿勢反射）と理学療法士

肩の機能障害の特徴をふまえて介入する─関節可動域制限　73

の徒手手技による関節授動を行う.

④プログラムの実施上，病状（疼痛と関節可動域制限）の経過（治療法など）と治療効果の評価が求められる.

⑤経過記録から病状変化と障害の評価，治療に対する満足度などを検討して，随時，プログラムの変更，修正を行うことがある.

⑥運動療法によって回復した肩甲上腕関節と肩甲帯の関節可動域を維持するには，上肢挙上に関与する筋群の筋力と脊柱の柔軟性の維持を組み込んだホーム・エクササイズプログラムと生活応用動作の指導と実施の継続が再発の予防に必要である.

⑦運動の回数は原則として各運動 10 回を 1 セットする．在宅で行う運動プログラムは 1 日 2 回，1～3 セット程度行う．運動によって起こる問題については適宜，解決の方向で運動プログラムを検討する.

Ⅱ 理学療法プログラムの実際

肩関節周囲炎は単一の肩関節疾患を示すものではないが，本題のもとでは肩関節の疼痛と関節可動域制限の症状の経過により，第Ⅰ段階 疼痛と筋痙縮期，第Ⅱ段階 拘縮期，第Ⅲ段階 機能回復期に分類し，病期に対応して肩関節可動域制限に対する運動療法を段階的に行うものである．本項では，関節可動域改善を目的とした運動療法のテクニックを中心に紹介する.

1 第Ⅰ段階：疼痛と筋痙縮期

肩部の構成組織内に炎症を起こし，強い・激しい痛み，自発痛，安静時痛，運動時痛が肩部から上腕部まで放散し，体動や上肢の急激な運動によってさらに痛みが増大する時期である．この時期は肩部の疼痛から逃避しようとするあまり，肩部全体にこわばりが生じる．肩部で最も関節可動性が大きい肩甲上腕関節の場合，痛みから避けようと内転・内旋位が取られがちで，この不良肢位で関節可動域制限を起こす例が多い．腋から腕を離し動かそうとすると，肩部の痛みをさらに増大させるだけでなく，肩部周辺に筋痙縮（muscle spasm）を招来し，肩甲上腕関節や肩甲帯の関節（胸鎖関節，肩鎖関節）へと広範に可動域制限が起きる.

1）関節可動域運動の原則

①肩部の安静時痛や運動時痛をできるだけ起こさせない安定した体位と肢位で行う．可動域制限のある関節の可動性を高める，支点を要する身体部位は確実に安定させる.

②関節運動に伴う痛みを余り意識させずに，かつ運動時痛もできるだけ抑えた反射的な運動を行う．例として可動域制限のある肩甲上腕関節運動の場合，乳児の運動発達でみられる緊張性頸反射[4]を応用して，肩甲胸郭関節の肩甲骨の運動を惹起させ，肩甲上腕関節の屈曲の始動から可動域運動へつなげる.

③肩甲骨は胸郭上を滑動する回旋の運動[6]機能を有する．したがって，胸郭上の肩甲骨の可動域運動の維持・拡大のための運動を行い，上肢挙上運動時の支点として機能を高める.

④いったん獲得した肩甲胸郭関節上の肩甲骨の回旋の可動性を維持・強化するためには，肩甲骨の protraction（前方突出機能）と retraction（後方突出機能）[7]を起こす運動を行い，体幹と肩甲骨と結合する筋（前鋸筋，僧帽筋，大・小菱形筋）を活性化させ，要支持性関節機能を高め，肩甲上腕関節の可動域運動へつなげる.

2）関節可動域運動のテクニック

① 起き上がり運動（図 1）

• 目的：起き上がり運動により対称性緊張性頸反

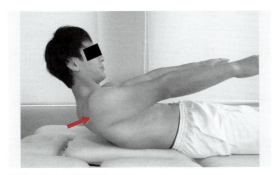

図1　起き上がり運動
肩甲骨の protraction 誘発（➡）．

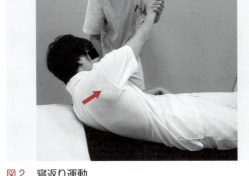

図2　寝返り運動
肩甲骨の protraction 誘発（➡）．

射のもと，両側肩甲骨の protraction が誘発され，同時に肩甲上腕関節の屈曲方向への始動を肩甲上腕関節の屈曲可動域運動へつなげる．

- 開始体位と肢位：背臥位，両側肩甲上腕関節内転位，肘関節伸展位．
- テクニック：背臥位から頭頸部を屈曲して起き上がりを指示する．起き上がりの初動において反射性に頸屈筋が収縮，同時に両側の肩甲骨の protraction が誘発され，両側肘関節伸展位のまま，肩甲上腕関節を屈曲しようとする意思とは関係なしに現れる屈曲の初動を可動域運動へつなげる．

② 寝返り運動（図2）
- 目的：左右方向への寝返り運動によって頸部屈筋に起こる非対称性緊張性頸反射が左右の肩甲骨の protraction を誘発し，それに伴う左右の肩甲上腕関節の屈曲の初動を肩甲上腕関節の屈曲可動域運動へつなげる．
- 開始体位と肢位：背臥位，両側肩甲上腕関節内転位，肘関節伸展位．
- テクニック：理学療法士は患者の右側肩甲骨背部に左手掌面を当てたまま，上体を左方向への寝返りをするように指示する．寝返り運動の始動において，反射性に右側の頸屈筋が収縮，同時に肘関節伸展位のまま右側の肩甲骨の protraction が誘発され，患者の右側肩甲骨背部に当てた理学療法士の手掌面を寝返りする右方向

へ強く引きつけて，右側肩甲上腕関節の屈曲可動域運動へつなげる．

③ 寝返り運動（図3）
- 目的：左右方向への寝返り運動によって頸部屈筋に起こる非対称性緊張性頸反射を応用し，左右の肩甲骨の protraction を誘発させ，それに伴う左右の肩甲上腕関節の屈曲の初動を屈曲制限のある肩甲上腕関節の可動域維持と拡大の運動へつなげる．
- 開始体位と肢位：背臥位，両側肩甲上腕関節内転位，肘関節伸展位．
- テクニック：左方向への寝返り運動が起こり始めると，反射性に右側の頸屈筋が収縮した時点で，同時に患者の右肘関節伸展位で理学療法士の右手掌面に向けて押すようにして，左方向へ上体を起こしながらの寝返り運動を指示する．右側肘関節伸展位のまま右側の肩甲骨の protraction を誘発され，右側の肩甲上腕関節の屈曲の可動域の維持と拡大の運動へ導くように運動を行う．

④ 床の物を手で拾う運動（図4）
- 目的：体幹の前屈運動で肩甲骨の protraction の誘発と左右の肩甲上腕関節の屈曲可動域運動の始動．
- 開始体位と肢位：椅坐位，両側の肩甲上腕関節内転位，肘関節伸展位．
- テクニック：床上の前方に置いた物を手で拾う

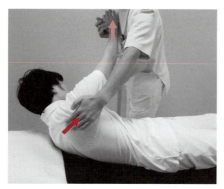

図3　左方向への寝返り運動で肩甲骨のpro-traction誘発

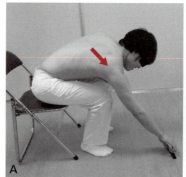 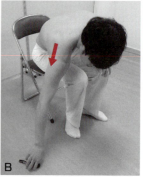

図4　床の物を手で拾う運動
A：肩甲上腕関節の屈曲方向．
B：肩甲上腕関節の外転方向．
肩甲骨のprotractionの誘発に伴う肩甲上腕関節の運動．

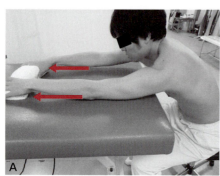 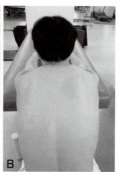

図5　テーブル・スライド運動①
A：前方へスライド運動（側面図）．
B：前方へスライド運動（背面図）．

ように上体を前屈（stoop）すると，腕の重力で下垂し，鎖骨遠位端と上腕近位部が前方に引き出す動き，肩甲骨のprotractionが誘発される．この発動を肩甲上腕関節の屈曲（図4-A）と外転（図4-B）可動域の維持と拡大の運動へつなげる．肩関節部周囲の筋群の脱力のもとで行うよう指導する．

⑤ **テーブル・スライド運動①（図5）**
- 目的：肩甲骨のprotractionの誘発を肩甲上腕関節の屈曲可動域の維持と拡大の運動へつなげる．
- 開始肢位：椅坐位，肩甲上腕関節の屈曲可動域が60〜80°まで可能な肢位．
- テクニック：両側肩甲上腕関節屈曲位（60〜80°）の上肢をテーブル（治療台）上に置く（上肢の重力が台上で支持のもと）．両手にタオル

を握ったままでテーブル上をできるだけ前方へ滑らせ，遠くへ到達（reach）するように動かしてから（図5），またもとの出発位置に戻る運動を反復して行う．両側肩甲骨のprotractionを誘発（前鋸筋の作用）させることで，両側肩甲上腕関節の屈曲可動域の維持と拡大の運動へつなげる．

⑥ **テーブル・スライド運動②（図6）**
- 目的：肩甲骨のprotractionの誘発に伴う肩甲上腕関節の屈曲・外転・伸展可動域の維持と拡大の運動へつなげる．
- 開始肢位：椅坐位，患側の肩甲上腕関節屈曲と外転が60〜80°まで可能な肢位（図6-A）．
- テクニック：片手にタオルを握ったままでテーブル上を肩甲上腕関節の屈曲（図6-B），外転，伸展（図6-C）の方向へ滑らせ，遠くへ到達

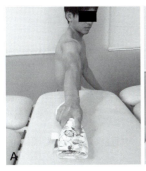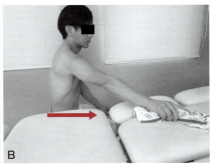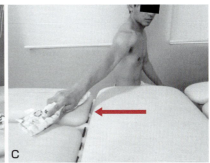

図6 テーブル・スライド運動②
A：開始肢位：肩甲上腕関節の外転位.
B：屈曲運動.
C：伸展運動.

(reach)するように動かして，またの出発位置に戻る運動を反復して行う．肩甲骨のprotraction（前鋸筋の作用）とretraction（菱形筋の作用）を誘発させることで，片側肩甲上腕関節の屈曲・外転・伸展可動域の維持と拡大への運動へつなぐ．

⑦ **プッシュアップ運動①（図7）**
- 目的：肩甲骨のprotractionの誘発に伴う肩甲上腕関節の屈曲可動域維持と拡大の運動へつなげる．
- 開始体位と肢位：背臥位，肩甲上腕関節屈曲位，肘関節伸展位．理学療法士は患者の患側肩甲骨背部に一方の手掌面を当てる．他方の手は患側肩甲上腕関節屈曲位で，前腕部を把持する．
- テクニック：把持した前腕を他動的に上方へ引き上げるのと並行して肩甲骨の背部に当てていた手掌面も同時に前方へ引き上げて，肩甲骨のprotractionの誘発と並行して肩甲上腕関節の屈曲可動域の維持と拡大を図る．

⑧ **プッシュアップ運動②（図8）**
- 目的：肩甲骨のprotractionの誘発に伴う肩甲上腕関節の屈曲可動域の維持と拡大の運動へつなげる．
- 開始体位と肢位：背臥位，肩甲上腕関節屈曲が60～90°まで可能な肢位，肘関節伸展位．理学療法士の手掌面と患者の手掌面を相互に当てる．
- テクニック：患者は理学療法士の手掌面をプッシュアップの要領で押す（push）と（抵抗運動），肩甲胸郭関節上の肩甲骨の外転と上方回旋の運動が肩甲骨のprotractor（前鋸筋）の筋活動によって起こり，片側肩甲上腕関節の屈曲可動域の維持と拡大の運動を図る．

⑨ **徒手手技による肩甲骨の可動域運動（図9）**
- 目的：肩甲胸郭関節上の肩甲骨の回旋性の可動域の維持と拡大を図りながら，肩甲上腕リズム（肩甲上腕関節の運動と肩甲胸郭関節上の肩甲骨の協調，律動的な運動）の可能性を備える運動．
- 開始体位と肢位：側臥位，肩甲上腕関節内転位．
- テクニック：理学療法士の両手指先で肩甲骨の椎骨縁を把持したまま，肩甲胸郭関節上の肩甲骨の外転と内転，そして挙上と下制の方向に，徒手操作でもって肩甲胸郭関節上の肩甲骨の可動域の維持と拡大を行う．

⑩ **肩甲骨のprotractionの評価（図10）**
- 目的：左右の肩甲骨のprotraction（運動療法前後）の評価．
- 開始体位と肢位：上体軽度屈曲位での椅坐位．両側の肩甲上腕関節の最大屈曲位．

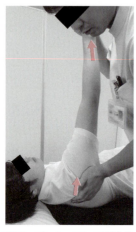
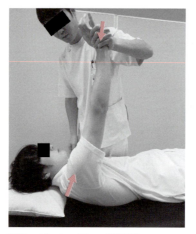
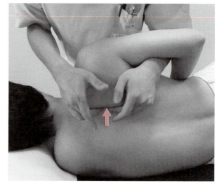

図7　プッシュアップ運動①
肩甲骨のprotraction誘発．他動的に肩甲帯を引き上げ，上腕骨頭を肩甲骨関節窩上に相対するように徒手で操作する．

図8　プッシュアップ運動②
肩甲骨のprotraction誘発．

図9　徒手手技による肩甲骨の可動域運動

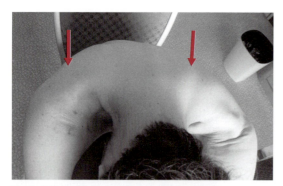

図10　肩甲骨のprotractionの評価：右患側

- テクニック：上体の前屈を指示，理学療法士は患者の両側肩の上部から左右の肩甲骨のprotractionを動的と静的な状態で観察，比較，評価する．図10は，右患側症例で肩甲骨のprotractionが左側と比較して低下している症例．肩甲上腕関節の屈曲可動域と肩甲骨のprotractionの機能不全を示唆．

2　第Ⅱ段階：拘縮期

第Ⅰ段階で肩甲胸郭関節上の肩甲骨のprotractionの誘発と肩甲骨の可動性の効果を得て，第Ⅱ段階では疼痛が関節可動の阻害要素となっている短縮した筋の粘弾性回復と低下した筋力の段階的筋力増強運動を図る．均衡の取れた筋活動によって制限された関節可動を改善し，その結果，結髪動作や結帯動作，衣服着脱動作などの障害軽減につなげる．

1）関節可動域運動の原則

①肩甲上腕関節の外転と外旋の可動域制限要素とも考えられる広背筋，肩甲下筋などの粘弾性の回復のため，これらの筋の力強い「等尺性収縮－弛緩法」の反復運動を行う．反射性に招来した広背筋と肩甲下筋の弛緩とその伸張性を活かして外転と外旋の可動域の維持・拡大へつなげる．

②肩甲上腕関節の可動域運動の基盤として，肩甲胸郭関節の肩甲骨の安定作用を担う肩甲骨の筋群の筋力維持，増強運動を行う；①挙上（僧帽筋上部線維），②protraction（前鋸筋）とretraction（菱形筋），③下方回旋（僧帽筋下部線維）．これら筋群の筋活動を肩甲上腕関節の可動域の維持と拡大への運動につなげる．

③肩甲上腕関節の上肢挙上可動域での運動を支持するため，肩甲骨と上腕骨と結合する筋（三角

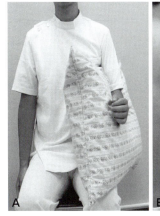
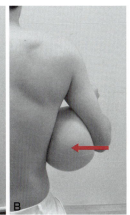

図11 肩甲上腕関節の内転「等尺性収縮-弛緩法」
A：枕，B：弾性ボール．
腋窩に枕かボールを挟んで行う．

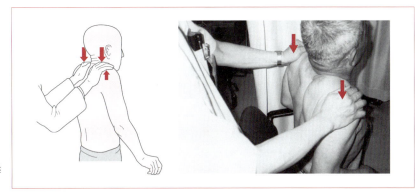

図12 "肩すくめ"肩甲骨の挙上運動

筋，棘上筋，棘下筋，小円筋，大円筋，烏口腕筋，上腕二頭筋，上腕三頭筋）に対して，筋力増強運動を行い，関節機能の回復を図る．

2）関節可動域運動のテクニック

① 肩甲上腕関節の内転の「等尺性収縮-弛緩法」[4]（図11）

- 目的：肩部の痛みによる肩甲上腕関節の内転筋（特に広背筋，大胸筋）の粘弾性（elasticity）の低下に対する回復の運動「等尺性収縮-弛緩法」を行い，肩甲上腕関節の外転可動域の維持・拡大への運動を促す．
- 開始体位と肢位：椅坐位，腋窩に枕か弾性ボールを挟んだ肩甲上腕関節内転位．
- テクニック：腋窩部に枕（図11-A）か弾性ボール（図11-B）を挟んで，肩甲上腕関節内転方向に（腋を強く締める感じ），3〜5秒間の等尺性筋収縮（自動運動）を行う．内転運動後，腋を締めていた力を3〜5秒間緩め，内転筋の弛緩状態に引き寄せる．この「等尺性収縮-弛緩法」を反復して，10回を1セットとして行う．本運動を行う前に，肩部と胸背部に軽くマッサージ（軽擦法と揉捻法）を施しておくと本運動への導入が容易となる．

② "肩すくめ" 肩甲骨の挙上運動（図12）

- 目的：肩甲胸郭結合上での肩甲骨の外転と上方回旋に作用する僧帽筋上部線維の筋力の増強を図り，肩甲胸郭関節上の肩甲骨の回旋運動の安定化のもとで行い，肩甲上腕関節の屈曲・外転可動域の維持・拡大への運動へ誘導する．
- 開始体位と肢位：椅坐位．両側肩甲上腕関節内転・下垂位．
- テクニック：理学療法士は両側の肩峰上部に手

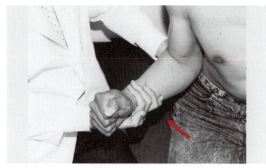

図13　肩甲上腕関節の内旋運動「等尺性収縮-弛緩法」

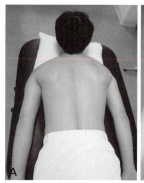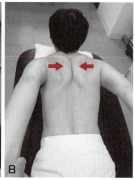

図14　肩甲骨の retraction 運動
A：運動開始体位と肢位.
B：肩甲骨の内転と下方回旋運動.

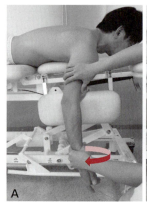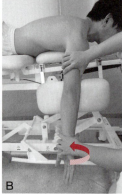

図15　肩甲上腕関節の回旋運動
A：外旋運動，B：内旋運動.

掌面を当て，患者には"肩すくめ"(shoulder shrug)[8] の動きを指示する．患者は本運動のもと，両側上肢の重力と理学療法士の下方へ加える徒手抵抗の力，両者の力に抗して，両側肩部を挙上，僧帽筋上部線維の最大筋収縮による筋力増強を図り，肩甲骨の肩峰を引き上げるモーメントとして働き，肩甲骨を上方回旋に導く．

③ **肩甲上腕関節の内旋の「等尺性収縮-弛緩法」**（図13）

- 目的：肩甲上腕関節の外旋可動域の維持・拡大の運動を導きやすくするため，痙縮が認められる肩甲上腕関節の内旋筋群（特に肩甲下筋）の粘弾性回復のための徒手手技「等尺性収縮-弛緩法」を行う．
- 開始体位と肢位：椅坐位，肩甲上腕関節内転

位，肘関節屈曲位．
- テクニック：理学療法士は患者の前腕遠位部を把持したまま，患者に肩甲上腕関節内旋方向に「等尺性収縮-弛緩法」，すなわち等尺性収縮を3～5秒間，随意的に力を入れて行うように指示，その後休息・筋弛緩を3～5秒間行う．本運動を反復して行う．10回を1セットで行う．

④ **肩甲骨の retraction 運動**（図14）

- 目的：肩甲胸郭上の肩甲骨の内転と下方回旋可動域維持・拡大を促通する．
- 開始体位と肢位：椅坐位または腹臥位（図14-A）．
- テクニック：自動・他動運動により，両側肩甲骨の椎骨縁を胸椎側に相寄せるように，両側肩部を後方に引くように指示して，両側肩甲骨のretractionを運動・内転と下方回旋の自動運動を行う（図14-B）．

⑤ **肩甲上腕関節の回旋運動**（図15）

- 目的：肩甲上腕関節の回旋（上腕骨頭の関節包内の運動）可動性の評価と可動域の維持・拡大を促通する．
- 開始体位と肢位：腹臥位，治療台縁から肩甲上腕関節屈曲位，上肢の重力で下垂・懸垂位．
- テクニック：理学療法士は治療台縁から下垂した患側上肢の上腕部と前腕部を把持し，徒手で肩甲上腕関節を他動的に外旋可動性を確認しな

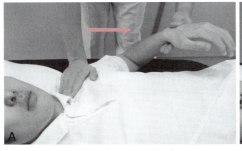
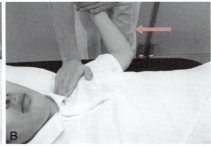

図16 肩甲上腕関節の内旋と外旋運動
A：肩甲上腕関節の内旋運動．
B：肩甲上腕関節の外旋運動．

がら外旋運動を行う（図15-A）．次いで，内旋可動性を確認しながら内旋可動運動を行い（図15-B），可動域の維持・拡大を図る．本運動中，理学療法士の手には関節可動域制限域で抵抗感，すなわち終止感（エンドフィール）を感じる．運動最終域の最終域感は，疼痛による逃避か，軟部組織性（関節包，靱帯，筋）によるものか，理学療法士の手で評価・判断のうえで，他動運動に基づく関節可動域では他動の力を加減しながら運動を行う．

⑥ **肩甲上腕関節の内旋と外旋運動**（図16）
- 目的：肩甲上腕関節の内旋と外旋の可動域の維持・拡大を促通する．
- 開始体位と肢位：背臥位，肩甲上腕関節外転・肘関節屈曲位．
- テクニック：肩前部を理学療法士の一方の手掌面で当て固定し，他方の手で患者の前腕部を把持し，把持した前腕を他動的に前後に倒すようにして，小幅な振幅可動運動から始める（すなわち回旋運動）．振幅の幅を増し，肩甲上腕関節の内旋運動（図16-A）と外旋運動（図16-B）の他動的に徒手操作を加えて，可動域の維持・拡大を図る．

⑦ **肩甲胸郭関節上の肩甲骨の可動域運動**（図17）
- 目的：肩甲骨の可動域を維持と拡大．
- 開始肢位：椅坐位．
- テクニック：理学療法士は片側肩甲上腕関節と肘関節屈曲位で上腕全体を抱え込み，他方の手

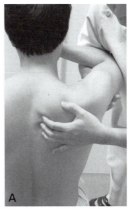
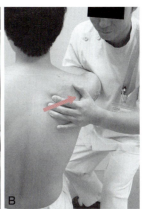

図17 肩甲骨の可動域運動
A：開始肢位，B：徒手手技．

の手部全体で肩甲骨部を把持（図17-A）．理学療法士は片側上肢を保持したまま，他方の手の手指で肩甲骨の椎骨縁部を把持した状態で，徒手で肩甲胸郭関節上の肩甲骨の授動（挙上，下制，内転，外転の可動域）を行う（図17-B）．

⑧ **サンディング・ボードでのスライド運動**[8]（図18）
- 目的：肩甲上腕関節の屈曲可動域の維持・拡大を促通する．
- 開始体位と肢位：椅坐位．作業療法でよく使用されているサンディング・ボード（傾斜角度が5〜45°まで傾斜角度調整可能）を治療台に置く．肩甲上腕関節の屈曲可能な範囲でサンディング・ボード上に患側上肢を置き，ボード上に置いた握り棒付きの板を把持する（図18-A）．

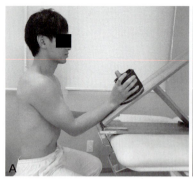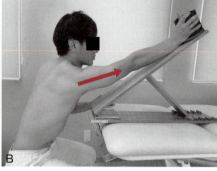

図18 サンディング・ボードでのスライド運動
A：運動開始肢位，B：屈曲運動．

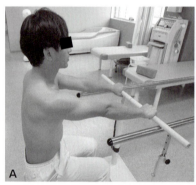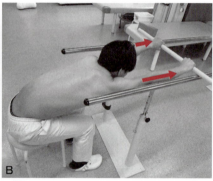

図19 体幹の屈曲運動に伴う肩甲上腕関節屈曲・挙上運動
A：運動開始肢位，B：最大挙上．

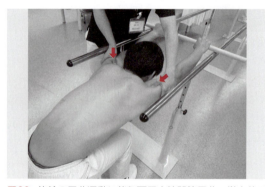

図20 体幹の屈曲運動に伴う肩甲上腕関節屈曲・挙上位での肩甲上腕関節の徒手授動運動

- テクニック：患者はボード上にて握り棒付き板を把持し，肩甲上腕関節の屈曲可動域可能範囲内傾斜板角度を調整し，上肢の重力の支持下で，握り棒付き板を前方，上方へ突き出すようにスライド（滑動）する運動（図18-B）を行う．
⑨ **体幹の屈曲運動に伴う肩甲上腕関節屈曲・挙上運動**（図19）
- 目的：肩甲上腕関節の屈曲可動域の維持・拡大を促通する．
- 開始体位と肢位：平行棒内，体幹垂直椅坐位，肩甲上腕関節内転・肘関節伸展位．
- テクニック：平行棒上に置いた棒（1m長さ）を両手で把持したまま，運動開始の体位（椅坐位）から（図19-A）徐々に体幹を前屈する（お辞儀をするように，図19-B）．体幹の前屈が増すに従い，両側の腋窩部が広がると同時に脊柱が伸展し，肩甲上腕関節の屈曲可動域の維持・拡大への運動が図られる．
⑩ **体幹の屈曲運動に伴う肩甲上腕関節屈曲・挙上域での肩甲上腕関節の徒手による授動**（図20）
- 目的：肩甲上腕関節の上腕骨頭と肩甲骨関節窩間の滑動性（上腕骨頭の転がりと平行に移動運動（gliding）[1]）から導かれる肩甲上腕関節の可動域を促通する．
- 開始体位と肢位：平行棒上に置いた棒（1m長

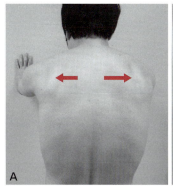
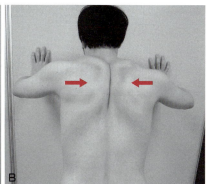

図21　壁面での肩甲骨の運動
A：肩甲骨のprotraction運動．
B：肩甲骨のretraction運動．

さ）を両手で把持，肩甲上腕関節屈曲・肘関節屈曲位の椅坐位．
- テクニック：両手で把持したままの棒を平行棒の上を前方向へ滑らせながら，体幹を徐々に前屈させ，体幹を平行棒間に沈めるように誘導し，肩甲上腕関節の屈曲可動域運動を行う．理学療法士は患者の肩甲上腕関節の最大上肢挙上時を見計らって，患者の肩峰外側端部を理学療法士の両側の母指で上腕骨頭部を肩甲骨関節窩上を下方へ平行に移動するように負荷をかけて引き下ろすような滑りの動きを，ちょうど肩峰外側端部に間隙ができるように骨頭を押す要領で行う．

3　第Ⅲ段階：機能回復期

　第Ⅱ段階での各運動で肩甲胸郭関節上の肩甲骨の可動性と安定性が適切に獲得されると，可動制限のある肩甲上腕関節のさらなる可動域維持と拡大を目的に運動療法を行う．上肢の最大挙上と下降の運動時に起こる，肩甲骨と肩甲上腕骨間に起こる律動的な肩甲上腕リズム（scapulohumeral rhythm）[1]の回復期で，結髪動作，結帯動作，衣服着脱動作など機能動作回復遂行期でもある．関節可動域を維持するためには，家庭でも容易に行えるような肩部の関節可動域運動方法を指導し，継続実施することで回復した関節可動域の維持を図る．

1）関節可動域運動の原則
①体幹と肩甲骨間を結ぶ筋（僧帽筋上部線維，僧帽筋下部線維，菱形筋，前鋸筋）に対する筋力増強運動と並行して肩甲上腕関節の可動域運動を行う．
②肩甲上腕関節の可動域制限要因と考えられている関節包の伸張を図るためには，積極的かつ細やかな巧緻性のある徒手手技でもって関節可動域運動を行い，関節可動域の維持・拡大を図る．

2）関節可動域運動のテクニック
① **壁面での肩甲骨のprotraction運動とretraction運動**（図21）
- 目的：肩甲胸郭関節上の肩甲骨のprotraction作用の前鋸筋とretraction作用の菱形筋の筋力維持と増強を図る．
- 開始体位と肢位：両側肩甲上腕関節屈曲位，手関節背屈位で，両手掌面を壁面に当てた軽度体幹前屈立位．
- テクニック：①肩甲骨のprotraction運動：壁面を手でプッシュする気持ちで押すようにして肘関節を伸展しながら，両側の肩甲骨のprotractionの運動を行う（図21-A）．②肩甲骨のretraction運動：壁面を押していた両手の力を少し緩めて肘関節を屈曲しつつ，両側の肩甲骨椎骨縁を胸椎のほうへ相寄せる運動を行う（図21-B）．①と②の運動を反復して行う．

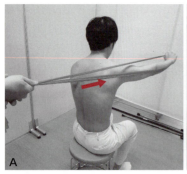
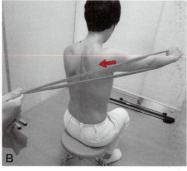

図22 弾性ストラップを用いて肩甲骨の protraction・retraction の反復運動
A：肩甲骨の protraction.
B：肩甲骨の retraction.

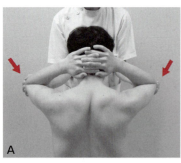
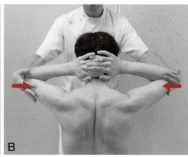

図23 肩甲上腕関節の水平内転と水平外転運動
A：両側肘部を閉じる水平内転抵抗運動（肩甲骨の protraction を伴う）.
B：両側肘部を開く水平外転抵抗運動（肩甲骨の retraction を伴う）.

② **弾性ストラップを用いて肩甲骨の protraction と retraction の反復運動**（図22）

- 目的：肩甲骨の protractor（前鋸筋）の筋力増強に伴う肩甲胸郭関節上の肩甲骨の外転と上方回旋の可動域の維持と拡大を図る.
- 開始体位と肢位：椅坐位, 肩甲上腕関節屈曲位, 肘関節伸展位. 弾性ストラップを片手で把持する.
- テクニック：肩甲骨の protraction の運動：弾性ストラップの帯の先端部を把持し, その弾性に抗して肘関節を伸展, 把持したストラップを前方遠くまでプッシュする要領で行う（図22-A）. 本運動で最大に肩甲骨の protraction の運動がなされた時点で3〜5秒間保持, その後前方遠くへプッシュした手の力を緩め, 肘関節は屈曲し, 運動開始肢位に戻る（図22-B）. 押す・緩める運動を反復して行う.
最大に手に力を入れてプッシュした運動時, 当該肩甲骨背部に "翼状肩甲（winging scapula, 肩甲骨の椎骨縁が胸郭から離れた状態）" がみ

られた場合, 前鋸筋の筋力低下か当該肩甲上腕関節の可動域制限の症状として疑い, 肩甲上腕関節の可動性と前鋸筋の筋力との関係を検討してみる.

③ **肩甲上腕関節の水平内転と水平外転運動**（図23）

- 目的：肩甲骨の protraction と retraction の可動域の維持と拡大の運動に伴う肩甲上腕関節の水平内転（前鋸筋, 大胸筋, 三角筋）と水平外転（菱形筋, 三角筋）の筋力増強を図る.
- 開始体位と肢位：椅坐位, 両手は項部に当てた肘関節屈曲位, 肩甲上腕関節屈曲位.
- テクニック：①屈曲した両側肘関節の肘部を閉じる運動：両側肘部に理学療法士の両手を当てたまま, 患者には両側肘部を閉じる肩甲上腕関節の水平内転運動を指示する. 肩甲上腕関節の水平内転運動の間, 水平内転方向に徒手抵抗を加える運動を行う（図23-A）. ②屈曲した両側肘部を開く運動：両側肘部に理学療法士の両手を当てたまま, 患者には両側肘部を開く肩甲上

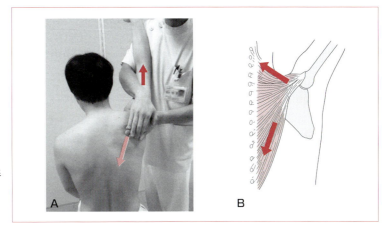

図24 肩甲骨の下方回旋運動，徒手手技
A：肩甲骨の下方回旋運動，徒手抵抗．
B：僧帽筋下部線維の筋収縮方向．

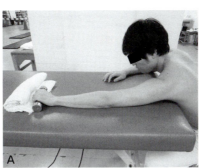 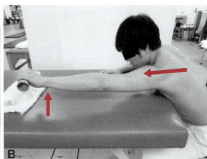

図25 前方最大到達位置で重錘持ち上げ運動
A：前方最大到達位置で重錘把持．
B：前方最大到達位置で重錘持ち上げ・支持．

腕関節の水平外転運動を指示する．肩甲上腕関節の水平外転運動の間，水平外転方向に徒手抵抗を加える運動を行う（図23-B）．①と②の運動を反復して行う．

④ 肩甲骨の下方回旋運動，徒手手技（図24）

- 目的：肩甲上腕関節の屈曲可動域90～120°（中間可動域）以上の上肢挙上可動域と安定性を維持するために，肩甲胸郭関節上の肩甲骨の外転と上方回旋可動域維持と並行して僧帽筋下部線維の筋力増強を図る．
- 開始体位と肢位：椅坐位，患側肩甲上腕関節の屈曲が最大120°域（挙上）が可能となれば，理学療法士は上肢挙上肢位で理学療法士の腕で支えたうえで，両手指先端は肩甲棘部に沿って把持する肢位．
- テクニック：上肢最大挙上肢位で保持し，理学療法士の手指先端を肩甲棘部に沿って把持した

まま，患者に"腕をできるだけ挙げるように動かして！"と指示する．挙げるタイミングに合わせて（この時点で患者の肩甲骨の下方回旋と内転方向にわずかな動き，僧帽筋下部線維の筋収縮を感じる），そこで理学療法士は肩甲骨の上方回旋と外転方向に，肩甲骨の下方回旋に逆らって，肩甲棘部に沿って把持していた理学療法士の手指で，僧帽筋下部線維の筋収縮の走行と反対方向に向けて，引っ張るように徒手抵抗を加え，僧帽筋下部線維の筋力増強を図る（図24-A）．巧緻性を要する徒手手技により，僧帽筋下部線維（図24-B）の筋収縮と弛緩の繰り返しの運動を反復して行う．

⑤ 重錘持ち上げ運動（図25）

- 目的：肩甲骨のprotractionの筋力（前鋸筋）と脊柱起立筋の筋力増強を図り，肩甲胸郭関節上の肩甲骨の安定のもとで肩甲上腕関節の最大屈

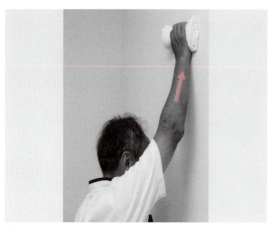

図26 壁面上での上肢挙上運動

曲可動域の維持と拡大を図る．
- 開始体位と肢位：椅坐位，患側の肩甲上腕関節屈曲位（100〜120°），肘関節伸展位，すなわち手部が前方最大到達位置（上肢の reach の肢位）の上肢をテーブル上・治療台上に置く．
- テクニック：上肢はテーブル上，reach（手を前方最大到達させた）肢位．手には300g〜1kgの重錘（亜鈴またはペットボトルに水を入れて重錘代わりに）を把持する（図25-A）．手に重錘を把持したまま，その重錘をテーブル表面から10〜20cmの高さまで持ち上げた位置で3〜5秒間支持（hold）し，その後降ろす（図25-B）．本運動を反復して行う．

⑥ 壁面での上肢挙上運動（図26）
- 目的：肩甲上腕関節の屈曲可動域の維持・拡大に関与する筋〔前鋸筋，僧帽筋（上部線維，下部線維），棘上筋，棘下筋，三角筋，脊柱起立筋〕の筋力増強を図る．
- 開始体位と肢位：壁面に向けて立位．肩甲上腕関節屈曲・肘関節伸展位（上肢最大挙上位）．
- テクニック：手にはタオルか弾性ボールを把持し，その手を壁面に押さえつけたまま，壁面に沿って可能な限り徐々に上方へ向けて持ち上げる．最大挙上位に到達した（肩甲上腕関節屈曲）後，今度は把持したタオルを壁面に沿って徐々に降ろす．本運動の上肢の挙上と下降を反復して行う．

⑦ 肩甲上腕関節の徒手手技による関節授動（図27）
- 目的：肩甲上腕関節の関節包内の遊び[9]の評価と骨頭と肩甲骨関節窩間の滑動（gliding）促進と並行して肩甲上腕関節の可動域の維持・拡大を図る．
- 開始体位と肢位：椅坐位，肩甲骨面での肩甲上腕関節外転・屈曲位，肘関節屈曲位．
- テクニック：理学療法士は患側上肢を把持したままの肢位で，一方の手指先端を肩峰端と上腕骨頭との間に差し入れるように当てる．他方の手指は対側の上腕骨近位部に当てたまま，上腕骨頭部を手指で下方へ肩甲骨関節窩面と平行に滑動（gliding）徒手操作を行う（図27-A）．上腕骨頭部を手指で上方への滑動徒手操作を行う（図27-B）．徒手による関節授動を反復して行う．関節窩上の骨頭の下方滑動（図27-C）．

⑧ 肩甲上腕関節の最大挙上位からの下降運動[10]（図28）
- 目的：肩甲上腕関節屈曲に作用する筋（僧帽筋上部線維，三角筋前部線維）の弛緩と肩甲上腕関節の屈曲可動域の維持・拡大を促通する．
- 開始体位と肢位：椅坐位，肩甲上腕関節の屈曲（最大挙上位），肘関節伸展位．
- テクニック：理学療法士は患者の最大挙上位の上肢を前腕遠位部で把持．患者には挙上した上肢を下降，降ろすように指示する．最大上肢の挙上肢位から上肢が下降を始めると，理学療法士は上肢の下降方向とは反対の方向，挙上方向に徒手抵抗を加える．挙げた上肢を徐々に降ろしていく下降運動を行う（図28-A）．本運動の挙上と下降（徒手抵抗の力を加減しながら）の運動パターンを反復して行う．

⑨ 壁面での肩甲上腕関節の屈曲・挙上運動（図29）
- 目的：肩甲上腕関節の60〜120°以上の屈曲最大挙上可動域の維持・拡大を図る．

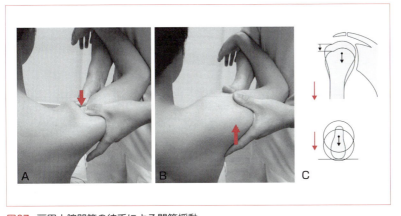
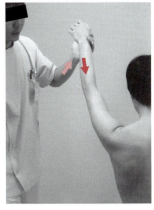

図27 肩甲上腕関節の徒手による関節授動
A：上腕骨頭を下方へ滑動の徒手操作．
B：上腕骨頭を上方へ滑動の徒手操作．
C：骨頭の関節窩上下方滑動．

図28 肩甲上腕関節の挙上位からの下降運動に徒手抵抗

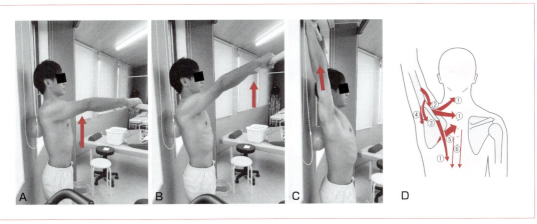

図29 最大上肢挙上運動
胸背部にボール挟んで
A：開始体位・肢位．
B：上肢挙上運動．
C：最大挙上運動．
D：上肢挙上に関与する筋（①僧帽筋，②三角筋，③肩甲下筋，④小円筋，⑤菱形筋，⑥脊柱起立筋）．

- 開始体位と肢位：壁面を後方に立位（胸背部と壁面の間に弾性ボールを挟んだ立位）．両手には1m長さの棒を把持（図29-A）．
- テクニック：両側肘関節は伸展位のまま，両手に把持した棒を頭上辺り（ゼロポジション[1)]）まで持ち上げる（図29-B）．最大挙上肢位で3～5秒間そのまま肢位で保持する（図29-C）．そして両手で把持していた棒を降ろす運動．両側上肢挙上運動の間，背部と壁面に挟んだボールを背部で押したままで，上肢の最大挙上と下降を反復して行う（図29-D）．

文献

1）信原克哉：肩—その機能と臨床，第3版，医学書院，東京，2001
2）日本肩関節学会：日本整形外科学会肩関節疾患治療成績判定基準．肩関節 35：1057，2011
3）Brunnstrom S：Clinical kinesiology, F. A. Davis, Philadelphia, 10-12, 1966
4）中村隆一ほか：運動発達．基礎運動学，第6版，医歯薬出版，東京，421-446，2006
5）Taketomi Y et al：Effect of hold-relax technique of shoulder internal rotation on increased joint of external rotation. J Phys Ther Sci Sci 3：19-23, 1991
6）佐原　亘，菅本一臣：鎖骨，肩甲骨バイオメカニクス．

リハ医 53：750-753，2016
7）Donatelli RA：Physical therapy of the shoulder, 4th ed, Churchill Livingstone, London, 2004
8）武富由雄：肩関節周囲炎．図解理学療法技術ガイド，第4版，文光堂，東京，698-707，2014
9）戸祭喜八：肩甲上腕関節の“遊び”より考察した“いわゆる五十肩”の発症過程と臨床について，整形外科 Mook8，金原出版，東京，69-75，1975
10）中畑温貴ほか：肩腱板断裂症例の上肢下降動作時の疼痛と肩周囲筋活動との関係．第43回日本肩関節学会・第13回肩の運動機能研究会抄録集，321，2016

肩の機能障害の特徴をふまえて介入する─肩甲胸郭関節機能低下

桑野　正樹

肩関節筋機能改善のための着眼点

➤ 肩甲胸郭関節機能を理解する.
➤ 体幹・肩甲骨の安全性を向上させ上肢の運動を獲得する.

　上肢を自由に動かし力を発揮するためには，体幹・肩甲骨の機能が重要である．体幹が安定することで肩甲骨が機能し，肩甲骨が安定することで肩関節が機能しスムーズな上肢の運動となる.

I 正常な肩関節運動における筋機能

1 関節運動に必要な筋機能

　肩関節は下肢のような荷重関節ではないことから，関節の安定性よりも可動性を優先させた関節である．大きな可動性を有する肩関節では，筋による動的な安定性が重要である．肩関節における動的な安定性には，腱板筋の働きにより上腕骨頭が肩甲骨関節窩に求心位で保持されていることが必要となる．肩関節運動をスムーズに行うためには，腱板筋による支点形成が重要である．また，その腱板筋機能を発揮するためには，土台となる肩甲骨の安定性が必要となり，肩甲骨周囲筋の筋機能が重要となってくる．肩関節の筋機能を考えるうえで重要なことは，筋が関節運動を行えるだけの可動性を有しているか，関節運動を行うために必要な筋機能を有しているか，ほかの筋と協調的な働きが行えるかである．柔軟性は筋が短縮することも伸張することも可能であること．腱板筋

を中心とする肩甲上腕関節周囲の筋だけでなく，肩甲骨周囲・体幹の筋群も同様に考えることができる．協調的な働きは，筋活動のタイミングや出力のバランスが重要となり，これが崩れると肩すくめ運動（shrug sign）〔肩の運動を理解する（p.25，図16参照）〕などの異常運動が出現する．これら筋機能を獲得することが肩関節の機能向上には必要となる.

2 肩甲胸郭関節の筋機能

　肩関節運動では肩甲上腕関節で上腕骨頭を求心位に保ちながら運動することが重要である．腱板筋がその役割を担い，腱板断裂患者では上腕骨頭を求心位に保つことができず，自動運動での可動域制限をきたす．しかし，上腕骨頭を求心位に保つのは，腱板だけの作用だけではなく，肩甲骨の運動も重要である．山口ら[1]は上肢挙上位で肘関

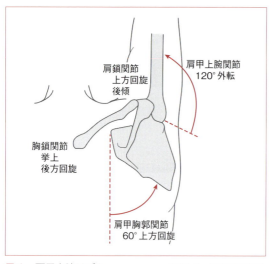

図1　肩甲上腕リズム　　　（文献2）より引用改変）

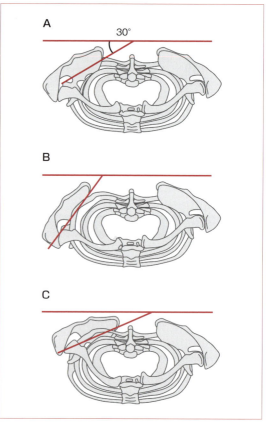

図2　肩甲骨面の変化
A：解剖学的肢位では，関節窩は前額面に対して約30°前方に向く．
B：肩甲骨の前方牽引にて関節窩は内方を向く．
C：肩甲骨の後退にて関節窩は外方を向く．

節を屈曲させたとき，X線上で上腕骨の位置に変化はなく，肩甲骨の向きが調整されると述べている．肩甲骨が上腕骨頭に関節窩を合わせにいく機能があると考えられる．肩関節屈曲・外転運動時の肩甲上腕関節と肩甲胸郭関節の運動比率は2：1といわれている（図1）[2]．屈曲や外転であれば約60°を肩甲骨が担うことになるが，同じ60°でも関節窩の向きが異なるため肩甲胸郭関節に求められる運動も異なってくる．つまり，屈曲時は関節窩が前方を向くことが必要になり，外転時は関節窩が側方を向くことが必要になってくる（図2）．このように上腕骨頭と関節窩の向きを合わせることで，インピンジメントや肩甲上腕関節におけるストレスを減少させることができる．もちろん肩関節の屈曲・外転だけでなく外旋・内旋や水平内・外転，また複合的な動作の際も肩甲胸郭関節は，関節窩と上腕骨頭の良好な適合を保つための運動を行っている．

II 肩関節疾患患者の筋機能

1 病態に起因する筋機能異常

　肩関節疾患でよく遭遇するのは肩関節周囲炎や拘縮，腱板断裂である．腱板断裂はその9割以上に棘上筋の断裂が起こっている．棘上筋の筋機能が低下すると上腕骨頭を肩甲骨関節窩で求心位に保持することが困難となる．棘上筋が機能せず三角筋だけで肩関節屈曲・外転を行うと上腕骨頭は上方に引き上げられ疼痛の出現や自動可動域の

制限が生じ，shrug sign などの異常運動が出現する．この異常運動が長期間に及ぶと肩甲骨周囲筋や肩関節周囲筋の異常運動パターンが学習され，腱板修復された後でも正常な運動の獲得に難渋することもある．肩甲上腕関節に何らかの問題が生じると，肩甲胸郭関節で代償することが多く，肩甲骨周囲筋にも筋緊張異常や筋短縮，筋力低下などさまざまな問題が生じる．

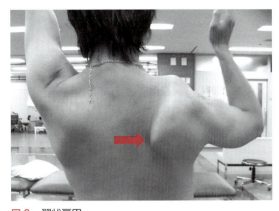

図3 翼状肩甲
肩甲骨内側縁の winging （➡の部位）．

2 肩甲胸郭関節の筋機能異常が引き起こす問題

　肩甲胸郭関節の筋機能をみるためには，静的・動的の両面でみていく必要がある．静的な評価としては肩甲骨アライメントの観察である．肩甲骨の挙上位や下方回旋位などがよく観察され，翼状肩甲（図3）が観察されることもある．静的な肩甲骨のアライメント異常がみられる場合は，肩甲骨周囲筋の筋緊張異常や筋短縮，また円背などの姿勢による影響が考えられる．肩甲骨のアライメント異常は，運動開始位置が正常と異なるため，過度な筋活動が必要とされる場合や，肩甲骨が下方回旋位では棘上筋や三角筋が短縮位となり筋出力が得られにくい状況になっている場合が考えられる．肩関節術後では装具固定や疼痛などにより，肩甲骨が挙上位や外転・下方回旋位になっている症例を経験することが多く，挙上位では肩甲挙筋が過活動となり肩甲骨の上方回旋を妨げ，外転位では常に前鋸筋が活動してしまうことで肩甲胸郭関節の運動が妨げられる．結果的に肩甲上腕関節や肩甲胸郭関節の協調的な運動が起こらず，自動運動の制限や疼痛を引き起こしてしまう．肩甲骨の動きは平面上の動きではなく，胸郭の形状に沿った動きとなるため，3次元的な動きとしてとらえる必要がある．肩甲骨の運動異常として臨床上よくみかけるのは，肩関節屈曲・外転運動の際に肩甲骨挙上が過度に出現するといった shrug sign である．shrug sign が出現している症例では，肩甲挙筋の活動が過剰に起こり，肩甲骨下方回旋を誘発させる．肩関節屈曲・外転運動では肩甲骨の上方回旋が起こるが，下方回旋が生じると肩甲骨関節窩と上腕骨頭の適合が不良となり，肩峰下インピンジメントを引き起こしやすくなる．近年この肩甲骨の運動異常を scapular dyskinesis[3]とし，肩関節の運動療法における重要な点としてとらえられている．

III 肩甲胸郭関節の機能向上に必要な要素

1 肩甲骨周囲筋の活動

　肩関節の挙上動作において，屈曲と外転では肩甲骨の動きが異なると森原ら[4]は報告している．肩甲骨の動きが異なるということは，肩甲骨周囲筋の筋活動も異なり，運動療法において，挙上方向や角度によってどの筋群が働くかを知っておく必要がある．
　屈曲運動は，初期から肩甲骨は外転・上方回旋

するため前鋸筋下部線維の筋活動が高く，肩甲骨を内転させる僧帽筋中部線維の筋活動は逆に抑えられている．また，僧帽筋下部線維の筋活動が屈曲初期から生じるとされ，肩甲骨下角の winging を起こさないために僧帽筋下部線維により肩甲骨を安定させている．外転運動では，僧帽筋中部線維の筋活動は初期から高いが，前鋸筋下部線維の筋活動は屈曲運動より低下している．外転運動は屈曲運動と比較して，肩甲骨下角を胸郭から引き離す力がさほど働かないために僧帽筋下部線維の活動は初期では少ない．その分，僧帽筋中部線維の活動が強く，肩甲骨を内転させた状態で安定させ，上方回旋が起こるようにしている．

2 肩甲骨の安定性

肩関節運動に伴い肩甲骨にはさまざまな動きが生じ，大きな力を必要とする場合は肩甲骨が胸郭上で安定していることが必要となる．腱板筋群は肩甲骨と上腕骨に付着しており，肩関節周囲筋の力を上腕骨に伝達するためには，上腕骨頭を求心位に保持し，しっかりとした支点を作ることが必要になる．肩甲骨周囲筋に筋力低下があると，上肢の重さを支えきれず，肩甲骨の内側や内側縁下方の winging が起こる．また，挙上位から下垂する際にも肩甲骨を過剰に下方回旋させて上肢を下垂させる現象を経験することがある．これらは，肩甲骨の安定性が得られていないために，腱板筋や三角筋の遠心性収縮がうまく行えず，肩甲胸郭関節の運動で下垂させている．肩甲骨の安定性は筋に依存するものであるが，僧帽筋群と前鋸筋のフォースカップルなど協調的に働く必要がある．また，上肢の保持や物品を置きに行く動作など筋に必要とされる収縮様式は，等尺性収縮や遠心性収縮と多様である．動作に結びつけるためには，各動作に必要な収縮様式も考慮する必要がある．

クリニカル・テクニック
肩甲骨の動きをアシストする

肩関節屈曲・外転運動時の肩甲胸郭関節の動きをアシストすることで，肩甲胸郭関節に問題があるのか，肩甲上腕関節に問題があるのかを判断できる．肩関節屈曲・外転運動時に，理学療法士が肩甲骨上角と下角を把持し，後傾と上方回旋をアシストする（図4）．アシストによって挙上可能となる場合や疼痛が軽減する場合は肩甲骨の運動異常があると判断し，肩甲骨へのアプローチに重点を置いて運動療法を実施する．同様に肩甲骨を保持し，後傾や内転をアシストする（図5）．アシストで症状が改善すれば肩甲骨へのアプローチを重点的に行い，症状に変化がない場合は腱板筋の機能不全など肩甲上腕関節の機能が破綻していることが予想される．しかし，臨床ではどちらか一方にのみ原因がある場合は少なく，肩甲胸郭関節，肩甲上腕関節の両方に何らかの機能障害が起こっている場合が多い．アシストした際に自動可動域の改善や疼痛の軽減が大きいなどの変化がある場合は肩甲胸郭関節の問題が大きいと判断され，肩甲骨をどのようにアシストすれば症状が改善するのか確認し，アシストした作用のある筋の機能を改善していくことが対象部位の第一選択となる．同時に，肩甲上腕関節の機能を維持・向上することも必要となるため，肩甲骨を徒手的に固定した状態での cuff トレーニングを中心とした腱板筋トレーニングを実施する．自主エクササイズを指導する場合も，まず肩甲胸郭関節のトレーニングを実施する．肩甲骨が安定した状態を作り出してから肩甲上腕関節のトレーニングへと移行する．肩甲胸郭関節機能が低下している状態で肩甲上腕関節の運動を実施しても，肩甲上腕関節にメカニカルストレスがかかり疼痛が誘発される場合や shrug sign などの異常運動が出現している場合が多い．肩甲上腕関節へのメ

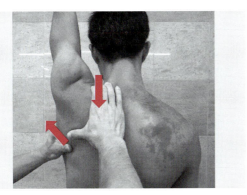

図4　上方回旋のアシスト
理学療法士は肩甲骨上角と下角を把持し，上方回旋をアシストする．

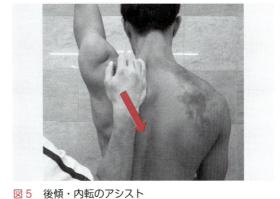

図5　後傾・内転のアシスト
理学療法士は肩甲骨の内側縁に手を置き，後傾・内転をアシストする．

カニカルストレスや異常運動はいずれ腱板炎や腱板断裂などを引き起こしてしまうため，トレーニングの順序も重要となる．

IV 理学療法プログラムの実際

1 肩甲骨アライメントの評価

1）安静時の肩甲骨アライメント

　安静座位の肩甲骨アライメントについて，左右差を確認する．左右ともに肩関節に問題がある場合は正常アライメントを参考にする．肩甲骨下角は第7〜8胸椎レベルに位置し，内側縁は胸椎棘突起から4横指離れている．大きくずれがある場合は正常範囲から逸脱していると判断する．必ず，後方からだけでなく，側方や上方からも観察することが重要である（図6）．安静時の肩甲骨アライメントから挙上位であれば肩甲挙筋や僧帽筋上部線維を，前傾位であれば小胸筋の筋短縮や筋緊張亢進を考える．同時に，筋萎縮の有無や程度も確認する．

2）肩甲骨の異常運動

　自動運動にて肩甲骨の運動を確認する．肩関節屈曲や外転の挙上動作にだけ注目するのではなく，挙上位から下垂していく際の肩甲骨の運動にも注目する．挙上では肩甲上腕リズムに則って運動が行えているが，下垂ではリズムが破綻している場合も少なくない．下垂でのリズムの破綻は，上方回旋の筋である僧帽筋群や前鋸筋の遠心性収縮が行えていないことや，腱板筋の遠心性収縮が行えないために肩甲骨の過剰な下方回旋が出現している場合がある．このような場合，肩甲骨が過度に下方回旋しないようにアシストすることで，肩甲上腕関節での下垂が適切に行えているか確認できる．同様に，肩関節内旋・外旋運動も行い，肩甲骨の動きを確認する．過度に肩甲骨の外転・内転が起きている場合は，肩甲上腕関節での拘縮や疼痛，腱板筋の機能不全の有無を考える．肩甲上腕関節の拘縮は，背臥位など肩甲骨を固定しやすい肢位で可動域を測定し，肩甲上腕関節での制限を確認する．また，肩甲上腕関節の可動範囲内で肩関節内旋・外旋筋力を等尺性収縮で行う．関節運動を伴わない状態での疼痛や筋力低下の有無を確

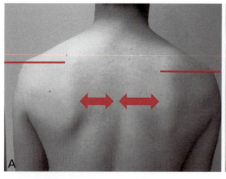 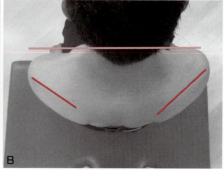

図6 肩甲骨アライメントの確認
A：後方からの肩甲骨アライメント．肩峰の高さや肩甲骨内側縁と胸椎棘突起の距離を確認する．
B：上方からの肩甲骨アライメントの確認．肩甲棘の向きや肩峰の前後位置を確認する．

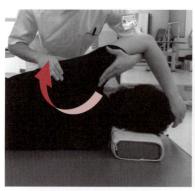 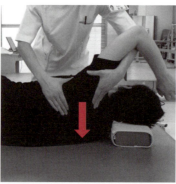

図7 肩甲骨の可動性の確認
肩甲骨を把持し各方向へ動かしていく．

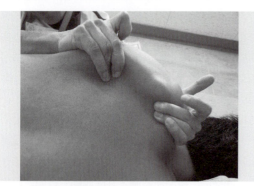

図8 肩甲骨を胸郭から離開する
肩甲骨内側縁を胸郭から引き離すように離開する．

認することで腱板筋の機能不全を判断する．肩甲胸郭関節での過剰な運動が繰り返されると筋は過緊張となり，長期間に及べば筋短縮を引き起こすため，よく観察する必要がある．

3）肩甲胸郭関節可動性の確認

　肩甲胸郭関節の可動性の確認は，側臥位で行うと確認や操作がしやすい．肩甲骨をしっかりと把持し，各方向に動かしていく（図7）．上肢は挙上位，下垂位で評価する．下垂位では肩甲上腕関節の影響を軽減できるため肩甲胸郭関節のみの可動性を確認しやすい．挙上位では肩甲骨が上方回旋・外転するため下方回旋や内転作用のある小胸筋や僧帽筋中部線維，菱形筋の短縮などを把握しやすい．また，肩甲骨を胸郭から離開させることで前鋸筋の柔軟性をみる（図8）．前鋸筋は上部線維，中部線維，下部線維に分けられ，上部線維は肩甲骨を胸郭に安定させ，中部線維は外転，下部線維は上方回旋に寄与すると報告されている[5]ため，中部線維は肩甲骨を内転位として胸郭から離開させ，下部線維は肩甲骨を内転・下方回旋位と

して胸郭から離開させ評価する．僧帽筋は上部線維，中部線維，下部線維がフォースカップルを形成し，肩甲骨を上方回旋させる．また，上部線維は挙上・上方回旋，中部線維は内転，下部線維は後傾・上方回旋の作用があるため，反対方向に肩甲骨を操作することで各線維の伸張性を確認する．また，小胸筋や菱形筋，肩甲挙筋の短縮や過緊張によって，肩甲骨が前傾・下方回旋位となることが臨床上よく観察される．自動運動での肩甲骨内転方向の動きでは，脊柱起立筋の収縮によって筋ボリュームが増大し，内転運動を妨げることもある．可動性を確認する場合は，できるだけ他動で行うことが望ましい．次に，肩甲骨を他動的に動かす際に上肢とともに運動する場合と肩甲骨のみを動かす場合で評価する．上肢とともに動かす場合は，疼痛の出現や疼痛由来の不安感また脱臼感などから防御性収縮が入ることもあるため，どのような肢位であれば疼痛が少ないか，防御性収縮が入らず他動的に動かしやすいかを評価する．また，上腕骨頭と肩甲骨関節窩の求心位保持が肩関節の運動にとって重要であるが，腱板筋だけがその作用を有しているわけではなく，肩甲骨側が動くことで上腕骨頭に関節窩を合わせにいくことも十分に考えられる．そのため，上肢は下垂位とし肩甲骨のみを動かすことで肩甲骨側の可動性に問題がないかを確認する．

　肩甲胸郭関節が良好な可動性を有するためには，胸郭の柔軟性や脊柱の柔軟性も重要な因子である．肩甲骨内転のためには胸椎での伸展と連動した下部胸郭の挙上と側方への拡がりが起こると可動範囲は拡大する．高齢者では円背を呈した患者も多く，胸椎や胸郭が構造的に可動できるかの判断も必要となる．

2　肩甲胸郭関節の可動性を獲得する

1）臥位での運動療法

　側臥位で肩甲胸郭関節の可動性を確認する際，

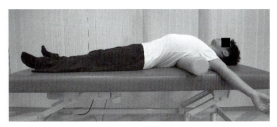

図9　胸椎の可動性改善
ストレッチポールを使用し胸椎の伸展を図る．セルフエクササイズとしても行えるため，クッションやストレッチポールの位置を患者自身に確認してもらいながら実施する．

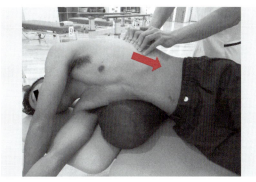

図10　肋間筋のダイレクトストレッチ
下位の肋骨を引き下げ，上位の肋骨との間隙を拡大するように動かし，肋間筋にダイレクトストレッチを行う．クッションなどを使用し伸張させた状態で行う．

可動性が低下している方向にストレッチを行っていくとよい．また，体幹の回旋や伸展運動によって脊柱の可動性改善を図る．背臥位ではクッションやストレッチポールを用いることで，胸椎の可動性改善を図る（図9）．胸郭に対しては，深呼吸を行うことで胸郭の拡大を図ることが可能である．胸郭に対しては全体的にストレッチを行うが，肋間筋群に対するダイレクトストレッチも肋間の拡大につながる（図10）．また，肩関節水平内転位を保持した状態で骨盤を反対側に回旋させることで，上部胸郭と下部胸郭にねじれの運動が生じ，胸郭の可動性改善につながる（図11）．

2）坐位での運動療法

　坐位では臥位と異なり体幹筋群の活動が高まる．脊柱起立筋群など背筋群のみが過剰に働いている場合もあり，背筋群の過活動は脊柱の屈曲を制限

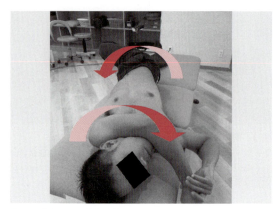

図11 胸郭の可動性改善
肩関節水平内転位で固定した状態で反対側に下肢を回旋させる．

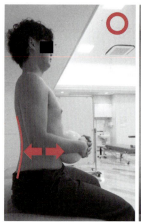 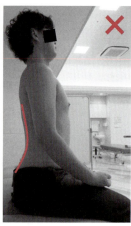

図12 腰椎伸展を抑制した胸椎伸展
腹部の収縮を入れながら胸椎での伸展を促す．ボールを腹部で押してもらうことで腹圧を高めることができ，腰椎は後彎する．その状態を維持したまま腰椎の伸展を行う．

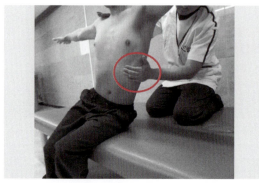

図13 胸郭の可動性改善
坐位での立ち直りを起こした状態で深呼吸を行う．患者自身にも胸郭の拡がりを確認できるよう，自身の手掌や理学療法士の手掌で圧を加えフィードバックする．

し肩甲胸郭関節の外転制限につながる．また，脊柱起立筋の筋ボリュームの増大は肩甲胸郭関節の内転制限にもなりうるため，腹筋群にも活動を促し脊柱の安定を図る．また，脊柱では腰椎が過剰に伸展し，胸椎での伸展が少ない症例も多い．胸椎が屈曲位であると肩甲骨は外転し，肩関節外転時に肩甲骨面が前方に向くことで肩峰下スペースが狭小化し，インピンジメントを引き起こす可能性が高くなる．そのため，胸椎での伸展活動を促すトレーニングを実施する（図12）．

坐位では体幹の動きと連動させて肩甲骨の可動性を拡大していく．体幹屈曲・伸展に伴う肩甲骨外転・内転では，肩甲上腕関節の水平外転が起こらないように注意し実施する必要がある．体幹の回旋と合わせることで，肩甲骨外転と反対側の肩甲骨内転を同時に行うことができる．胸郭に対しては端坐位で重心移動と深呼吸を併せて行うことで胸郭の可動性を拡大する（図13）．

3 体幹へのアプローチ

肩甲胸郭関節の機能向上には体幹機能が重要である．例えば，前鋸筋は外腹斜筋と筋連結しており，前鋸筋の活動を効率よく肩甲骨に伝えるためには，外腹斜筋の収縮によって胸郭が固定されることが求められる．また，外腹斜筋は腹直筋鞘から起始する線維もあり，腹直筋の筋力低下によって外腹斜筋の筋力も弱くなり結果的に前鋸筋が肩甲骨に伝達できる力が低下する．肩甲骨周囲筋の筋力強化を行う前には，体幹の安定性を得るために腹筋群筋の機能向上が必要となる．体幹機能の向上には，四つ這い位で行うことで腹筋群と背筋群の同時収縮が得られやすく，安定性を高めることができる．具体的には，四つ這い位での下肢挙上や上肢挙上，上下肢の挙上での姿勢保持を促す

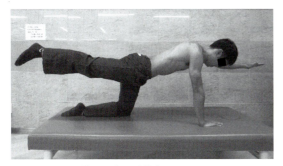

図14 四つ這い位での上下肢挙上
腰椎の前彎が過度に生じないようにし，腹筋群・背筋群の同時収縮を促し体幹の安定性を高める．

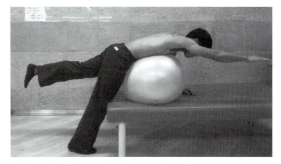

図15 上肢支持量を軽減した四つ這い位
人工関節や手関節に疼痛がある場合などはセラボールを使用し，上肢の支持量を軽減する．

図16 坐位でのトレーニング
A：坐位での立ち直り．坐位の立ち直りでは体幹側屈・骨盤挙上のため腹斜筋群の活動を促せるが，体幹の伸展が過度に起こっている場合は，背面の筋群の活動で代償しているため，側面からの観察も重要である．
B：体幹の安定性を高める．坐位で肩甲帯へ鉛直方向に圧を加え保持してもらうことで体幹の安定性を高める．腹筋群・背筋群の同時収縮により腹圧が高められていると理学療法士の圧に対して体幹を保持できているが，腹圧が高まっていない場合は圧に対して体幹を保持することができず側屈が生じる．

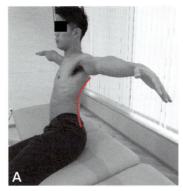
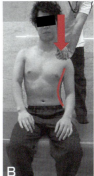
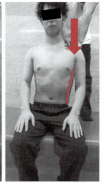

（図14）．また，上肢で支持するのが望ましくない場合などは腹部にセラボールなどを入れ，上肢支持量を軽減しながら同様の運動を実施する（図15）．また，坐位での重心移動や腹圧を高める運動を行い安定性を高める（図16）．このような体幹へのアプローチを行うことで症状の改善を経験することが多い．

4 肩甲骨周囲筋へのアプローチ

　肩甲骨周囲筋のアプローチは，各筋活動を考える必要がある．肩関節屈曲では，肩甲骨は肩鎖関節を支点として外転を伴いながら上方回旋する．肩甲骨周囲筋の活動は屈曲初期から前鋸筋下部線維や僧帽筋下部線維の筋活動が増加する．これは，肩関節屈曲に伴い肩甲骨のwingingを制御するために僧帽筋下部線維や前鋸筋が活動すると考えられる．肩関節外転では，肩甲骨は胸鎖関節を支点として上方回旋する．外転初期では僧帽筋中部線維の活動が増加し，僧帽筋下部線維は肩関節屈曲時と比較すると低下している．肩関節屈曲と比べ，肩甲骨を下方回旋させる力は働くが，内側縁を胸郭から引き離す方向への力は少ない．そのため肩甲骨のwingingが起こりにくいため，僧帽筋下部線維の活動はそれほど増加しない．しかし，外転90°以降では僧帽筋下部線維の活動が増加する．これは，肩甲骨を下制させるためと考えられる．

1）前鋸筋へのアプローチ

　肩甲骨は肩関節の可動範囲が広いため，筋活動も角度によって変化する．その角度に応じた筋活動を促し運動療法を進めていく必要がある．肩甲

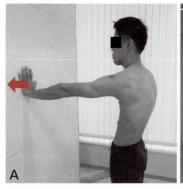
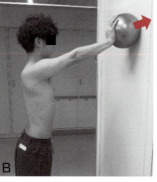

図17 立位での前鋸筋トレーニング
Ａ：手掌面で壁を押すようにし，肩甲骨外転運動を行う．肘関節の屈伸運動にならないよう注意する．
Ｂ：さらにボールなどを使用し，不安定な状態で前鋸筋と肩関節周囲筋の協調的な働きを促す．

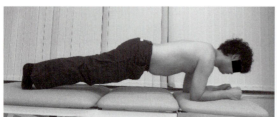
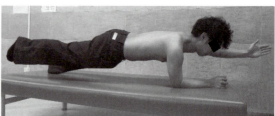
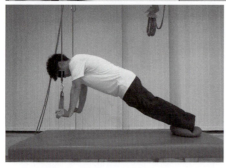

図18 若年者やスポーツ復帰を目標にしたトレーニング
上下肢を挙上させたり，レッドコードを使用するとより不安定な状態を作り出せるため，若年者やスポーツ復帰を目標にしている患者には有効である．

骨周囲筋に対する運動療法では，肩関節の挙上角度を変化させて各筋の筋力強化を行う．前鋸筋の中部線維は筋の走行から外転の作用が主となる．一方，下部線維は下角に付着して上方回旋の作用が主となる．前鋸筋下部線維は肩関節屈曲・外転ともに角度の増大に伴い筋活動も増加する．肩関節屈曲では初期から活動し，肩甲骨を上方回旋させる．最初は前鋸筋の上・中部線維，下部線維に分けて外転，上方回旋の運動を行い，徐々に同時に運動していく．肩関節屈曲運動において前鋸筋は常に活動しているため，肩関節の屈曲角度を30°ごとに分けて行い，肩甲骨外側縁に抵抗をかけながら外転・上方回旋の筋力強化を行う．運動肢位は側臥位で行い，他動運動や自動介助運動で患者に運動の理解を得ることは重要である．運動の理解ができれば徐々に抵抗をかけていく．理学療法士の抵抗に抗することができてくれば，坐位・立位や四つ這い位でベッドを押す動作へとつなげていく（図17）．肩関節屈曲角度を変えて行うとよい．坐位や立位では腹筋群による体幹の固定性が必要となる．前鋸筋の筋力低下がある場合では体幹の過度な伸展によって腹筋群を伸張させ，筋張力により体幹の安定性を得ようと代償するため注意が必要である．若年者やスポーツ復帰を目標とする場合では，より負荷を高めたトレーニングを実施する（図18）．

2）僧帽筋へのアプローチ

　僧帽筋の筋力強化においても，上部線維，中部線維，下部線維で分けて考える必要がある．上部線維は肩甲骨の挙上・上方回旋，中部線維は内転，下部線維は下制・上方回旋・後傾に作用する．また，各線維が協調的に活動することで肩甲骨のスムーズな上方回旋を可能にしている．装具固定や疼痛回避のために上肢を体側に引き寄せて内転位となる患者では，僧帽筋上部線維や肩甲挙筋の過剰な収縮によって肩甲骨が挙上・下方回旋位となる．その場合，肩関節運動の際も肩甲骨の挙上・下方回旋位がみられることが多い．肩甲骨が下方回旋していると肩甲上腕関節は外転位となり，三角筋や棘上筋は短縮位となり十分に作用できない[6]．そのため，僧帽筋上部線維や肩甲挙筋が過剰に活動しないように抑制を図る必要がある（図19）．姿勢鏡を利用し，患者自身に肩甲骨の位置や運動をフィードバックしながら行い，自宅でのセルフエクササイズとして行うことも重要である．肩関節外転の角度が増大していくほど肩甲胸郭関節の外旋角度は増大し，肩甲上腕関節での水平外転角度は減少すると報告されている[7]．僧帽筋中部線維の筋力強化を行う際は，肩関節水平外転角度に注意する必要がある．具体的には，腹臥位で僧帽筋中部線維の筋力強化を行う場合，肩甲棘と上腕骨の角度が180°を超えないようにする（図20）．僧帽筋中部線維の筋力低下や肩甲胸郭関節内転制限があると，肩関節を伸展・内転させる代償が観察される．この場合は肩関節伸展・内転の広背筋運動となる．腹臥位を取れない場合は，側臥位で抵抗をかけて肩甲骨内転運動を実施する（図21）．また，坐位で僧帽筋中部線維の筋力強化を行う際は，セラバンドなどを使用し，弓引き動作を行ってもらう（図22）．僧帽筋中部線維は肩関節外転運動中常に活動しているため，肩関節外転角度を変えながら運動を行うことで実際の運動につながりやすい（図23）．

　僧帽筋下部線維は肩関節屈曲・外転の両方で活動するが，屈曲初期で肩甲骨のwingingを抑制

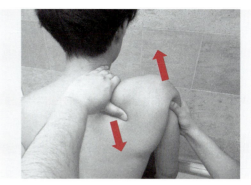

図19　肩甲挙筋の抑制
肩甲帯挙上を自動介助で行う．
理学療法士は肩甲骨上角が過度に挙上しないよう上角は下方に引き下げ，肩甲骨が上方回旋を伴いながら挙上するように誘導する．

し，屈曲最終域では肩甲骨を内転・後傾させる役割が重要となる．僧帽筋下部線維の筋力強化でも肩関節屈曲角度を変えながら行っていくが，肩甲上腕関節だけの運動になっていないかが重要である（図24）．臨床では，腹臥位で最大挙上位を取れない患者も多いため坐位・立位で行うことも多い（図25）．

　前鋸筋，僧帽筋の筋力が発揮できるようになれば，協調的な筋活動を獲得させる．まずは，側臥位で肩甲上腕関節，肩甲胸郭関節の可動範囲全体を自動介助下で運動していく．このとき，僧帽筋上部線維の過活動や過度な外転運動が起きていないか，上方回旋運動が十分か確認し，肩甲骨上角の引き下げ，過度な外転の抑制，上方回旋を誘導しながら実施する．少しずつ介助量を減らしていき，自動運動へ移行する．三角筋の過活動なども起こりやすいため，収縮の強さを触診で確かめながら介助量を決定する．側臥位での運動が可能であれば，抗重力肢位へと移行する．側臥位から坐位への移行において，代償運動や挙上不能となることも多く，ベッドの背もたれの角度を変えるなど，徐々に坐位へと移行することも検討する．坐位で自動運動が可能でなれば，負荷量を増やしていき，リーチ動作や挙上位での作業や競技特有の運動へと進めていくことになる．

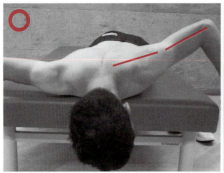
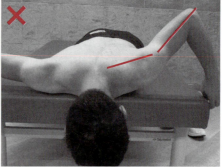

図20 僧帽筋中部線維の筋力強化
肩甲棘と上腕骨の角度が180°を超えないように注意し実施する．患者には肘の位置に注意して，ベッドから肩関節を浮かしてもらうように指示すると比較的理解されやすい．

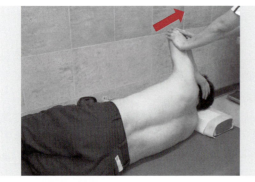

図21 僧帽筋中部線維の筋力強化
円背などで腹臥位が困難な場合は，側臥位で肩甲骨内転運動を実施する．

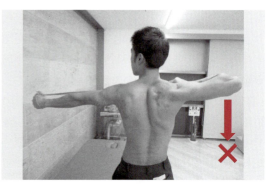

図22 僧帽筋中部線維の筋力強化
弓引き動作では肘下がりにならないように注意する．

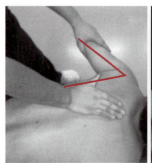
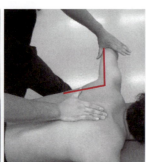
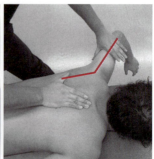

図23 僧帽筋中部線維の筋力強化
肩関節の外転角度を変化させ僧帽筋中部線維を強化していく．

おわりに

　肩関節運動は肩甲上腕関節だけでなく，下肢，体幹，肩甲骨などさまざまな部位の機能が必要となる．身体で最も可動性を有する反面，不安定な関節でもあるため，筋機能による運動の調整が必要である．肩甲胸郭関節の筋機能を中心に述べたが，ほかの部位との協調運動など連動しアプローチしていくことで良好な肩関節機能を獲得する一

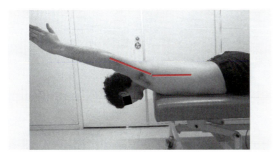

図24 僧帽筋下部線維トレーニング時の注意
僧帽筋下部線維の運動時に，肩甲骨上方回旋・後傾の運動ではなく肩甲上腕関節の運動になる場合があるため注意する．図では肩甲上腕関節の過渡な屈曲が起こっている．

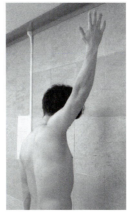 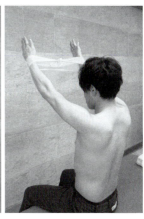

図25 僧帽筋下部線維トレーニング
腹臥位を取れない場合は立位や坐位で行う．セラバンドを拡げるようにして挙上することで，肩甲骨を内転させながら挙上させると僧帽筋中・下部が働きやすい．

助になればと考える．

文献

1) 山口光國，筒井廣明：上腕骨位置を基本とした，肩甲帯の運動許容範囲．肩関節 33：805-808, 2009
2) Neumann DA：肩複合体．筋骨格系のキネシオロジー，原著第2版，嶋田智明ほか（監訳），医歯薬出版，東京，137-194, 2012
3) Kibler WB et al：Qualitative clinical evaluation of scapular dysfunction：a reliability study. J Shoulder Elbow Surg 11：550-556, 2002
4) 森原 徹ほか：肩関節屈曲・外転における肩甲骨周囲筋の筋活動パターン―鎖骨肩甲上腕リズムに着目して―．肩関節 35：715-718, 2011
5) 浜田純一郎，秋田恵一：前鋸筋の機能解剖学的研究．肩関節 31：629-632, 2007
6) Watson CJ, Schenkman M：Physical theraphy management of isolated serratus anterior muscle paralysis. Phys Ther 75：194-201, 1995
7) 佐原 亮ほか：肩関節疾患でなぜ屈曲より外転をしづらいか．肩関節 38：758-761, 2014

肩の機能障害の特徴をふまえて介入する─腱板の筋機能低下

西川 仁史

肩峰下インピンジメントの改善のための着眼点

- 肩関節安定化機構を理解する.
- 肩峰下インピンジメントを腱板機能不全と肩甲胸郭関節機能不全からとらえる.
- 腱板機能不全の評価とアプローチを理解する.

　日常生活やスポーツ競技のさまざまな姿勢から上肢運動を遂行するためには，安定した肩関節運動の関与が不可欠である．肩関節運動は，肩複合体（shoulder complex）で相互に協調した運動により，人体の関節のなかで最も可動性を有している．これは，肩甲上腕関節が ball & socket の球関節で 3 次元的に運動が行えること，鎖骨を介して胸郭上を柔軟に肩甲骨が運動できること，そして肩峰下における肩峰下滑液包の滑動性である第 2 肩関節機能が大切であり，そこに肩関節周囲筋の筋機能が関与することで，肩関節安定化機構により肩関節運動が保障されている.

　また，肩関節運動が体幹の効果器として機能するためには，安定した体幹機能と体幹を支える下肢の支持機能の連動する運動伝達にも着目する必要がある．しかし，肩関節構成組織に直接的・間接的に損傷や障害を有している限り，その症状と発現因子の関連性を見出したうえで，連動する他関節機能と関連づけなければ本末転倒な対応になってしまう可能性がある.

　そこで，肩甲上腕関節の動的安定化機構である腱板機能と肩甲胸郭関節機能を中心に筋機能の評価と筋機能低下に対するアプローチを，術前をふまえた保存的対応と術後の注意点について述べる.

I 肩関節安定化機構

　同じ球関節である股関節が支持性を重視した荷重関節であるのに対し，肩甲上腕関節は運動性を重視した懸垂関節からの自由度の高い関節なので，骨関節構造より軟部組織個々の機能および協同作用による安定化が図られている．肩関節安定化機構には肩甲上腕関節の解剖学的構造による静的安定化因子と，腱板機能，肩甲胸郭関節機能，上腕二頭筋長頭腱機能の動的安定化因子が備わってい

る（図 1）.

1 静的安定化因子

　肩関節の関節窩は，解剖学的関節窩と機能的関節窩でとらえられる（図 2）．解剖学的関節窩は，骨頭に対する関節包の解剖学的特徴とその機能の

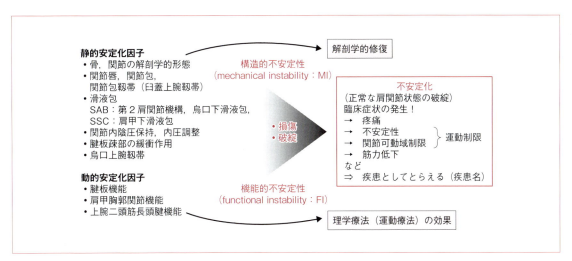

図1 肩関節安定化機構

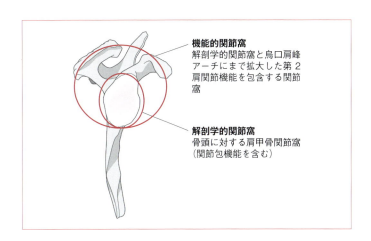

図2 解剖学的関節窩と機能的関節窩

対象となる肩甲骨関節窩自体である．機能的関節窩は解剖学的関節窩と大・小結節（腱板）に対する烏口肩峰アーチにまで拡大した第2肩関節機能を包含する関節窩である．静的安定化因子は解剖学的関節窩と上腕骨頭の ball & socket 状の解剖学的形態，関節包靱帯を含む関節包，関節唇などの肩甲上腕関節（狭義の肩関節）の解剖学的構造が安定化に働いている．静的安定化因子の破綻は構造的不安定性（mechanical instability）を引き起こすため解剖学的修復が必要であり，観血的な治療が優先される．そのため，術後は修復組織の回復過程を保護しつつ，治療経過に合わせて疼痛管理や拘縮を予防し可動域の確保を行うことと，患部以外に求められる機能の維持・向上のための理学療法の介入が必要である．

2 動的安定化因子

動的安定化因子は肩甲上腕関節と機能的関節である第2肩関節の運動制御の中心的役割を果たす腱板機能，肩甲骨の可動性かつ滑らかな運動性と胸郭への固定性を担っている肩甲胸郭関節機能，骨頭を下制する下方圧迫機能（depressor）と導線

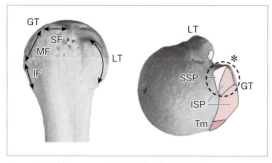

図3　大結節のfacetと大結節腱板付着部位
GT：大結節，SF：上部結節（superior facet），MF：中部結節（middle facet），IF：下部結節（inferior facet），LT：小結節，SSP：棘上筋腱，ISP：棘下筋腱，Tm：小円筋腱
＊大結節上部は棘上筋腱に，大結節中部を越えて棘下筋腱が覆い重なるように交叉して停止している[1,2]．

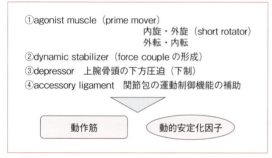

図4　腱板機能

的役割を担う上腕二頭筋長頭腱機能がある．これらの機能不全による機能的不安定性（functional instability）には腱板構成筋や肩甲骨周囲筋に対する運動療法の効果が期待できる．

1）腱板機能
腱板構成筋はすべて肩甲骨から起こり筋収縮力の効率がよい羽状筋構造であり，大結節に棘上筋（上部），棘下筋（中部），小円筋（下部）が，小結節に肩甲下筋が停止する[1,2]（図3）．腱板機能には肩関節の動作筋としての作用と，関節窩に対する骨頭の安定化を動的に調整する機能がある（図4）．

① 動作筋 agonist muscle（prime mover）としての作用
腱板は"rotator cuff"の名称のとおり肩関節回旋（short rotator）と外転・内転の動作筋として作用している．

図5の骨モデルで示すように，棘上筋は頭方に向いた棘上窩から直線的に上部大結節に停止するので主として外転（挙上）に作用するが，上部大結節は骨頭の回旋軸の前後に位置するので，内・外旋にもわずかに作用すると考えられる．棘上筋の作用が内旋や屈曲作用を担っている可能性を示唆した報告もある[3]．また，骨頭の内・外転軸に対して頭方の大結節に停止する棘上筋，棘下筋上部（横走線維）と小結節の肩甲下筋上部（横走線維）には外転作用がある．同軸より尾方に停止する棘下筋下部（斜走線維），小円筋，肩甲下筋下部（斜走線維）には内転（骨頭の引き下げ）作用があり，肩甲下筋は外転の初期に，棘下筋は外転の後期に，小円筋は常に内転筋として働いている[4,5]．

また，肩甲下筋は挙上に伴い上方部から下方部の線維へ筋活動が大きくなるとの報告があり，同一筋内でも部位によって役割分担が成されている[6]．肩甲下筋と解剖学的，形態学的に表裏の関係にある棘下筋，小円筋においても同様の役割を担っている．

このように腱板構成筋の動作筋としての働きは単なる回旋筋ではなく，構造様式や活動場面によって役割分担を有していることがわかる（図6）．

② 動的に安定化を調整する機能
【関節包の運動制御機能と腱板の補助】
関節包は関節唇の表層に沿って骨頭をほぼ2倍の容積で包み込んで上腕骨解剖頸周囲についている．関節包自体が靱帯同様に各方向の運動を制御している．また，関節包内圧は生理的に陰圧であり，それ自体が常に骨頭を引きつけている．そして，腱板は関節包の表層で一体化して，運動に伴い緊張する関節包をさらに補強し，筋収縮に伴い緩んだ関節包を引き込みながら，その張力を補正する役割がある．つまり，腱板は関節包の求心力を自動的に調整するシステム（block humeral head translation）[7]（図7）の協同体である．

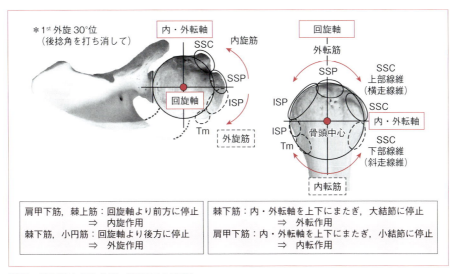

図5 腱板停止部と作用（晒骨での推察）
SSP：棘上筋腱，ISP：棘下筋腱，Tm：小円筋腱，SSC：肩甲下筋腱．

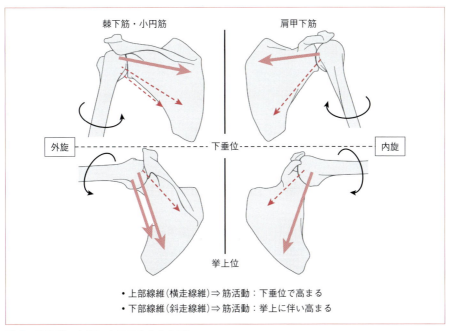

図6 筋線維の走行による回旋筋力の違い

【dynamic stabilizer（フォースカップルの形成）】

腱板構成筋（short rotator または inner muscle）が上腕骨頭を関節窩に引きつけ，三角筋や大胸筋など（long rotator または outer muscle）とフォースカップルを形成し dynamic stabilizer としての機能がある．挙上動作時，正常では関節窩に対して骨頭の位置はほぼ一定した高さで求心位を保持しているとの報告がある[8]．外転運動での三角筋と棘上筋[9]，下垂位での内旋で大胸筋と肩甲下筋の関係が代表的なフォースカップルである（図8）．

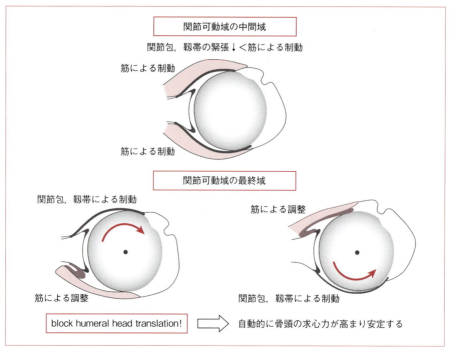

図7 関節包の運動制御機能と腱板の補助

　また，筋の生理的横断面積から多羽状筋である肩甲骨前面を占める肩甲下筋に対して，肩甲骨後面の棘上筋，棘下筋および小円筋を合わせた横断面積がほぼ同じとの報告[10]があり，肩甲骨の前後に位置する腱板構成筋が相互に機能的安定化[11]に関係していると考えられる．

　腱板断裂は，断裂した筋の筋力低下が生じるだけでなく，動的安定化機能の作用効率が低下するため骨頭が上方偏位する．断裂のサイズが大きいほど上方に偏位し，単純X線の前後像で肩峰骨頭間距離（acromio-humeral interval：AHI）で確認できる．また，正常において挙上に伴い関節内圧が上昇するのと同様に，肩峰下での接触圧も上昇する．腱板機能不全の状態での挙上では肩峰下での接触圧が上昇しやすいことから，肩峰下インピンジメントと疼痛を関連づけてとらえられる．しかし，無症候性腱板断裂で挙上能力に支障がないとの報告[12, 13]もあり，腱板機能不全だけに原因を求めることはできない．

【上腕骨頭の下制（depressor）】
　機能的関節窩は第2肩関節機能を包含する関節窩であり，烏口肩峰アーチ下で骨頭の上方偏位を抑制する骨頭の下方圧迫機能（depressor）として動的安定化因子と関連している．この機能には腱板の副次的な効果と上腕二頭筋長頭腱機能がある．

2）肩甲胸郭関節機能

　肩甲胸郭関節は肩複合体の機能的関節の1つで，肩甲骨運動としてとらえられる．その機能は上腕骨頭の運動に見合った肩甲骨の可動性を保証し，適時胸郭上での誘導・固定を行い，肩甲上腕関節の土台としての役割を担っている．上肢挙上運動では運動方向，運動面が異なっても最大挙上位（運動面を無視すれば）はほぼ同肢位になるが，肩甲骨は運動方向に応じて要支持関節に見合う運動を行っている（図9）．臨床では上肢挙上運動の改善，再獲得を目標とすることが多く，腱板機能（肩甲上腕関節）と肩甲胸郭関節機能の動的安定化因子に着目した評価とアプローチが必要である．

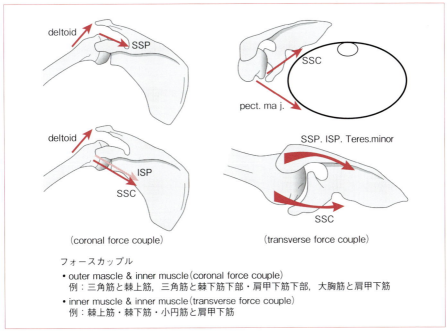

図8 肩関節のフォースカップルの形成

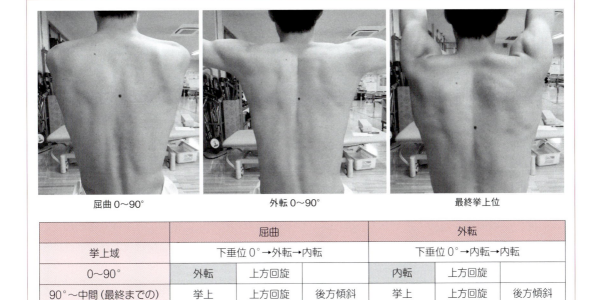

図9 肩関節屈曲と外転の肩甲骨の運動方向

詳細については，他項を参照していただきたい．

3）上腕二頭筋長頭腱機能

上腕二頭筋長頭は肘・肩関節の二関節筋であり，関節上結節に起始し，結節間溝を滑走する長頭腱は関節包内（ここでは結節間溝部の滑液包内も含める），関節包外に位置する腱である．関節包内の長頭腱は腱板とほぼ同等の解剖学的層レベルにあり，棘上筋腱と肩甲下筋腱の間の腱板が存在しない疎部（rotator interval：RI）で腱板機能の

代償とRI部の脆弱性の補強を担っている．比較的サイズの大きな腱板断裂の術中所見で，断裂腱板の代償を伺わせる長頭腱の扁平化を認めることがある．長頭腱は結節間溝での滑動機構とケーブルカーのガイドロープのように肩関節運動の導線的な役割[14]に加え，機能的関節窩における骨頭の下制に働き，第2肩関節での円滑な運動を担っている．

Ⅱ 筋機能低下と肩峰下インピンジメント症状

1 第2肩関節機能

第2肩関節は，肩峰下における機能的関節である（図10）．上面側は肩峰，烏口肩峰靱帯，烏口突起からなる烏口肩峰アーチで，相対する下面側は主に上腕骨大結節上・中部の棘上筋腱と棘下筋腱であり，この両面間に肩峰下滑液包（subacromial bursa：SAB）がいわば関節腔のように存在している．肩峰下滑液包の上面側は肩峰下から三角筋下にかけて，下面側は腱板の表層と生理的に癒着し一体になっている．生体の組織内は陰圧状態にあるため，肩峰下滑液包自体は"包"というより"隙間"といった状態に滑液が充満している．その内壁は滑膜で覆われ血管，神経，リンパ管が豊富に分布し，神経組織学的には痛覚受容器といわれる自由神経終末（叢）が高密度に分布している．第2肩関節の機能は，肩峰下滑液包が関節包の代わりに注油機構の役割を備え，上腕骨大結節上・中部の腱板との円滑な運動を保障している．また，肩峰下滑液包と同じ解剖学的層レベルにある烏口下滑液包は，烏口肩峰アーチの前下方部と小結節部との滑動性に関与している．

2 肩峰下インピンジメント症状

第2肩関節では通過障害を起こさない緻密な構造になっているため，わずかな損傷や機能不全の影響を受けやすい環境にある．第2肩関節での通過障害の原因には，器質的（構造的）異常と機能的異常によるものがある．器質的異常には肩峰の形態異常，骨棘形成，大結節骨折後の変形治癒，石灰沈着性腱板炎といった構成組織の直接的な病変によるものである．機能的異常には腱板機能不全，肩甲胸郭関節機能不全のほかに内圧調整機構の異常（肩甲下滑液包閉塞）や拘縮などによるものがある．下方関節包や関節包と密着している小円筋，肩甲下筋の拘縮による上腕骨頭の上方への偏位現象（obligate translation）[15]がインピンジメントの誘因になる（図11）．また，Seitzらは肩峰下腔の狭小化に影響する生体力学的因子として①小胸筋の短縮，②肩甲骨周囲筋の筋活動，③胸椎アライメント，④肩関節の後方関節包タイトネス，⑤腱板機能不全の5つを挙げている[16]．

腱板断裂の代表的なX線所見に肩峰骨頭間距離（acromiohumeral interval：AHI）の狭小化がみられ，6 mm以下で腱板断裂を認め，4 mm以下では広範囲断裂を認める．AHIの狭小化では，Hamada分類[17]が多く使用されている．

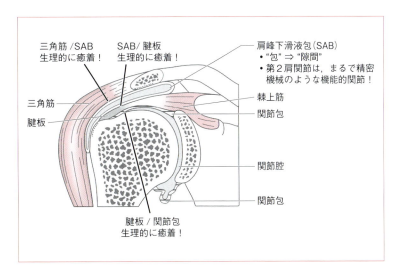

図10 第2肩関節の構成組織層関係

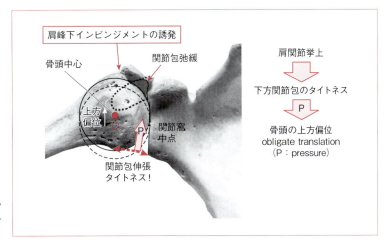

図11 関節包のタイトネスによる骨頭の偏位（obligate translation[15]）

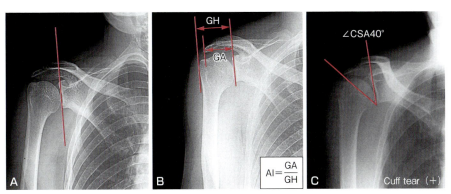

図12 X線画像での腱板断裂の発症リスク
A：Glenoid inclination（GI）．関節窩の傾きが上向きになるほど腱板断裂のリスクが高い[18]．
B：Acromion index（AI）．肩峰が長くなるほど腱板断裂のリスクが高い[19]．
C：Critical shoulder angle（CSA）．CSA 35°以上で腱板断裂の発症リスクが高い[20]．

また，関節窩，肩峰の形態と腱板機能に関連性があり，腱板断裂のリスク指標（図12）になる代表的なX線所見に関節窩の傾きを示すGI（glenoid inclination）[18]と肩峰の長さのAI（acromion index）[19]があるが，MoorらがGIとAIの特性を合わせたCSA（critical shoulder angle）を考案した[20]．CSAは関節窩上・下縁の結線（関節窩の傾き）と下縁部から肩峰外側縁の結線となす角度で，CSA35°以上で腱板断裂の発症リスクが高くなるとした．GerberらはCSAの増大は肩峰下で腱板への圧縮応力が高まる[21]と報告した．Engelhardtらは，AIの長さ，GI，CSAの角度の増加のうち関節応力の増大に伴う上腕骨頭の上方偏位について，CSAが最も関係性が強いことを報告した[22]．また，CSAが33°未満に比べ38°以上は，挙上のフォースカップルで三角筋の水平成分の力が垂直方向に変化し上腕骨頭が上方偏位しやすくなる．そのため腱板により多くの求心力が必要となり負担がかかりやすく[23]，肩峰下でのインピンジメントも発症しやすくなる．

このようにインピンジメント現象は，あくまでも結果であるため，原因を見極めて対応する必要がある．

Ⅲ 理学療法プログラムの実際

1 腱板機能不全の評価

1）肩甲上腕関節の可動域

目的に応じた肩関節運動を行うには，その可動範囲が確保されている必要がある．肩甲上腕関節の可動範囲には，関節包の運動制御で保障される可動範囲を評価する．自動挙上，結髪・結帯動作の粗大運動の確認，日本整形外科学会，日本リハビリテーション医学会が定めた一般的な肩関節可動域計測法だけではなく，関節包（腱板）に着目した測定を行う．関節包の緊張が全周的に均一になる肩甲骨面上（scaption）約45°外転位，内外旋中間位の基本肢位[24]に，さらに外旋30°を加えて後捻角を打ち消した解剖頸軸回旋[25]の基本肢位（軸回旋基本肢位）を設定して（図13），この肢位から下垂すると上方関節包が，逆に挙上すると下方関節包が，外旋および水平伸展では前方関節包が，内旋および水平屈曲では後方関節包の緊張が高まる可動範囲（終末感）を確認する．この軸回旋基本肢位での確認に加えて下垂位（第1肢位），90°外転位（第2肢位），90°屈曲位（第3肢位）の回旋角度を比較することで，肩甲上腕関節の制限因子となっている部位の推測が可能であり，可動域制限を確認した肢位を利用して選択的にROMエクササイズが行える．また，解剖頸軸回旋運動は，解剖頸面と関節窩面とが常に平行な関係を保った回旋運動[26]を利用できるので，第2肩関節でのインピンジメントによる痛みや防御収縮を避けながら解剖頸軸外旋，内旋運動が行える．運動中，肩関節周囲筋の緊張が強く生じず終末感に硬さが出る場合は関節包性，靱帯性の制限と判断でき，その改善に解剖頸軸外旋，内旋運動を利用することができる（図14）．

2）筋力低下

腱板損傷の急性期は評価実施肢位を問わず，腱板の筋収縮に起因する疼痛が主訴であるため，真の筋力低下であるかの判断は困難なことが多い．腱板断裂，特に完全断裂は腱の連続性が断たれているため筋収縮を伝達できず，肩甲上腕関節の動的安定化機能の低下も招くことになる．腱板断裂はshrug sign（肩すくめ現象）を伴い挙上困難を呈することも少なくないが，明らかな症候性腱板断裂でも挙上が不可になるとは限らない．保存療法では自動挙上の獲得の可否が観血的治療の採択にかかわる目標になる．また，視診・触診の評価

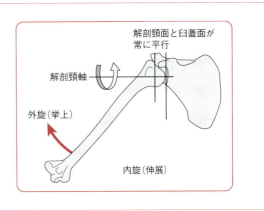

解剖頸軸回旋基本肢位
（scapula plane 上 45°外転，外旋 30°位）

○関節包：すべて均等（軸回旋基本肢位）
- 上部：肩甲上腕関節角度 45°未満
- 下部：すべての挙上方向
- 前部：外旋および scapula plane を越えての水平外転
- 後部：内旋および scapula plane を越えての水平内転
- 全体：解剖頸軸回旋基本肢位からの回旋

○烏口上腕靱帯：解剖頸軸回旋基本肢位からの回旋，内転

図13 解剖頸軸回旋基本肢位を利用した関節包の可動性

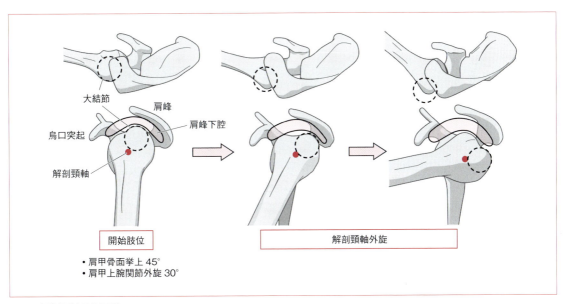

図14 解剖頸軸回旋運動
解剖頸軸回旋は臼蓋に対して垂直に置いた解剖頸軸をスピンさせると，大小結節は烏口肩峰アーチと平行に動く．つまり，大結節が第2肩関節をくぐらないで通過でき，インピンジメントによる痛みやその防御収縮がない．

として，筋力低下に伴い棘上筋や棘下筋の筋萎縮を認めることが多い．棘下筋の筋萎縮が著明で小円筋が肥大している症例も認めることがある．

筋力評価としては体幹，肩甲帯，肩関節，必要に応じて選択した部位の徒手筋力テスト（manual muscle testing：MMT），腱板個々に対する臨床徒手テストを実施する．腱板テストは，腱板構成筋の筋出力低下の程度から腱板損傷（断裂）を推察するもので，疼痛の有無で判定していないが，損傷部への筋収縮刺激は疼痛を誘発するため，その再現性を加味して判定する必要がある．

【代表的な腱板テスト】

基本的には肩関節外転，外旋，内旋に等尺性抵抗運動に対する反応を確認する．

棘上筋テストの基本肢位は肩甲骨面挙上（scaption）45°位である．empty can テスト[27]（thumb

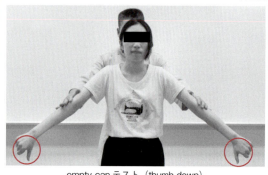
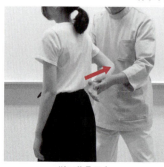
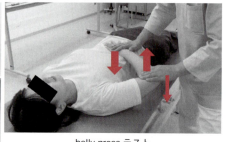

図15 臨床徒手テスト（棘上筋テストと肩甲下筋テスト）

down），full can テスト[28]（thumb up）がよく知られている（図15）．full can テストは回外位で行うため上腕二頭筋長頭の代償運動に注意が必要である．筆者は棘上筋が外転運動開始時から重要な役割を担っているので，側臥位で肩甲骨の反応を確認しつつ自重抵抗から軽い抵抗をかける方法を行っている（図16）．

棘下筋・小円筋テストでは，第1肢位での外旋で自動運動と他動運動に差（lag）があれば陽性と判定する external rotation lag テスト（外旋ラグテスト）がある（図17）．Horn blower's sign[29]は「角笛を吹く」という意味から，姿勢を正して手を口元につけるように指示したとき，やや前方に肘を突き出し外旋位で行えるかを確認するもので，外旋が困難であれば外転で肘を高く上げて代償する動作となり，特に小円筋の筋力低下を反映した徴候である（図17）．

肩甲下筋テストでも外旋と同様に自動と他動運動の lag をみる internal rotation lag テスト（内旋ラグテスト）がある（図17）．また，代表的な臨床徒手テストでは，lift off テスト[30]と belly press テスト[31]がある（図15）．lift off テストは結帯肢位にある手部を腰背部から離すように持ち上げることができるかを判定する．その際，肩後上方部

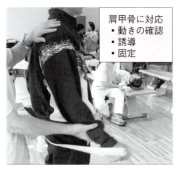
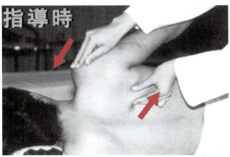
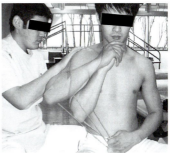

図16 棘上筋のエクササイズ

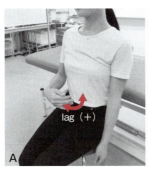
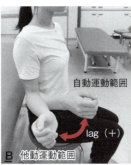
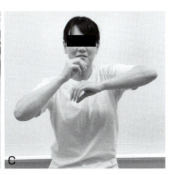

図17 内旋・外旋機能テスト
A：internal rotation lag テスト（内旋ラグテスト）．
B：external rotation lag テスト（外旋ラグテスト）．
第1肢位での内旋，外旋で自動運動と他動運動に差（lag）があれば陽性と判定する．
C：Horn blower's sign．外旋機能不全，小円筋を反映したテスト．

の拘縮による伸張痛や小胸筋の過緊張による収縮時痛との鑑別が必要なこともある．また，肘関節の伸展による代償が起こりやすいので注意する．結帯肢位が取れない場合には belly press テストが行える．筋腹（belly）を圧する（press）テストで，体側位内旋で手掌部を腹部に置いた状態からさらに腹部を圧するように誘導したときに肘関節が前方に移動するのに対して抵抗をかけ筋出力の程度を確認している（図15）．手掌部を腹部から引き離す抵抗を加える手技（belly off sign[32]）では，

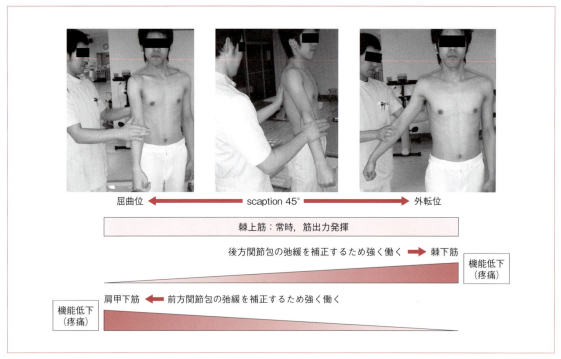

図18 屈曲位・外転位での腱板挙上テスト

脇を閉める，肩自体を後方へ引くなど大円筋，大胸筋の代償が入りやすい[33]．

【関節包機能に着目したテスト】

腱板テストの基本肢位になるscaption45°位は，関節包の緊張が全周性に均等化される肢位で，前後の腱板機能による適度な調整で安定している．この基本肢位から水平内転方向に移動した屈曲位では，後方の関節包の緊張は高まり弛緩した前方の関節包を自動的に腱板機能が補正し安定するが，筋出力低下，疼痛の増悪を認めた場合は肩甲下筋の機能不全が疑える．逆に，水平外転方向に移動した外転位では，関節包は前方が緊張し，弛緩した後方の関節包を自動的に腱板機能が補正し安定するが，筋出力低下，疼痛の増悪を認めた場合は棘下筋・小円筋の機能不全が疑える（図18）．

【同一筋内の筋線維に着目したテスト】

棘下筋には上部に横走線維と下部に斜走線維があり，小円筋は斜走する棘下筋下部線維と並行している．肩甲下筋もおおむね上部に横走線維と下部に斜走線維がある．挙上に伴い上部から下部へと筋活動が高まるとの報告[6]もあり，上部線維は下垂位で，下部線維は挙上位で働きやすいことから，第1肢位，scaption45°，第2肢位など肢位を変えて筋出力や疼痛の変化を確認することで，腱板機能不全が上部か下部かの推察ができる（図19）．例えば内旋の抵抗刺激は第1肢位，第2肢位ともに問題なく，外旋は第1肢位で疼痛と筋出力低下を認め，第2肢位では疼痛が軽減し筋力も発揮しやすくなった場合，外旋筋の上部線維の腱板機能不全が考えられる．

【疼痛誘発テスト】

肩峰下で大結節が通過する際，インピンジメントによる疼痛を誘発する臨床徒手テストである．挙上時に訴える疼痛は挙上方向（面），位置（角度，範囲），部位，引っかかり感の有無，疼痛の程度〔Numerical Rating Scale（NRS）やVisual Analogue Scale（VAS）で評価〕と種類（鋭痛，鈍痛など具体的な表現）を評価し，その疼痛の再現性が

腱板テスト　基本肢位

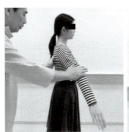
scaption 45°外転テスト

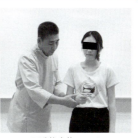
下垂位外旋テスト　　　　　下垂位内旋テスト

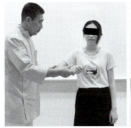
scaption 45°回旋テスト

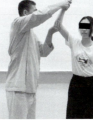
zero position 回旋テスト

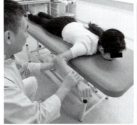
外転位外旋テスト

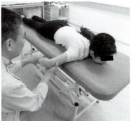
外転位内旋テスト

図19 腱板テスト　基本肢位と挙上位でのテスト

重要なポイントである．

　NeerテストとHawkinsテストが代表格であるが，インピンジメント徴候が陽性であっても，必ずしも肩峰下の腱板断裂などの器質的な変化でインピンジメント現象が起こっているとは限らない．腱板機能不全，肩甲胸郭関節機能不全や関節内圧の調整機能などが関与していることも配慮する必要がある．肩峰下滑液包（subacromial bursa：SAB）への局所麻酔注射でインピンジメント徴候が消失すれば，インピンジメントテスト陽性として判断される．挙上困難が疼痛によるのか，腱板機能不全によるのか鑑別に有効である．

　腱板機能や肩甲胸郭関節の機能不全に着目したテストではスクリーニングとしてABDテスト（外転抵抗テスト）がある．

　外転初期の下垂位では，肩峰下での挟み込みは起こりえないので，抵抗テストにより疼痛が誘発されれば，腱板自体の損傷が推察できる（Initial Abduction test：下垂位外転テスト）．次に下垂位外転テストで疼痛が誘発されない場合，45° scaption挙上位での負荷テスト（45°Abduction test：45°外転テスト）を行う．この肢位で肩峰下は大結節が通過し始める位置になるため，腱板機能不全があれば骨頭が上方に偏位し肩峰下インピンジメントによる疼痛を誘発することが推察される．また，同時に肩甲骨の反応を確認し，テスト実施中に肩甲骨のwingingや下方回旋などによる肩峰下の狭小化が惹起され疼痛が誘発されると，徒手的に肩甲骨の下方回旋などを固定することで疼痛の軽減，消失を認めれば肩甲胸郭関節機能不全による肩峰下インピンジメントが推察される[34]（図20）．

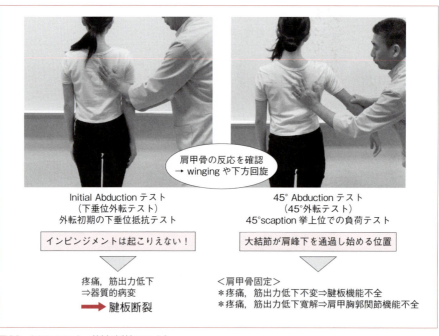

図20 ABDテスト（外転抵抗テスト）

2 腱板機能の改善

　リハビリテーション（以下，リハ）介入のフローチャート[35]）を図21に示す．腱板機能評価については前述したので参照されたい．運動療法の介入のポイントとしては，安静時痛，運動方向を問わず運動時痛があり，下垂位外転テスト陽性の場合は，肩峰下滑液包，腱板などの第2肩関節構成組織の炎症や腱板断裂の器質的な病変を疑い，運動療法の適応の有無を医師に相談し，炎症抑制（痛み）の寒冷療法や患部保護と生活指導の対症療法を考慮する．45°外転テスト陽性で肩峰下インピンジメント症状を確認し，肩甲骨の運動異常を徒手的に補正して疼痛や筋力出力に寛解を示した場合には肩甲胸郭関節機能不全を，肩甲骨に対する操作にかかわらず症状が不変の場合には腱板機能不全を疑い，さらに筋萎縮などの筋実質の状態や臨床徒手テスト，筋力評価（MMT），可動域制限などの評価を追加し，治療対象のターゲットを絞り込んで運動療法の介入を行う．

　また，骨盤傾斜，円背，側彎など体幹アライメントの異常から，見かけ上の肩甲胸郭関節機能不全や腱板機能不全にも影響することがある．可逆的に姿勢矯正ができれば，肩関節運動の改善につながる（図22）が，生活習慣やスポーツ競技特性から容易に再発するので，予防的対応として体幹アライメントに着目しておくことは大切である．

　腱板エクササイズはターゲットになる腱板構成筋の刺激になるよう練習方法，負荷量，頻度などルールを設定し，実践できているかの定期的な確認が必要である（図23）．特に負荷量については，痛みの増悪を避けるのは当然として，肩甲骨運動が追従できていることを確認し，上肢の自重を免荷した運動（図24），自重を負荷した運動や抵抗運動から状態に応じてセレクトするとよい．

　目的とした腱板の筋力強化の効果が肩甲胸郭関節機能と協調して改善しており，抗重力位での運動強度を獲得できた症例には，図25に示すような挙上90°の水平面上の内転と外転の反復運動

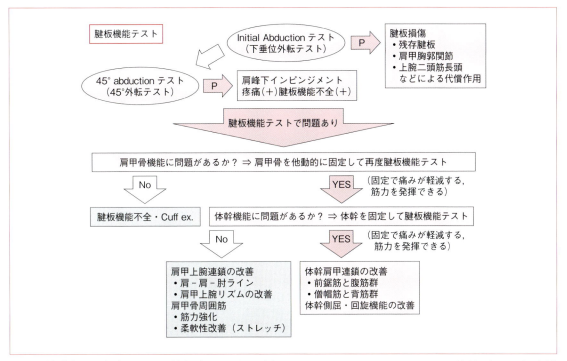

図21 腱板機能と関連がある問題の整理（フローチャート） （文献35）より引用改変）

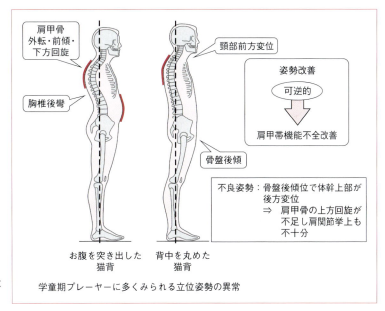

図22 不良姿勢による肩甲帯機能不全の発生

を利用している．この運動中，挙上位保持力と肩甲骨の追従機能に乱れが生じなければ安定した協調運動の改善が確認できる．目安として一往復20秒程度のゆっくりした速さで実施するが，反復回数を調整することで筋力強化として利用できる．

- ●負荷量
  - 筋収縮を促すレベル～1kg 相当まで（負荷量は症例によって異なる）
    上肢の自重免荷→自重負荷→抵抗運動
- ●頻度
  - 痛み，疲労感で調整 ── クールダウンにも利用！
  - 30～50 回の反復回数で，1 日 4～5 セット
    （過剰な運動は禁止．休ませる時間を取れば，セット数に制限なし）
- ●抵抗方法
  - 鉄アレイなどの重り
  - 輪ゴムやトレーニング用ゴムチューブ（セラバンド）
    ⇒ 腱板構成筋の解剖学的特徴に着目して，運動肢位や抵抗量を工夫
- ●実施速度
  - 速めの速度で実施
    （遅い運動は主動作筋と拮抗筋の同時収縮を促すことが多い）
  - 収縮・弛緩の繰り返しを認識させる
- ●肩甲胸郭関節運動を無視しない！
- ●繰り返し指導を行い，正しい運動を意識する
  （定期的なチェック，セルフチェックの指導） ── エクササイズしているつもりにならない！

図23 腱板エクササイズのルール

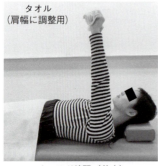
ホールド練習（基本）

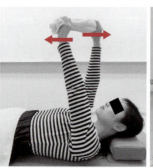
最小屈曲⇔伸展練習

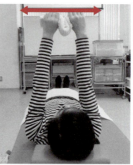
最小水平外転⇔水平内転練習

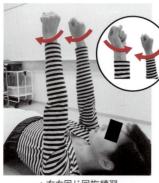
・左右同じ回旋練習
・左右逆回旋練習

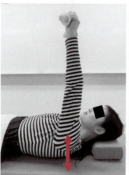
プッシュ＆プル練習

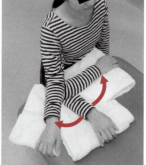
テーブル上回旋

図24 腱板（cuff）exercise（上肢自重免荷）

　腱板断裂の場合，断裂した腱板の自然修復は不可逆的で期待できないうえ，断裂部が拡大するリスク（zipper 現象）を抱えている．保存療法は残存腱板の強化を図ることと，断裂部を保護する対角的な対応をしなければならず，痛みの訴え，疲労感，肩甲胸郭関節との協調性などに常に配慮し慎重に行う必要がある．

　腱板断裂の肩甲上腕リズムはおおむね 2 パター

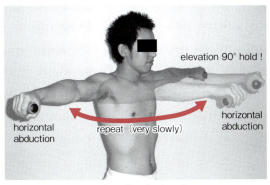

図25 腱板機能と肩甲胸郭関節機能の協調運動の確認と同時強化利用
- 抗重力位での運動強度を獲得できた症例
- 挙上 90°保持して水平面上の内転と外転の反復運動
- 挙上位保持力と肩甲骨の追従機能の改善状況
- 一往復 20 秒程度のゆっくりした速さ
 ⇒腱板機能と肩甲胸郭関節機能の同時強化に応用

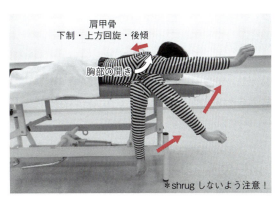

図26 ベッドからぶら下げた位置からの挙上練習
- 理学療法士の上肢介助，肩甲骨・胸部の誘導．
- 三角筋と僧帽筋の協調性を促す．
 →介助運動から自動挙上運動へ．

ンでとらえられる．もともと挙上初期に starter muscle ともいわれる棘上筋が先行して収縮し，肩甲骨が下方回旋することで関節窩に支点を得る．断裂サイズが比較的小さく残存腱板が機能しやすいパターンは，断裂により棘上筋機能の低下を補正するように肩甲骨の下方回旋がより大きく先行して関節窩に支点を得てそのまま上方回旋へと移動していくパターンである．このパターンは，腱板の残存機能を維持し肩甲胸郭関節機能を安定させておく必要がある．一方，断裂サイズが大きく残存腱板が有効に機能しにくいパターンでは，すでに AHI の狭小化があり関節窩に支点を作れないため，挙上初期より上腕骨頭の上昇で新たに肩峰下に支点を求め肩甲骨の挙上，上方回旋(shrug sign)に体幹伸展で代償しながら三角筋で上腕骨を引き上げ挙上するパターンである．このパターンで挙上能力の再獲得をするには欠落している部分が多く，いかに shrug 状態になる前に代償運動を利用して求心位が得られるパターンにできるかである．図26 のぶら下げた状態からの挙上は，肩甲骨周囲筋や long rotators の活動を利用しやすい練習になる．また，上肢のレバーアームを短くして挙上運動するのも有効である(図16)．

クリニカル・テクニック
腱板修復術術後の注意点

腱板修復術は鏡視下法と直視下法に大別でき，近年は鏡視下法が主流である．望月は鏡視下法と直視下法の違いによる術後成績に有意差は認めないと報告している[36]．手術方法は問わず，腱板修復術後の理学療法で大前提となるのは，術部の修復過程を妨げず治療を進めることである．ポイントとして，①術直後の疼痛管理，②修復部周囲(肩峰下滑液包など)との癒着予防，③術後安静肢位の管理，④自動挙上許可，⑤仕事復帰について述べる．

1）術直後の疼痛管理

術直後から上肢末梢部から grip & release (手指開排運動)の循環改善や筋緊張部のマッサージ，術部のアイシングなどを実施するが，疼痛緩和は術後療法の進行に多大な影響があるので，直接的な疼痛管理を医師に依頼すべきである．

2）修復部周囲（肩峰下滑液包など）との癒着予防

術後早期〜3週間程度は修復部に過剰な伸張刺激が加わらない程度の癒着予防を目的とした疼痛自制内の他動的ROM運動を行う．肩関節モビライザー（エム・イー・システム社）など上肢用持続的他動運動器（continuous passive motion：CPM）の市販もされている．

3）術後安静肢位の管理

術後の安静肢位は挙上位（ゼロポジション）と下垂位（45°scaption）の違いはあるが，修復腱部に負担がかからず，肩周囲筋自体もリラクゼーションが取れる肢位として設定されている．挙上位の利点は，すでに肩峰下に大結節が位置し第2肩関節を通過しているため挙上位が確保されている．不利な点として，一定期間同肢位にあることは，第2肩関節構成組織（肩峰下滑液包，腱板，上部関節包）や挙上筋（三角筋など）が短縮位になるため，収縮刺激や伸張刺激を避けつつ下垂方向への可動域の獲得を進める必要があり，完全下垂位および結帯動作の獲得に時間を要する．下垂位の利点は術側上肢の管理がしやすく，下垂位（アームレスト使用）でのリラクゼーションが取りやすい．不利な点として，修復腱部に自重のかかりやすい肢位であり，自動挙上の許可が出るまでの間，迂闊に負荷をかけない管理を徹底する必要がある．

4）自動挙上許可

断裂腱部の修復方法は，共通して断端の変性して

いる不良組織を除去，新鮮化する．鏡視下法は腱板付着部である大結節に骨孔（フットプリント）を作製し，これにアンカーを用いて腱板を縫着するdual row法やsuture bridge法などがある．直視下法も骨孔に腱板を埋没固定するMcLaughin法や広範囲断裂になると広背筋移行術やpatch法などを追加して腱板縫合術を行っている．骨孔を利用して腱組織を修復すると，癒合する期間[37]から最低6週間は収縮刺激や伸張刺激に配慮する必要がある．下垂位からの自動挙上練習は術後6〜8週で実施するのが適切と思われるが，術後プログラムは統一されたものはない．

5）仕事復帰

術後3カ月で軽作業，6カ月で重労働やスポーツが許可されれば理想的である．

この他，観血的治療で認識しておくべき点として，術前に拘縮があると術後にも拘縮が起こりやすい傾向にある．外来通院時に拘縮を可能な限り改善しておくべきであるが，長期に経過すると腱板断裂部の変性が進行し断裂も大きくなるリスクがある．腱板構成筋自体に筋萎縮が進行すると，術後の筋力回復が遅れ，腱板機能不全の改善にも影響する．また，断裂腱板の修復が困難であったり，重度な変形性肩関節症には，日本でもようやく2014年からリバース型人工肩関節置換術（reverse total shoulder arthroplasty：RSA）が認可され，術後の挙上獲得が得られやすいとされているが，術後成績をもとに術後療法を再考する時期でもある．

おわりに

挙上運動時に発生する肩峰下インピンジメントは，動的安定化因子である腱板機能と肩甲胸郭関節機能の機能不全に起因することが多く，両者を意識した評価が大切である．本稿では主に腱板機能不全と肩峰下インピンジメントとの関係性を整理し，評価と理学療法について解説した．

文献

1）皆川洋至，井樋栄二：腱板の臨床的意義．関節外科 25：923-929，2006
2）Mochizuki T et al：Humeral insertion of the supra-spinatus and infraspinatus. New anatomical findings regarding the footprint of the rotator cuff. J Bone Joint Surg Am 90：962-969, 2008

3）前田和彦ほか：棘上筋停止部に関する解剖学的検討．肩関節 31：209-211, 2007

4）山口光圀ほか：整形外科理学療法の理論と技術，メジカルビュー社，東京，207-209, 1997

5）八木茂典ほか：腱板機能からみた肩関節インピンジメント症候群に対する運動療法―その評価と治療のコツ―．臨床スポーツ医学 30：449-454, 2013

6）Kadaba MP et al：Intramuscular wire electromyography of the subscapularis. J Orthop Res 10：394-397, 1992

7）Turkel SJ et al：Stabilizing mechanisms preventing anterior dislocation of the glenohumeral joint. J Bone Joint Surg Am 63：1208-1217, 1981

8）Poppen NK et al：Normal and abnormal motion of the shoulder. J Bone Joint Surg Am 58：195-201, 1976

9）Ellman H：Diagnosis and treatment of incomplete rotator cuff tears. Clin Orthop Relat Res 254：64-74, 1990

10）Keating JF et al：The relative strengths of the rotator cuff muscles. A cadaver study. J Bone Joint Surg Br 75：137-140, 1993

11）Saha AK：Dynamic stability of the glenohumeral joint. Acta Orthop Scand 42：491-505, 1971

12）Keener JD et al：Asymptomatic rotator cuff tears：patient demographics and baseline shoulder function. J Shoulder Elbow surg 19：1191-1198, 2010

13）Mall NA et al：Symptomatic progression of asymptomatic rotator cuff tears：a prospective study of clinical and sonographic variables. J Bone Joint Surg Am 92：2623-2633, 2010

14）信原克哉：肩―その機能と臨床，第4版，医学書院，東京，15-46, 2012

15）Harryman DT 2nd et al：Translation of the humeral head on the glenoid with passive glenohumeral motion. J Bone Joint Surg Am 72：1334-1343, 1990

16）Seitz AL et al：Effects of scapular dyskinesis and scapular assistance test on subacromial space during static arm elevation. J Shoulder Elbow Surg 21：631-640, 2012

17）Hamada K et al：A radiographic classification of massive rotator cuff tear arthritis. Clin Orthop Relat Res 469：2452-2460, 2011

18）Hughes RE et al：Glenoid inclination is associated with full-thickness rotator cuff tears. Clin Orthop Relat Res 407：86-91, 2003

19）Nyffeler RW et al：Association of a large lateral extension of the acromion with rotator cuff tears. J Bone Joint Surg Am 88：800-805, 2006

20）Moor BK et al：Relationship of individual scapular anatomy and degenerative rotator cuff tears. J Shoulder Elbow Surg 23：536-541, 2014

21）Gerber C et al：Supraspinatus tendon load during abduction is dependent on the size of the critical shoulder angle：A biomechanical analysis. J Orthop Res 32：952-957, 2014

22）Engelhardt C et al：Effects of glenoid inclination and acromion index on humeral head translation and glenoid articular cartilage strain. J Shoulder Elbow Surg 26：157-164, 2017

23）Cherchi L et al：Critical shoulder angle：Measurement reproducibility and correlation with rotator cuff tendon tears. Orthop Traumatol Surg Res 102：559-562, 2016

24）山口光國ほか：肩関節周辺の疼痛の評価．PTジャーナル 29：161-167, 1995

25）西川仁史：肩関節周囲炎の機能解剖学的病態把握と理学療法．理学療法 30：650-663, 2013

26）西川仁史：肩関節周囲炎に対する的確・迅速な臨床推論のポイント．理学療法 28：115-121, 2011

27）Jobe FW, Moynes DR：Delineation of diagnostic criteria and a rehabilitation program for rotator cuff injuries. Am J Sports Med 10：336-339, 1982

28）Kelly BT et al：The manual muscle examination for rotator cuff strength. An electromyographic investigation. Am J Sports Med 24：581-588, 1996

29）Walch G et al：The 'dropping' and 'hornblower's' signs in evaluation of rotator-cuff tears. J Bone Joint Surg Br 80：624-628, 1998

30）Gerber C et al：Isolated rupture of the tendon of the subscapularis muscle. Results of operative repair. J Bone Joint Surg 73：389-394, 1991

31）Gerber C et al：Isolated rupture of the subscapularis tendon. Results of operative repair. J Bone Joint Surg Am 78：1015-1023, 1996

32）Scheibel M, et al：The belly-off Sign：a new clinical diagnostic sign for subscapularis lesions. Arthroscopy 21：1229-1235, 2005

33）吉村拓実ほか：肩甲下筋テスト時の肩関節周囲筋の筋活動の検討．第56回近畿理学療法学術大会，2016．http://kinki56.umin.jp/cd/pdf/ippan/P3-5.pdf

34）山口光國ほか：結果の出せる整形外科理学療法　運動連鎖から全身をみる，メジカルビュー社，東京，38-47, 2009

35）立花 孝：肩関節に対する理学療法の新展開：肩関節障害に対する理学療法技術の再評価．理学療法学 39：530-531, 2012

36）望月 由：腱板断裂の長期手術成績―術式による比較．整・災外 54：779-785, 2011

37）Liu SH et al：Morphology and matrix composition during early tendon to bone healing.Clin Orthop Relat Res 339：253-260, 1997

肩の機能障害の特徴をふまえて介入する—肩関節不安定症

森 健一郎

不安定性改善のための着眼点

➤ 肩甲骨関節窩と上腕骨頭の求心位保持をどの状況下でも可能にできるかが，理学療法のポイントである．

➤ 肩関節周囲筋の筋機能を理解し，病態と照らし合わせ，理学療法評価と治療を組み立てる．

　肩関節不安定症の理学療法は，非常に困難を要する場合が多い．構造的損傷を伴う場合は，特に理学療法に対する効果が乏しいケースが散見される．肩関節不安定症で理学療法士がねらうべき要点は，姿勢アライメント異常の改善と肩関節周囲筋に対するアプローチである．本稿ではその根拠と臨床での実践について述べている．

I 関節不安定症とは

　関節構成体（靱帯，関節唇）の器質的な問題（損傷）を主たる原因として動揺性を呈する状態であり，関節運動時に痛みや不安定感などの症状を伴う．関節弛緩性は明らかな発生機序を有さず，また症状や徴候を伴っているか否かで関節不安定症と区別されることが多い．よって，骨や関節構成体の損傷により，通常では関節包の緊張で内圧が陰圧になり，求心位を保持している関節窩と骨頭の関係性が破綻し，関節運動時に異常な関節運動が起こることで周辺組織へのストレスが生じ，各症状をきたす病態であると考えている．

　反復性肩関節脱臼では，外傷性と非外傷性で分類され，非外傷性では関節弛緩性を有している場合が大半である．

1 反復性肩関節脱臼の分類

- Traumatic Unidirectional Bankart lesion Surgery（TUB）：外傷によって発生し，前下方への不安定性を呈し，Bankart 損傷を有し手術成績が良好とされる．

- Atraumatic, Multidirectional Bilateral Rehabilitation Inferior capusular shift（AMBRI）：非外傷性で多方向の不安定，両側性で理学療法に効果が認められない場合は，関節包縫合（inferior capsular shift）の適応とされる[3]．

　外傷性肩関節脱臼では，圧倒的に前方脱臼が多く，Bankart 損傷における関節窩からの剝離損傷を引き起こすことが多い．

　また腱板断裂も引き起こすことが多いことから，

損傷の十分な治癒が得られず機能障害が生じ，反復性脱臼になると考えられている．

2 関節唇について

1）血流動態

関節唇の血流は肩甲上動脈，肩甲回旋動脈，後上腕回旋動脈より関節包や骨膜を介して供給される．部位によりその血流量は異なり，後上部や下部の血流は豊富であるのに対し，関節唇の前部・前上部の血流は乏しい．このことは，前部や前上部の関節唇が損傷した際には，後上部・下部の損傷と比較し，治癒遅延を引き起こすことが考えられる．

2）役割

屍体を使用し，肩甲上腕関節の上腕骨頭に上下および前後の方向へ力を加えた研究で，関節唇を取り除くことにより約20％制動力が低下すると報告している[1]．

肩甲上腕関節の静的安定性を保つ機構は，関節唇，関節包および関節上腕靱帯で構成される．関節唇は主に3つの役割を果たしている．

① 骨構造として肩甲骨関節窩の深さが2.5mmであるのに対し，関節唇によって5mmとなり約2倍にすることで安定性を高めている．

② 上腕骨頭との接触面積を大きくすることで，安定性を高めている．

③ 関節上腕靱帯と連絡する線維性軟骨の役割がある．

関節唇が肩甲上腕関節の安定性に大きくかかわっていることがわかる．

3 手術適応

一般的に，外傷歴があり2回以上の脱臼・亜脱臼を繰り返し，活動性が高い場合や理学療法の効果が不良な場合は，手術適応となることが多い．

また，関節唇損傷の有無など構造的破綻が生じている場合や症例の生活・職業・スポーツなどの環境を考慮し決定することが多い．

【根拠】

Bankart修復群と保存群を比較した研究において，修復群が10％以下の再発率になっている．このことによりBankart損傷を含む外傷性脱臼では，手術を選択されることが多い．

4 疫学

1）脱臼方向，男女比，再脱臼率について

① 脱臼方向

肩甲上腕関節において，上腕骨頭が関節窩から脱臼する方向には，前方・後方・下方の3方向がある．肩関節脱臼の95〜98％が前方脱臼である．

外傷性脱臼では，前方脱臼が主であり，先天的な不安定症の場合は，多方向性の脱臼が多い．

② 男女間の受傷年齢について

男女受傷年齢では，計196例の初回脱臼症例の受傷年齢を調査し，男性の平均年齢は37.5歳，女性は64.8歳であったことから，受傷時期のピークが異なり，男性では若年者に多くみられる[1]．

③ 受傷機転

369人の肩関節脱臼のうち調査可能であった前方脱臼症例308肩（男性170例，女性138例）で，64.3％が転倒，18.8％が急激な上肢の動き，4.5％が腕を引っ張るなどが主な受傷機転であったと報告されている．特に転倒に関して，スポーツ活動時の転倒や事故による外傷が大半である[1]．

④ 再脱臼率

再脱臼率年齢での調査において，180例中53例が再脱臼しており，再脱臼した61.3％が21〜30歳であったとしている[1]．

保存療法における初回脱臼後の再脱臼率は20歳以下で66〜100％，20〜40歳で13〜63％，40歳以上で0〜13％と報告があり，若年者ほど

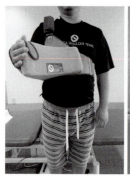
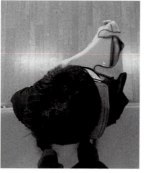

図 1　肩関節不安定症術後に対する装具
肩関節下垂位にて軽度外旋位で固定する．

再脱臼率は高くなる．外傷性脱臼においては，若年であるほど前方関節包や肩甲下筋腱の弛緩性が強いとの報告もある[1]．

若年者に関節唇の剥離が多く，40歳以上で関節包実質部の断裂や腱板断裂の合併が多いとの報告がある．

⑤ 関節包損傷タイプによる再脱臼率

初回脱臼後において，関節包の付着部からの剥離タイプと関節包自体の損傷タイプに分けられる．再脱臼率は剥離タイプ90％，関節包損傷タイプ10％である．関節包剥離タイプにより不安定症を呈している場合は，理学療法の効果は低いと考えられる．

2）肩関節不安定症の骨形状変化

臼蓋辺縁の骨欠損と不安定性について，反復性前方不安定肩の約50％に臼蓋欠損が生じ，欠損部位では前方が最も多いとしている．前下方の骨欠損により不安定性が増大し，特に面積において20％を超える欠損が存在する場合は，不安定性に有意な差がみられることから，対処として骨移植の適応が示されている[2]．

3）関節修復術後の外傷性不安定症と非外傷性不安定症の動的アライメント変化

正常の肩甲骨関節窩に対する肩関節外転運動時の上腕骨頭の偏位量は，前後方向にはおよそ1.4〜3.8mm程度，上下方向には1〜3mm程度とされている[2]．外傷性不安定症において，90°外転位・内外旋運動時に正常例に比べて，上腕骨頭の下方偏位を生じている．また内・外旋中間位から外旋30°にかけて前方への偏位がみられ，内旋位では後方への偏位が認められる場合が多い．最大外転外旋位での前下方偏位だけでなく，内旋から外旋運動中に後下方から前下方に大きく骨頭が偏位している[2]．

非外傷性不安定症患者の健側と正常例を比較すれば，不安定症患者は健側でも正常例に比べると90°外転位・内外旋運動時に上腕骨頭は前後に大きな偏位が認められる場合が多い．

5　初期固定について

1）固定方法

初回脱臼では，保存の場合に三角巾と肋骨バンドでのデゾー固定を行うことが多い．しかし，関節唇損傷を呈している場合は，下垂位外旋固定が有用とされている．当院では，術後の場合下垂位軽度外旋位固定で行っている（図1）．

Bankart損傷を伴う外傷性肩関節脱臼の患者に対し，内旋位固定と外旋位固定でのBankart損傷の状態を確認している．その結果，内旋位固定では関節唇は内方に転位し，関節包は肩甲骨の頸部から剥離していることを確認したと報告している[1]．

外旋位固定では，剥がれた関節唇が密着した状態で確認され，関節包も肩甲骨頭部に整復され，肩甲下筋を含めた軟部組織が緊張した状態を示したと報告している．加えて，前方脱臼の症例に対し，外旋位固定群の再脱臼率は0％（0例/20例），内旋位固定群の再脱臼率は30％（6例/20例）と報告している．特に内旋位30°以下の症例では45％（5例/11例）の再脱臼率であったとしている[1]．

しかし保存療法の場合は，装具購入にさまざまなバックグラウンドがあるため購入に至らないケースも多い．

2）固定期間について

固定期間については，保存療法ではデゾー固定とし，Bankart修復術後では装具軽度外旋位固定にて，4週間固定を基本としている．

4つの固定期間を設定し再脱臼率を検討したところ，2日以内61.5％，2日以上7日以内36.7％，7日以上3週間以内42.9％，3週間以上3.4％であったとし，3週以上の固定において再脱臼率が低いことを報告している[1]．やはり，3週間は固定することが望ましい．

固定中と固定後の筋力トレーニングの開始時期について，初回外傷性脱臼後3〜4週の固定群と，非固定群の再発率に有意な差はないと報告した（$n=245$）．3〜6週の固定期間群と6週以上の固定を行った群で再脱臼率に差がなかったことから[1]，固定除去後4週以降は徐々に筋力増強を中心とする理学療法へ移行することが望ましいと考える．

3）まとめ

固定方法は，下垂位外旋位で固定期間は3週間以上が有効である．関節唇損傷での下垂位外旋固定が有効である根拠は，内旋位固定では関節唇は内方へ傾斜し，関節包は頸部から剥離している状態になる．

外旋位では，関節唇が密着し関節包は整復される．

30歳以下の前方脱臼は内旋位固定での再脱臼率が非常に高い．

筋力トレーニングを行うのは，再脱臼の可能性が低い4週間以降が望ましい．

6 Bankart 修復術

肩関節不安定症に関して手術が適応になった場合，関節唇損傷ではsuture anchorによる関節唇修復術や関節包縫縮が施行される．コンタクトスポーツなど強固な安定性を求められる場合は，Bristow法による手術が選択される場合もある．

術後による関節唇修復の治癒期間は，1カ月で30％前後，3カ月で52％，半年で81％の縫着率といわれている．

術後の理学療法では，まず関節唇の治癒経過を考慮しなければいけない．

術後1カ月間は肩甲上腕関節の可動域訓練は禁止のため，肩甲骨アライメントや他部位による影響を取り除いていく．固定除去後から関節可動域訓練を開始し，骨頭の前方偏位は避け，求心位を徒手で誘導しながら可動域改善に努める．

筋力トレーニングは，4週後より軽負荷から開始し，負荷の強い筋力トレーニングは6週後以降に行う．筋力トレーニングの開始時はアイソメトリック筋力トレーニングから開始していく（表1，図2）．

Ⅱ 理学療法プログラムの実際

1 肩関節不安定症のリハビリテーション

肩関節における安定性の要因（図3）は，以下の3つである．
①解剖学的因子
②関節包，関節上腕靱帯：静的因子
③肩関節周囲筋：動的因子

肩関節不安定症の理学療法では，動的因子にかかわる筋へのアプローチが主になる．肩関節のみならず脊椎などの評価も，関節窩から上腕骨頭が求心位保持を保てるようアライメントの調整が，理学療法の重要なポイントである．

問診や画像所見ならびに姿勢アライメントの評価を行い，関節窩に対する上腕骨頭の位置異常の原因を探る．

表1 反復性肩関節脱臼術後の理学療法プログラム

期日	ROM訓練	筋力トレーニング	物理療法	装具・その他
術後2日	肩甲胸郭関節 肘関節以下のみ 肩甲上腕関節は動かさない	肩関節周囲筋 アイソメトリック	ホットパック 筋硬結強ければ医師の指示のもと超音波治療	4週間固定
術後4週間	肩関節　屈曲・外転90°まで activeのみ 内旋・内転は可能	肩関節周囲筋のアイソメトリック Cuff筋力トレーニング開始		装具除去
術後5週間	肩関節　屈曲・外転135°まで activeのみ 振り子運動開始			
術後6週間	肩関節　屈曲・外転180°まで active/passive可能 肩関節1st外旋許可 肩関節伸展可能	肩関節周囲筋の抵抗運動可能		
術後8週間	肩関節2nd外旋許可 active			
術後4カ月				ノンコンタクトスポーツ復帰
術後6カ月				コンタクトスポーツ復帰

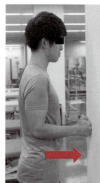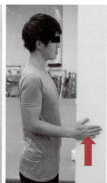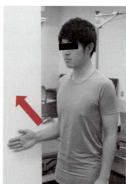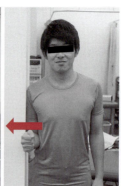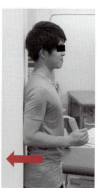

図2　筋力トレーニング初期の肩関節周囲筋のアイソメトリック筋力トレーニング
三角筋前部線維では，屈曲方向と内旋方向を同時に行うとより収縮力が増加する．外旋筋のアイソメトリックトレーニングでは外旋可動域の許可があれば，45°屈曲位でも施行する．三角筋の抵抗方向は表2を参照のこと．

　理学療法アプローチの対象は，動的因子にかかわる筋である．しかし，肩関節不安定症における筋力増強の効果は乏しいケースが多い．アライメント異常の修正と肩関節周囲筋の筋機能低下に対するアプローチで，不定愁訴が改善する場合もある．

　屍体を用いた実験において，上腕骨頭の肩甲骨関節面方向への圧縮応力を50Nから100Nにすることにより，上下および前後方向の安定性が高くなると報告した[1]．さらに，三角筋などの肩甲上腕関節周囲に付着している筋群と回旋筋腱板のバランスが崩れると，上腕骨頭に対して前方への

剪断力が働き，脱臼に至ることを示した．

動的安定性は腱板筋による関節窩への圧迫力と，骨頭を関節窩に対して求心位保持の役割があると報告している[2]．この圧迫力は，骨頭の下方移動に対する安定性において，関節内圧や肩甲上腕靱帯の緊張よりも重要な役割を果たしているといわれている．

関節上腕靱帯による安定化が低下する肩関節の中間可動域から，靱帯・関節包が緊張する最終可動域まで，どの角度でも腱板断裂，拘縮，麻痺などによりこの圧迫力のバランスが崩れると，骨頭を保持する力は弱まると報告している[2]．このことは，関節運動における各関節角度で筋力を改善することによって求心位保持が可能となり，関節安定性の改善につながるということである．

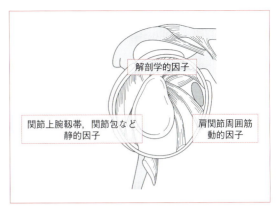

図3　肩関節安定性にかかわる因子
肩関節における安定性には，3つの要素が大きく関与する．
リハビリテーションでは，動的因子に対するアプローチが主となる．

理学療法評価

1）問　診
① 外傷性，非外傷性，先天性（家族歴）
外傷性・非外傷性の確認は，理学療法の効果にかかわる重要な項目である．外傷性では受傷機転の確認や受傷の時期，先天性なら反復性・習慣性脱臼の有無や脱臼回数の確認が必要である．

外傷性不安定症と非外傷性不安定症の90°外転・外旋位での上腕骨頭の偏位を比較している．

外傷性不安定症では健側と比較して上腕骨頭が前下方への偏位を認め，肩関節周囲筋の収縮によりその偏位は減少したが，非外傷性不安定症では患側と健側とも不規則な偏位を認めている．筋収縮時も偏位の減少は認めなかったと報告しており[2]，外傷性と非外傷性の病態に違いがあるため問診項目には必要不可欠である．よって外傷性脱臼においては，理学療法の効果が期待できる可能性がある．

② 症　状
脱臼感（不安定感），疼痛の有無（運動時痛，安静時），筋の脱力感を確認する．

③ スポーツ歴，現在のスポーツ状況，症例のバックグラウンドの確認
スポーツの有無や種目により，術式や理学療法が決定する場合もある．理学療法の目的と目標を知るためにも必要である．

2）画像による評価
① X線画像での上腕骨頭と関節窩の関係性
肩峰−骨頭間距離は下方への不安定性の確認に必要である．整形外科テストは，Sulcus sign により症状を呈する．画像所見は医師との連携が必要である．

② MRIでの関節唇損傷の有無，損傷部位，損傷程度，その他 Hill-Sucks lesion など
関節唇損傷や骨欠損は，どの部位（例：2時30分〜4時20分など）での損傷で，どの程度の損傷かを医師との連携のなかで確認する．構造的損傷を知り，理学療法による効果を探るのに必要である．

③ 関節造影検査での関節包の損傷程度の確認
関節包の損傷・弛緩性の有無は静的因子にかかわる評価になる．

3）姿勢アライメント評価
① 坐位，立位における肩関節下垂位での肩甲骨アライメントの評価（図4-A）
肩甲骨の挙上/下制・内転/外転・内旋/外旋・

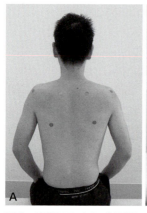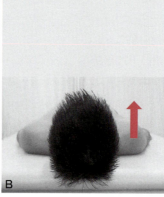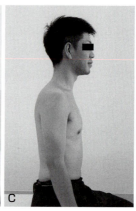

図4 姿勢アライメント評価
A：坐位にて後方より，肩甲骨アライメント評価：マーキング部（上角・下角・肩峰）を触診し，アライメント異常を評価する．
　①左右の下角の上下の位置（肩甲骨挙上位の評価）．
　②上角−脊柱間距離と下角−脊柱間距離（肩甲骨上方・下方回旋位の評価）．
　③上角−肩峰位置（肩甲骨の外転・内転位，内外旋位の評価）．
B：背臥位にて，頭側より上腕骨の前方偏位のアライメント評価．
C：矢状面より頭部の突出や円背，腰部の前彎と骨盤の前傾・後傾の評価．

前傾/後傾のアライメントや脊柱−上角間距離，脊柱−下角間距離にて肩甲骨の上方・下方回旋位の有無を確認する．

　肩甲骨挙上位と外転位のアライメントを呈していれば，肩甲骨挙上の主動作筋は，僧帽筋上部線維と肩甲挙筋である．初期固定肢位で，肩甲骨の挙上位を呈している症例を多く経験する．異常アライメントの原因は筋のみではないが，挙上位であれば僧帽筋上部線維や肩甲挙筋の伸張性低下や短縮が認められることが多い．肩甲骨外転位であれば前鋸筋・小胸筋の伸張性低下が主な原因である．肩甲骨挙上位を呈している症例では，肩関節屈曲・外転運動の際に，僧帽筋上部線維や肩甲挙筋が優位に働き，肩甲骨挙上が先行し，肩甲上腕リズムが崩れてしまう．さらに肩甲骨外転位では肩甲骨の内旋を伴うため，関節窩面が前方へ向いてしまうため，肩甲上腕関節において前方組織が伸張され，不安定性につながる．評価の際に該当する筋の触診も同時に行う．

② **頸椎，胸椎，腰椎の矢状面でのアライメント評価（図4-C）**

　頭部の位置（突出，前屈/後屈位），胸背部（円背），腰部（前彎，骨盤のアライメントなど）を評価する．

　肩関節不安定症の場合は，肩甲上腕関節のみでなく，脊柱・骨盤評価も重要な項目である．

　特に，胸郭部の評価は，肩甲胸郭関節のアライメントが非常に重要で，関節窩の骨頭に対する運動面の位置変化が生じてしまう要因の1つである．胸椎の後彎増強で肩甲骨の内旋・外転位のアライメントが生じ，肩甲骨の関節窩面が前方へ向いてしまう．骨盤の後傾位は胸椎の後彎を助長し，肩甲骨アライメント（肩甲骨外転・内旋位）異常を呈する．原因が骨盤（骨盤後傾位）に生じているならば，アプローチも腰部や骨盤に焦点を向けなければならない．

③ **背臥位・坐位での上腕骨頭アライメント（前腕中間位）（図4-B）**

　肩甲骨アライメント異常における，関節窩面の前開き角度が増加するだけでなく，上腕骨側（骨頭）のアライメントを評価することは，求心位保持のために重要である．主に上腕骨頭の前方偏位や上腕骨内旋位/外旋位の評価を行う．

　前方不安定性では，上腕骨頭の前方偏位を呈し

表2　各回旋筋と三角筋の筋組成と役割

棘上筋		起始：肩甲骨棘上窩，停止：上腕骨大結節の上面（superior facet），神経支配：肩甲上神経（C5-6） 【遅筋タイプであり，大きな力を発揮するよりは効率重視の筋】 • 筋重量：34g±4.3，筋長：8.5cm±4，筋線維長：4.5cm±0.3，羽状角：5.1°±0.8 • 横断面積：6.7cm²±0.6，筋線維長/筋長比：0.53±0.3 • 遅筋/速筋割合：59.3％/40.7％ 【役割】 • 大半は前方に位置する腱性部に収束し，前方1/2に長く厚い腱性部が，後方1/2に短く薄い腱性部が認められる．また22％が小結節にも停止している[8] • 安静時下垂位でも，常時収縮三角筋中部線維とともに求心位保持に関与している • 外転時内的モーメントアームは1：20程度の力学的優位性があり，言い換えれば重量負荷のトレーニング行う場合は，その負荷の20倍の力が必要になる[2]
棘下筋		【バランスタイプで回旋筋の中では，パワータイプの筋】 • 筋重量：78g±7.5，筋長：12.1cm±0.5，筋線維長：6.6cm±0.3，羽状角：1.4±0.4 • 横断面積：10.7cm²±1.0，筋線維長/筋長比：0.55±0.02 • 遅筋/速筋割合：45.3％/54.7％ 【役割】 • 下垂位では上線維が伸張位になり，外転に作用する．前額面では上腕骨上腕骨下方偏位と外転に作用する • 外転90°位では下部線維が伸張位となり，上線維より強力に作用する • 外転180°位では筋全体的に伸張位になり，水平外転に作用する 【筋力トレーニングの留意点】 ①外旋角度45°，アイソメトリック60％MVCの運動強度で行うことで，筋放電の高いトレーニングが行える ②低負荷・低速度でトレーニングを行うことで筋肥大する 例：500g　5秒で外旋　5秒で内旋　1秒保持　10回×3セット　週3回　8週間施行
小円筋		【遅筋タイプで面積も少なく，持久系の要素が強い筋】 • 筋重量：21g±2，筋長：10.8cm±2.6，筋線維長：6.1cm±0.4，羽状角：0.6°±0.6 • 横断面積：3.2cm²±0.3，筋線維長/筋長比：0.57±0.03 • 遅筋/速筋：大半が遅筋線維 【役割】 • 上肢挙上時には，遠心性収縮により上腕骨の外旋作用がある • 関節包側の線維群は，肩関節外旋時の後方関節包の挟み込みを防止するとともに，挙上時における関節包の緊張を高め，骨頭の安定化を補助している • 下垂位外旋では筋長が短く，外旋作用は弱い．90°外転位では適度に伸張され，外旋作用が強くなる．90°屈曲位ではさらに伸張され，外旋作用が有効に作用する
肩甲下筋		【大きな力を要する筋】 • 筋重量：101.8g±11.5，筋長：13.0cm±0.6，筋線維長：6.0cm±0.5，羽状角：0°±0 • 横断面積：15.5cm²±1.4，筋線維長/筋長比：0.45±0.02 【役割】 • 肩甲下筋は肩甲下窩から起始し小結節に停止する「上部筋束」と，肩甲骨外側縁から起始し小結節よりも遠位に停止する「下部筋束」に分離できる ①下垂位においては，上部筋束が肩関節前方の安定化に寄与する ②外転外旋位においては，下部筋束が肩関節前方の安定化に寄与する ③外転外旋位においては，上部筋束は「後上方から前方」へ，下部筋束は「前上方から後下方」へ向かって上腕骨頭を関節窩に牽引し，上腕骨頭を求心位に保持する 【腱板としての機能】 • 水平内転運動で棘下筋の作用が，水平外転運動で肩甲下筋も作用する
三角筋		遅筋/速筋割合：表層：53.3％/46.7％，深層：61％/39％
	前部線維	【大きな力を要し，筋線維長の長い筋であり関節運動に適した筋】 • 筋重量：31.6g±4.8，筋長：15.7cm±0.8，筋線維長：103.3cm±11.5，羽状角：12.2°±1.5 • 横断面積：3.2cm²±0.6，筋線維長/筋長比：0.65±0.05 【役割】 • 肩関節屈曲モーメントが最大となる屈曲90°での筋活動が活発に起こり，120°以降では中部線維と後部線維も活動が増大する.
	中部線維	【三角筋のなかでは，力重視で線維長も長い，多用される筋】 • 筋重量：57.6g±5.6，筋長：17.2cm±1.3，筋線維長：108.9cm±7.4，羽状角：10.6°±1.8 • 横断面積：4.5cm²±0.5，筋線維長/筋長比：0.64±0.03 【役割】 • 中部線維は，起始・停止までに4～5本の腱が伸び，その間に筋線維が走行する多羽状筋になる • 外転120°以上では中部線維・後部線維で外転30°・60°位よりも筋活動が増加する．外転150°ではさらに増加すると報告がある．外転120°位で上腕骨頭の前方逸脱の条件を加えた際に，中部線維・後部線維の筋活動が増加する.
	後部線維	【羽状角は三角筋のなかでは大きく，効率性もある筋】 • 筋重量：36.1g±4.7，筋長：16.0cm±1.4，筋線維長：109.1cm±7.0，羽状角：18.3°±2.2 • 横断面積：3.1cm²±0.4，筋線維長/筋長比：0.68±0.04

（筋組成は文献10）より引用）

表3　各関節角度における三角筋の作用の違い

	下垂位	90°屈曲位	90°外転位
前部	屈曲・内旋	屈曲・内旋	水平内転
中部	外転	水平内転・水平外転	外転
後部	伸展・外旋	水平外転	水平外転

ている場合が多い．上腕骨頭の前方偏位により前方組織が押し出されて伸張され，関節窩と上腕骨頭の求心位保持から上腕骨頭が前方へ逸脱し，前方方向のゆるみにつながる．

医師による画像診断（関節造影検査など）で関節包の弛緩性が確認される症例では，静的因子の破綻により前下方のゆるみが生じているため，骨頭の前方偏位と上腕骨の内旋位を呈している場合がある．特に若年者には肩甲下筋の収縮力の低下も複合して生じているケースが多くみられる．

④ 関節可動域測定

関節可動域測定では，不安定症の病態に応じ，測定項目を選択しなければならない．

前方不安定性を呈している場合では，前方組織への伸張ストレスを考慮し，屈曲→下垂位（1st）内旋→水平内転→90°外転位（2nd）内旋→外転→1st外旋→水平外転→2nd外旋の順で関節可動域の測定を行う．

⑤ 肩関節不安定症における筋力評価

徒手筋力検査法では1つの角度で筋力を評価するが，肩関節不安定症の筋力評価は，各関節角度で行うことが重要であると考えている．

また筋力のみではなく，各関節角度において適正に主動作筋と関節安定筋（インナーマッスル）が収縮し，関節安定筋としての役割を果たしているかも重要である．

肩関節不安定症では，他方向からの外力に対して関節を安定させる能力が必要である．どの角度においても十分に筋力が発揮され，上腕骨頭が関節窩に収まるよう，関節窩への圧迫力が加わることで，求心位が保持される．

関節窩と上腕骨頭の求心位保持を得るためには，理学療法を行う前に，まずは関節安定筋である回旋筋の筋機能を知る必要がある（表2）．そして関節安定筋をさらに強固にするアウターマッスルが同時に作用することによって，より安定化を図る．

肩関節運動時の各関節角度において，主動作筋が筋力を発揮しているかを評価することが重要である．具体的に記述すれば，肩関節屈曲の筋機能を評価する場合は，下垂位45°屈曲位，90°屈曲位，120°屈曲位での屈曲抵抗を各関節角度で評価する．また屈曲の場合は，0～60°では三角筋前部線維，烏口腕筋，大胸筋鎖骨部が主導し，60～120°では肩甲骨周囲筋である僧帽筋上部線維・下部線維，前鋸筋の活動が優位になる．120°以上では脊柱起立筋も参加する．屈曲120°以上で三角筋中部線維・後部線維の活動も増大する．各関節角度で作用する筋を触知し，筋力が十分に発揮されているかを評価することも重要である（表3）．

さらに屈曲運動時に屈曲に対する抵抗のみならず，その肢位において水平内転（内転）方向/水平外転（外転）方向にも抵抗をかけ筋力評価を行う．さらに筋の立ち上がり（瞬時に筋力発揮を行える，筋力発揮の瞬発性）も評価する．この過程で，肩関節不安定要素は，症例による不安定感の訴えや筋力低下の評価により発見できる．

例えば水平外転方向抵抗の場合は，主動作筋は三角筋中部線維・後部線維，棘下筋・小円筋であり，水平内転抵抗を切り換えた際には，三角筋前部線維・大胸筋の筋力と筋の立ち上がりが評価できる．

上腕骨頭を触知している手は，骨頭の偏位も確認している．関節窩に対し，筋力発揮のタイミングと合わせて上腕骨頭の偏位も評価する．この評価は抵抗に対して瞬時に筋力を発揮できているかを確認する評価である．

クリニカル・テクニック
肩関節不安定症の筋力評価

整形外科テストで実施される，Apprehension test や Load and shift test，Sulcus sign は静的因子による不安定性検査であり，理学療法に必要な検査は各関節角度での筋収縮時に，どの程度の不安定性や筋力低下が生じているかを知ることが重要である（図5）.

まずは，前方組織へのストレスが少ない屈曲・外転運動から開始し，最終的には脱臼肢位である外転・外旋位で評価する.

目的は，関節角度変化による筋力と上腕骨頭の偏位を評価することである.

方法として，各関節角度で単一方向へ抵抗を加え，その主動作筋の筋力を評価し，骨頭を触知している手で偏位を確認する. 次に同一角度で各方向に素早く抵抗を加え，抵抗（外的刺激）に対して筋の筋力発揮の瞬発性を評価する. 固定期間中では，肩甲上腕関節の自動運動は制限されているため，固定されている角度でのアイソメトリック筋収縮での筋力発揮の瞬発性も合わせて評価する.

3 運動療法

1）運動療法の効果

保存療法と術後の違いは，器質的修復がされているか，いないかである. 保存療法では，姿勢アライメントの改善に多く時間を費やす場合が多い. これは筋機能が向上しても器質的（関節包，関節唇）損傷で求心位保持が困難であるため，姿勢アライメントの修正によって関節窩と上腕骨頭の求心位保持を改善することを重要視するためである.

不安定性要素の症状を常に把握し，理学療法を行っていくうえで改善が乏しければ医師と情報共有し，今後の治療方針を決定していくことが重要である. しかし，保存療法でも不安定症に対する筋力トレーニングを行えば，不安定要素の症状が改善する症例もみられる.

保存療法における運動療法の効果として，初回外傷性肩関節脱臼症例に対し，トレーニングをアイソメトリック→アイソトニック→アイソキネティックの順に行ったところ，75％の高い確率で再発を起こさなかったと報告している[1]. アイソメトリックにて筋の収縮機能を改善し，次にアイソトニックで，上腕骨骨頭を関節窩への圧迫力を改善すると述べている.

他動外転運動と自動外転運動を比較し，自動運動のほうがより求心位保持を取ることがわかっている. 動的因子が機能していることで，肩関節の安定性が得られているということを示す結果と考える.

初期固定後の運動療法により再脱臼防止することが可能であるという報告もある[1]. しかし，有効な運動療法を示した報告は少なく，再脱臼率の検討においても運動療法の効果は期待ができないという見解もみられる.

初回脱臼症例や術後では固定期間があり，肩関節周囲筋に廃用性筋萎縮や筋力低下が生じている. まずは，各肩関節周囲筋の筋力低下を改善するアプローチを初期の段階から施行しておくことが重要である. 固定期間中は肩甲上腕関節のアプローチを行えないため，頸部・胸背部・腰部と骨盤と肩甲骨アライメントにかかわる関節窩−上腕骨頭の関係性改善に努める. 筋力トレーニングは上肢下垂位にて，各筋個別にアイソメトリック筋力トレーニングを行う.

固定期間が解除されれば肩関節不安定症の筋力評価の結果にもとづいて，各関節角度でのアイソメトリック筋力トレーニングやアイソトニック筋力トレーニング，筋力発揮の瞬発性改善トレーニングへと進めていく.

肩の機能障害の特徴をふまえて介入する─肩関節不安定症　131

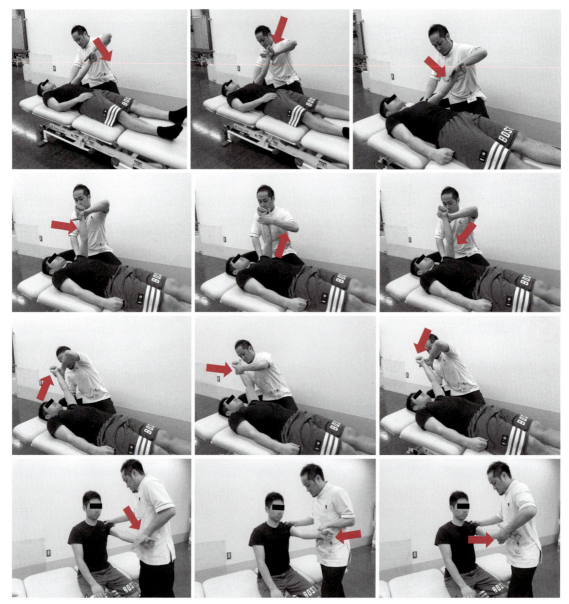

図5　各関節角度での筋力評価と上腕骨頭の偏位量の評価
背臥位，45°・90°・120°屈曲位において屈曲・外転・内転（角度により水平外転・内転）への徒手抵抗をかける．各屈曲角度位での抵抗に対する主動作筋の収縮状態と上腕骨頭の偏位を確認する．骨頭の偏位が大きく，主動作筋の収縮力の低下を感じるポイントが安定性の低下を示している．坐位でも同様に行い，屈曲位が安定すれば，外転方向も同様の方法で評価する．最終的に 90°外転・外旋位での評価を行う．➡は抵抗方向である．

2）頸部へのアプローチ

　頸部は，頭部の突出と頸部の屈曲位を呈している場合が多い．このような姿勢アライメントを呈していると，円背を惹起しやすくなり肩甲胸郭関節のアライメントに影響を及ぼす．肩甲骨の内旋・外転位を生じやすくなる．

　頸部へのアプローチは頭部を中間位へ誘導し，下顎を後方へ引くチンイン運動を行い，胸鎖乳突筋や斜角筋の短縮を改善する（図6）．その際に胸背部はしっかり伸展し，円背の修正も同時に行う．

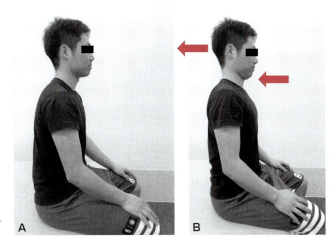

図6 チンイン運動
A：開始肢位.
B：チンイン運動：頭部を後方へ引き，肩甲骨は内転し，下顎も後方へ引く.

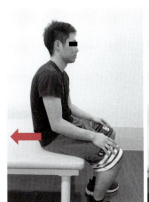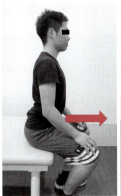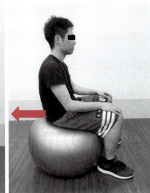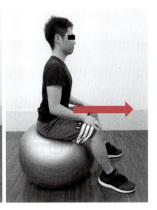

図7 骨盤運動
導入段階では椅子坐位にて骨盤の前傾・後傾運動を行う.
ボールを使用して行えば，骨盤の前後傾を意識しやすい.
前傾時は脊柱背筋群の収縮を，後傾時は腹筋群の収縮を意識し行う.

3）腰部・骨盤帯へのアプローチ

骨盤は後傾し，腰椎の前彎が減少するアライメントを呈することが多い．腹部では，コアマッスルである深部腹筋群の機能低下を生じている場合が多いため，骨盤が後傾し，胸椎の後彎が増強しやすくなり，肩甲骨関節窩の位置異常を呈しやすい．

まず骨盤運動にて，端坐位やバランスボールを使用しての骨盤前傾・後傾運動を行う（図7）．

前傾運動では背筋群を意識し，後傾運動時は腹筋群を意識する．深部腹筋の機能低下に関しては背臥位で深部腹筋運動を行う（図8）．腹式呼吸を意識し，呼吸を止め腹部を凹ませる．上前腸骨棘より2横指腹側へ手指を置き腹横筋の収縮を確認する．

4）肩甲帯へのアプローチ

肩甲骨アライメントは，肩甲骨の外転・内旋位を呈しやすい．初期固定肢位により肩甲骨が挙上位となり，挙上筋である肩甲挙筋と僧帽筋上部線維の過緊張を生じやすいため，肩甲骨の内転・下制トレーニング（図9）を重点的に行う．

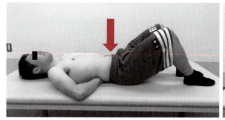
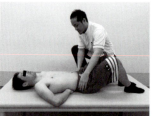

図8 深部腹筋運動
腹式呼吸にて吸気時に腹部を大きく膨らませ，呼吸を止めて腹部を凹ませる．理学療法士は上前腸骨棘より2横指腹側を触診し，腹横筋の収縮の膨隆を感じる．10秒を10セットから開始し，5秒を30セット，3秒を50セットと秒数を減らし，セット数を増加させていく．

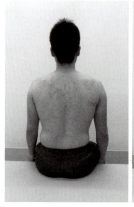
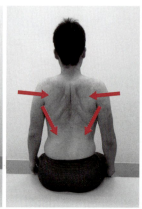

図9 肩甲骨内転・下制運動
肩甲骨を内転し，菱形筋を収縮させる．
さらに下制運動を加える．

表4 トレーニング負荷と反復回数：負荷設定の評価

%1RM	反復できる回数	%1RM	反復できる回数
100	1	80	8
95	2	77	9
93	3	75	10
90	4	70	11
87	5	67	12
85	6	65	15
83	7		

表5 アイソメトリックトレーニングの運動強度と持続時間[10]

運動強度 （最大筋力に対する割合）	筋収縮持続時間	
	最低限度（秒）	適性範囲（秒）
40〜50%	15〜20	45〜60
60〜70%	6〜10	18〜30
80〜90%	4〜6	12〜18
100%	2〜3	6〜10

5）肩甲上腕関節周囲筋の筋力改善アプローチ

　筋機能改善プログラムを遂行するために必要なのは，筋力トレーニングの選択だけでなく，その筋力トレーニングを行う①目的，②負荷設定，③休息時間，④セット数が最も重要である（表4，7）．筋力低下に対して，筋肥大を目的とするか筋持久力を目的とするのかなど，目的により設定負荷やセット数は変化してくる．次に筋の立ち上がりに対してのアプローチも非常に重要となる．筋の立ち上がりは，関節窩と骨頭への圧迫力を早く生じさせることで外刺激から求心位保持を獲得し，不安定症状の改善に重要な要素となる．

　固定期間中の肩関節周囲筋へのアプローチは，固定肢位でのアイソメトリック筋力トレーニング（図2，表5[10]）である．固定期間が解除されれば，医師の指示のもと許可範囲内の関節角度でのアイソメトリック筋力トレーニングへ移行していく．下垂位のみではなく，0°，45°，90°と角度変化をつけた筋力トレーニング（図10）を実施していく．クリニカル・テクニック（p.131）で述べたとおり，各筋での役割を考慮したうえで筋力トレーニングを実施していく．例えば，肩関節屈曲時の運動は屈曲と内旋の動きを取り入れる，棘上筋の場合は軽負荷に設定する．

　逆に肩甲下筋の場合は，大きな力を発揮する筋であるため，段階的に高負荷で筋肥大をねらう設定で行うことが望ましい．

　棘上筋トレーニング（図11）は低負荷で高回数の筋力トレーニング設定をし，棘下筋筋力トレー

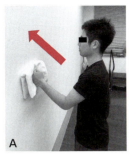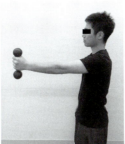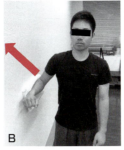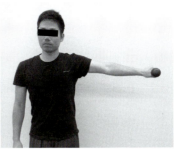

図10 角度変化をつけたアイソメトリック筋力トレーニング
A：肩関節屈曲筋群の45°・90°屈曲位での筋力トレーニング．90°屈曲位ではダンベルを保持している．
B：屈曲同様，外転位でも行う．

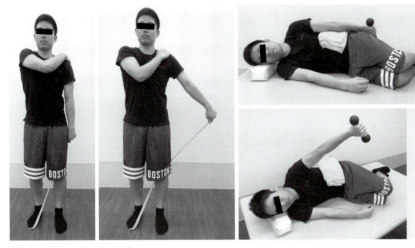

図11 棘上筋トレーニング
肩関節を内旋位にし（疼痛があれば外旋位で行う），肩甲骨面上での外転運動を行う．
肩甲骨面上を45°まで挙上し，開始肢位へ戻す．この際，いったん力を抜くことが重要である．
棘上筋の筋力トレーニングでの負荷設定は，ダンベルでは1kg以下とし，チューブは低負荷のものとする．
回数を増加させていく．

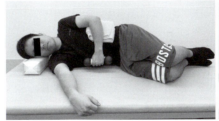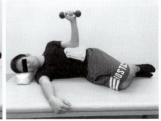

図12 棘下筋筋力トレーニング
側臥位にて，肩関節内旋位より外旋動作を可動範囲全域で行う．棘下筋は筋断面積も大きく，パワーにも長けているので最終的には12RM程度の負荷で行うのも重要である．

ニング（図12）では最終的に60％MVC（表6[10]：ややきつい）の負荷で，全可動範囲を5秒かけて挙上し，1秒保持し，5秒かけて下降する方法で行う．45°外旋位でのアイソメトリックトレーニングでは棘下筋の出力が増大するという報告もある．

表6　Borgによる主観的運動強度：筋力トレーニングの主観的運動強度指標[10]

0	Nothing at all	何も感じない
0.5	Very, very weak (just noticeable)	非常に弱い (何とかわかる)
1	Very weak	とても弱い
2	Weak (light)	弱い (軽い)
3	Moderate	中くらい
4	Somewhat strong	やや強い
5	Strong (heavy)	強い (重い)
6		
7	Very strong	とても強い
8		
9	Very, very strong (almost max)	非常に強い (ほぼ全力)
10		(全力, 限界)

表7　目的別トレーニングとトレーニング設定

トレーニング目的	負荷 (%RM)	目標反復回数	セット数	休息時間
筋力	≧85	≦6	2～6	2～5分
1回の最大努力：パワー	80～90	1～2	3～5	2～5分
複数の最大努力	75～85	3～6	3～5	2～5分
筋肥大	67～85	6～12	3～6	30秒～1.5分
筋持久力	≦67	≧12	2～3	≦30秒

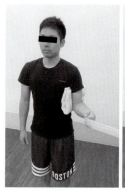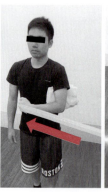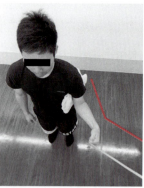

図13　肩甲下筋筋力トレーニング
開始肢位は前腕とチューブのなす角度が120°になるよう設定する．手関節はやや掌屈位で固定する．体幹の回旋で代償しないよう注意する．可動範囲内をしっかり内旋する．負荷は中等度の設定で，10～15回で3～5セット，休憩1分で行う．外転・外旋が許可されれば，90°外転での内旋運動も行う．

肩甲下筋筋力トレーニング（図13）は高負荷で行える場合は，12～15 RMの負荷設定で3～5セット行い，小円筋筋力トレーニング（図14）では，低負荷で行う．

三角筋筋力トレーニング（図15）は許可された可動域範囲で実施するが肩甲下筋同様10～12 RMの負荷で，3～5セットに設定し休憩時間はセット間1～1分半で行う．

肩甲下筋と棘下筋・小円筋複合筋力トレーニング（図16）では主動作筋と拮抗筋での交互筋収縮

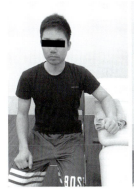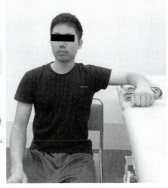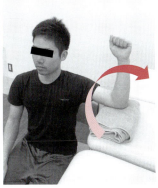

図14 小円筋筋力トレーニング
外転角度45°・90°にて内外旋中間位から外旋運動を行う．小円筋は，筋断面積も小さく，遅筋線維が優位のため軽負荷で高回数（20〜30回）の設定で行う．90°外転・外旋位付近で筋出力が大きくなる．

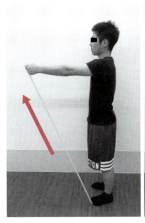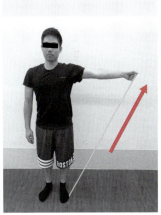

図15 三角筋前部線維・中部線維のアイソトニック筋力トレーニング
前部線維では90°まで行う（90°で筋出力が最も高い）．120°以上行えば，中部線維・後部線維の活動も増大する．中部線維では150°程度まで行う（150°程度で出力が最も高い）．
設定：10〜12RM負荷で10〜12回，3〜5セット，休憩は1分〜1分半．
ダンベルを使用すれば最終可動域で負荷は下がる．チューブを使用すれば最終可動域で負荷は上がる．

も前後の関節安定性改善に有効である．

各筋力トレーニングと併用して，筋力発揮の瞬発性トレーニングを実施する．背臥位で屈曲ないし外転45°・90°・120°とし，徒手やチューブによって各方向に抵抗を加えることで筋の立ち上がりを改善する（図17-C）．

また，背臥位にて肩関節を90°屈曲位とし，無負荷で円を描くような運動を行う（図17-A）．肩関節にはいろいろな方向からの外力が加わることになり，筋力低下がみられる場合は円がうまく描けない運動になる．

例えば，水平内転方向へ乱れる場合は水平外転にかかわる筋（三角筋中部線維・棘下筋・小円筋）の立ち上がりや筋力が低下していることになる．逆に伸展方向に乱れる場合は三角筋前部線維の立ち上がりの低下が認められる．ボールやダンベルを使用することで負荷が高くなり，より筋力が必要となる．不安定症状が軽減し，各関節角度での筋力発揮の瞬発性とMMTにおける筋力が改善されたと判断できれば肩関節のCKC（closed kinetic chain：閉鎖的運動連鎖）による筋力トレーニング（図17-B）を実施する．まずは，屈曲位での筋力トレーニングから開始し，外転位さらには90°外転・外旋位というように負荷設定を増強していくことが重要である．最終的には高負荷であるバランスボールトレーニング（図18）へ移行する．

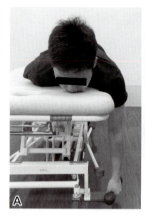
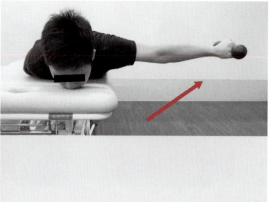
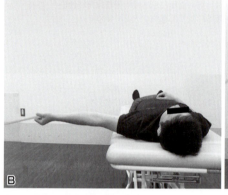
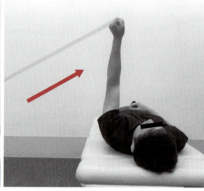
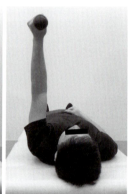

図16 肩甲下筋と棘下筋の複合筋力トレーニング
A：僧帽筋中部線維，棘下筋・小円筋筋力トレーニング．水平外転運動で，拮抗筋の肩甲下筋の出力も誘導される．
B：大胸筋をはじめ，肩甲下筋筋力トレーニング．水平内転運動で，拮抗筋である棘下筋・小円筋の出力も誘導される．肩関節前後の安定性改善筋力トレーニングであり，徐々にスピードも増していく．

おわりに

肩関節不安定症の理学療法は，臨床において非常に困難を要することが多い．外傷性肩関節脱臼（前方・後方・多方向）や反復性肩関節脱臼，動揺肩など病態が多種多様である．主訴も異なることが多く，構造的破綻が生じている場合はより理学療法効果も低くなる．重要なことは，症例が呈している病態を認識し，医師との情報共有を行い，可能な限り機能改善を行っていくことである．

関節可動域や徒手筋力検査法のみでなく，肩関節周囲筋が，どの運動方向においてもが筋力を発揮することができる状態にすることが，関節窩-上腕骨骨頭の求心位保持を獲得できる方法ではないかと考えている．

文献

1）福林　徹ほか：外傷性脱臼．肩のリハビリテーションの科学的基礎，福林　徹ほか（監），NAP，東京，53-97，2009
2）末永直樹：肩関節不安定症．肩関節再腱術―腱板断裂，肩関節不安定症の治療戦略―，メディカ出版，大阪，130-230，2017
3）元木　純ほか：関節の不安定性と理学療法のポイント　肩関節の不安定性と理学療法のポイント．理学療法　27：1279-1286，2010
4）小林寛和ほか：関節不安定症に対する理学療法の現状と課題．理学療法　27：1273-1278，2010
5）山本宣幸ほか：反復性肩関節脱臼の病態：1．バイオ

図17 筋力発揮の瞬発性のトレーニング

A：メカノレセプターへの刺激：筋力発揮の瞬発性に重点を絞ったトレーニング．ボールを把持し，円を描くように動かす．負荷を上げるならば，ダンベルを使用して行う．
B：CKCにて壁でボールを押し，A同様ボールを円を描くように動かす．ゆっくりとした運動から，スピードも段階的に上げていく．
C：肩関節90°でチューブを把持して，理学療法士が周りを周回し，抵抗方向を変化させていく．筋力発揮の瞬発性が低下している方向がウィークポイントである．

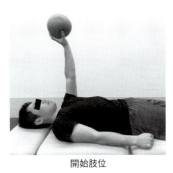
開始肢位

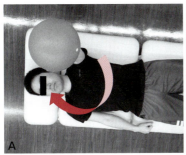 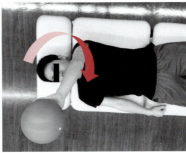 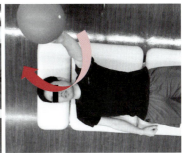
A

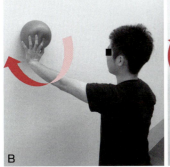 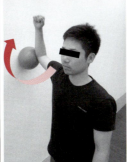 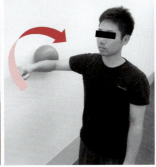
B

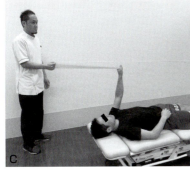 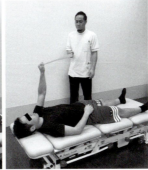 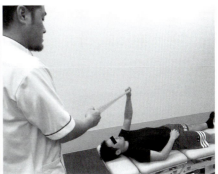
C

メカニクス．臨スポーツ医 27：1303-1309，2010-2012
6) 藤井康成ほか：反復性肩関節脱臼の病態：2. バイオフィードバック．臨スポーツ医 27：1311-1317，2010-2012
7) 三嶋真爾ほか：I 肩関節 反復性肩関節前方脱臼に対する Bankart-Bristow 法．別冊整形外 46：16-20，2004

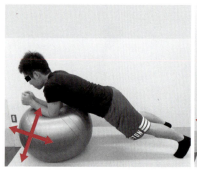 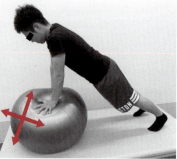

図18 バランスボールを使用しての CKC トレーニング

開始初期は肘屈曲で行い，バランスが安定してくれば手掌で支持する．バランスが崩れないように保持し，安定してくれば上下方向・左右方向へ動かし，バランスを取る．次に円を描くように動かす．肩峰—股関節—足関節部が一直線になるように肢位を固定しながら行う．

8) 望月智之, 秋田恵一ほか：肩関節・肩甲帯部疾患—病態・診断・治療の現状 Ⅰ. 解剖・病態 1. 肩関節の新知見 腱板筋群の構造と停止部の新しい解剖知見. 別冊整形外 58：7-11, 2010
9) Richard L.Lieber：骨格筋の解剖学. 骨格筋の構造・機能と可塑性—理学療法のための筋機能学—, 原著第3版, 望月 久(監), 医歯薬出版, 東京, 28-29, 2013
10) 望月 久, 山田 茂：筋機能改善の理学療法—その考え方と基本アプローチ—. 筋機能改善の理学療法とそのメカニズム—理学療法の科学的基礎を求めて—, 第3版, NAP, 東京, 2-30, 2014

人工関節の特徴をふまえて介入する—術後肩関節機能の獲得

中野 禎

```
肩の人工関節を最大限に活かすための 着眼点
```

- 人工関節の種類と適応および特徴を把握する.
- 人工関節のバイオメカニクスを理解する（リバース型人工肩関節を中心に）.

　人工関節により再建された肩関節機能を最大限に活かすうえで大切な基本事項は，人工関節の種類やその適応および特性を正しく理解し，理学療法を実施することである.

I 人工関節の特性を知る

　人工関節の種類とその適応および特性を知ることは理学療法戦略を立てるうえで重要である.

1 人工肩関節の変遷

　これまで日本では人工肩関節は関節リウマチや変形性肩関節症などに対して施行されてきた人工骨頭置換術（hemiarthroplasty：HA）もしくは解剖学的人工肩関節全置換術（anatomic total shoulder arthroplasty：TSA）であったが，2014年にリバース型人工肩関節全置換術（reverse total shoulder arthroplasty：RSA）が導入され，人工骨関節の適応は大きく様変わりした．TSAでは治療しえなかった修復困難な腱板断裂や腱板断裂性肩関節症（cuff tear arthropathy：CTA）にRSAが施行されるようになり，手術件数は飛躍的に増加している．現在のところRSAの手術は日本整形外科学会の規定により執刀できる医師は限られてい

るため専門医が在籍する医療機関でしか施行されていないが，将来的にはさらなる手術件数の増加に伴い，理学療法士がRSAの術後療法に携わる機会も多くなることが予想される.

2 人工関節の種類とその適応および特性

　人工肩関節置換術は肩関節に高度な変形をきたした場合や激しい疼痛を伴う場合，上腕骨近位端の高度な骨折やそれに続発する上腕骨骨頭壊死，修復困難な広範囲腱板断裂などの偽性麻痺などに適応される．ここでは肩の人工関節の種類とその適応および特性について述べる.

　人工肩関節置換術は3つのカテゴリーに分けられる[1].

1）HA

　HAは関節窩の置換は行わず，上腕骨頭のみを置換するものをいい，standard anatomic head と

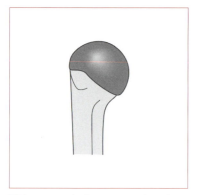

図1　extended coverage head
大結節までメタルで被われた人工骨頭．

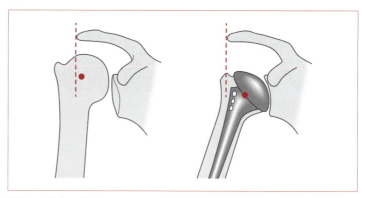

図2　小径人工骨頭
小径の人工骨頭を用いることで腱板の修復を可能にしたものである．また，回転中心を内側に位置させることにより，三角筋の収縮効率を向上させる利点がある．

extended coverage headがある．変形性関節症（osteoarthritis：OA）に対するHAの術後成績はTSAに比べて不良とされる．

① standard anatomic head
- 適応：骨頭壊死の可能性の高い上腕骨近位端骨折，上腕骨頭に限定されたOAなど．

② extended coverage head（図1）
- 適応：若年者で比較的骨頭の求心位が保たれたCTAで90°以上の自動屈曲が可能な，きわめて限定された症例に対して行われる．

standard anatomic headに位置づけられるものとして，主に腱板修復の困難な症例に用いられる小径人工骨頭置換術がある（図2）．この小径人工骨頭置換術はRSAが日本に導入される以前に開発されたもので，腱板を修復することが困難な症例に対し，骨頭部分を小さくすることで比較的腱板の修復を可能にしたものである．また，回転中心を内側に位置させることにより，三角筋の収縮効率を向上させる利点がある．

2）TSA
- 適応：保存療法に抵抗する腱板に問題のない上腕骨頭と関節窩のOA．

上腕骨頭と関節窩の両方を置換する．TSAは，後述する半拘束型のRSAに対して非拘束型に位置づけられる．そのため腱板や肩関節周囲筋による安定性が求められ，force couple（p.22参照）が機能することが重要である．耐久年数は15年以上といわれるが，重要な問題として関節窩側コンポーネントのlooseningがある．このlooseningの原因には，①関節窩側コンポーネントの形態，②TSAによる関節応力の変化，③不適切なインプラントの設置位置および④術前の関節窩の変形による骨量の問題（関節窩側コンポーネント設置に十分な支持が得られない）などが挙げられる．これらの原因のうち理学療法士が関与できるものは②関節応力の変化である．TSAは前述のように非拘束型の人工関節であり，関節の安定性は腱板に依存する．腱板機能不全により関節安定性が悪く，前後不安定性があるといわゆる"rocking-horse"現象[2]を引き起こし（図3），早期に関節窩コンポーネントのlooseningが起こるとされる（図4）．したがって，術後は上腕骨頭の求心位を保つことを意識し，筋力強化が可能になれば腱板筋の積極的な筋力増強運動とフォースカップルを念頭に置いた運動を行う．

HAとTSAは肩甲下筋腱をいったん切離するため最初の6週間は伸展・外旋の積極的な他動運動は控える．

3）RSA
- 適応

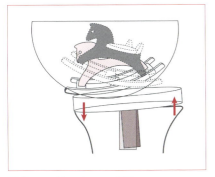

図3　rocking-horse 現象
子どもの玩具に見立てた現象をいう．
(文献2)より引用改変)

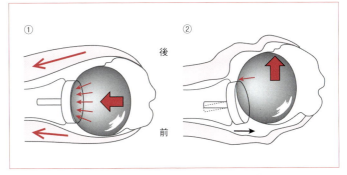

図4　TSA の関節安定性と関節窩コンポーネントの早期 loosening
①腱板機能が正常であれば関節窩コンポーネントに compression force (圧縮力)がかかる.
②腱板機能が脆弱で骨頭の前後不安定性があると shear force (剪断力)がかかり早期に関節窩コンポーネントの loosening を引き起こす.

- 原則は70歳以上の高齢者とされる.
- 偽性麻痺などを呈する修復困難な腱板断裂.
- 腱板断裂性肩関節症.
- 高度な骨折.
- TSA 後の成績不良.

三角筋機能不全(腋窩神経麻痺などによる)は絶対禁忌である. 高齢者の外傷性脱臼では広範囲腱板断裂に加え, 腋窩神経麻痺を呈することも少なくない. したがって, このような症例には腋窩神経麻痺の回復を待ってから手術が行われる.
合併症として肩峰骨折, 脱臼などが報告されている. 腱板断裂性肩関節症は, 肩峰骨頭間距離の狭小化に始まり, 骨頭の上方偏移が進行すると肩峰下面の臼蓋化[3]が起こるとされる. 肩峰骨折はこのような肩峰の臼蓋化による肩峰の菲薄化や三角筋の起始部である肩峰に三角筋の緊張が加わることにより引き起こされる. 三角筋は RSA コンポーネントの安定性や肩関節機能に重要な役割を果たしており, 肩峰骨折は重篤な合併症となる. 術後の脱臼は1〜4％程度であり, その多くは術後12週間までに起こり, RSA の再置換症例のほうが初回手術症例より脱臼頻度が高いと報告されている[4].

II 人工関節のバイオメカニクスを理解する

1985年にフランスの Grammont が関節窩をボール状にし, 上腕骨頭側をソケット型にした RSA のプロトタイプを開発した[5]. RSA は回転中心を内下方にし, 三角筋のレバーアームを長くすることにより三角筋による肩関節機能獲得を図っている(図5). その後, 徐々に改善が加えられ, 日本には2014年に導入された.
現在, 日本では7機種が導入され, 主要5機種が使用されている. RSA の基本構造は関節窩側の球体 glenosphere と上腕骨側のソケット humeral cup のボール＆ソケットの半拘束型である. glenosphere と humeral cup の間のライナー(インサート)の位置により, In-lay タイプと On-lay タイプの2種に分けられる. この2種で大きく異なる点は, In-lay タイプは Grammont のコンセプトを継承した回転中心を内下方に設定する medialized type で, On-lay タイプは上腕骨軸を外方化する lateralized タイプである(図6).

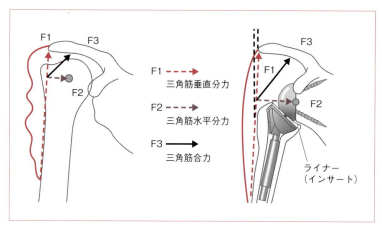

図5 リバース型人工肩関節のバイオメカニクス

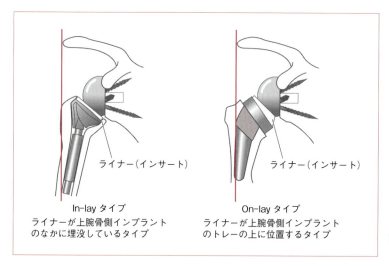

図6 リバース型人工肩関節 In-layタイプと On-layタイプ

1 medialized type（In-lay タイプ）

回転中心を内下方化し，三角筋のレバーアームを増加させ挙上に対する三角筋作用の効率化を図る（図7）．また，回転中心が内側に位置することで三角筋線維をより多く外転筋力として作用することが期待できる（図8）．

図9で点線で示したのは解剖学的な位置にある上腕骨頭である．解剖学的な位置にある骨頭の中心を通る外転軸は点線A1-A2，肩甲骨面での外転軸をA3-A4とすると，外転では三角筋線維Ⅱの一部とⅢのすべて，Ⅳの大部分が外転に作用する三角筋線維である．また肩甲骨面での外転ではⅠの一部，Ⅱ，Ⅲ，Ⅳの一部が外転に作用する．RSAでは，水平面上で回転中心は内方化するため外転軸は実線で示したR1-R2となり，三角筋線維Ⅱ，Ⅲ，Ⅳ，Ⅴが，肩甲骨面での外転ではⅠ，Ⅱ，ⅢおよびⅣのほとんどが作用する．これが回転中心の内下方化の利点である．しかし，回転中心を内下方化するため，scapular notch（図10）を起こしやすいことや三角筋が直線的に下方へ伸張されるため，起始部に過負荷がかかり，肩峰骨折を引き起こす可能性がある．

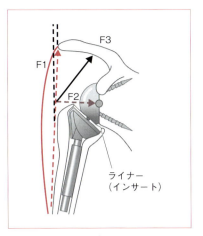

図7 In-lay タイプ
ライナーが上腕骨側インプラントのなかに埋没しているタイプで，回転中心は内下方に位置する．
上腕骨を下方に引き下げることにより三角筋のレバーアーム（F2）が長くなる．

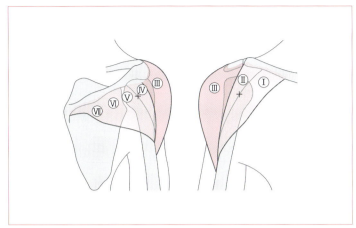

図8 三角筋線維の7区分の分類（FicK 1911）

（文献6）より引用）

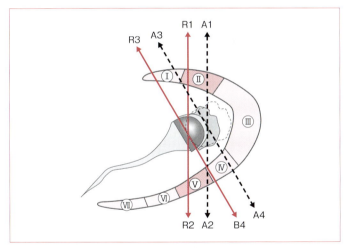

図9 回転中心の変化と外転筋としての三角筋線維の作用

（文献6）より引用一部改変）

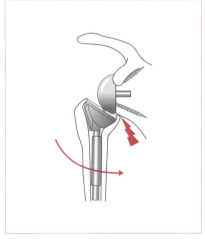

図10 scapular notch
上腕骨側インプラントの内側と肩甲骨の頸部が干渉すること．
経年的に glenosphere 下部の欠損が進む．

2 lateralized type（On-lay タイプ）

lateralized type には，関節窩側の調整で回転中心を外方化する glenoid lateralization（図11）と上腕骨側の調整で行う humeral lateralization，上腕骨側のインプラントとライナー（インサート）により上腕骨軸を外方化させる humeral lateralization がある（図12）．lateralization により，回転中心が解剖学的な位置に近づくため生理的な三角筋の緊張が得られる．残存腱板がある場合は，外方化により腱板の適切な緊張が得られ回旋力が期

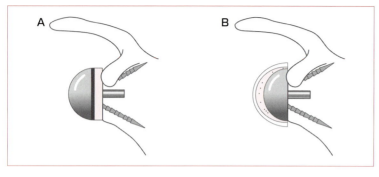

図11 関節窩側の調整で回転中心を外方化する glenoid lateralization
A：ベースプレートとの間に骨頭から採取した骨を土台にして glenosphere を外方化する方法〔bone increased offset (BIO)〕．
B：glenosphere のサイズを大きくして外方化する方法．

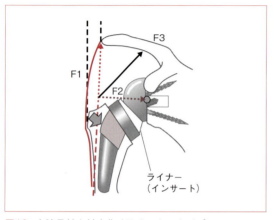

図12 上腕骨軸を外方化する On-lay タイプ
ライナーが上腕骨側インプラントのトレーの上に位置することにより上腕骨を外方化する．これにより三角筋レバーアームである F2 は大きくなり glenosphere に圧縮力がかかる．また，張り出した上腕骨を三角筋が被う（wrapping）ことにより上腕骨上方偏移を防ぐ．In-lay タイプに比べ三角筋の生理的な緊張を得ることができる．三角筋の合力 F3 は In-lay タイプと大差ない．

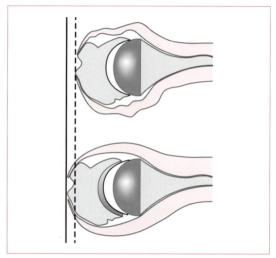

図13 外方化による残存腱板の緊張（下）

待できる（図13）．また lateralized type は大結節が温存されているため，三角筋で被われる形になり（wrapping），挙上時に上腕骨の上方偏移を抑制する作用が生まれる．また外方化により三角筋のレバーアームも増加するため compression force が働き，glenosphere の loosening が抑制できるとされる．ただし，大結節の温存により肩峰とのインピンジメントを起こすため，可動域が制限される場合もある（図14）．このようなことに配慮し，glenosphere で off-set を設定すること（下方へ glenosphere をずらすこと）ができる機種も存在する（図15）．ただし，下方への off-set を設定すれば上腕骨も引き下げられることになるため，三角筋の過緊張が増すことや軟部組織のバランスなどへも影響を及ぼすことから術中の医師の判断により慎重に決定される．

Grammont が最初に提唱した概念から徐々に改良が加えられ，回転中心は内下方から外側化へ移行しつつある．現在のところそれぞれにおいて一長一短があり，どちらのタイプかは執刀する医師により個々の症例に応じて選択されるため，機種に応じた理学療法を実施できるようそれぞれの特徴を把握しておくことが重要である（表1）．

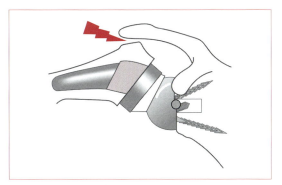 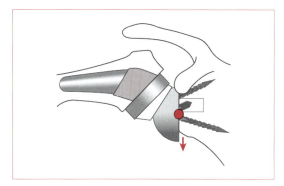

図14 On-lay タイプの肩峰下インピンジメント　　図15 glenosphere の下方への off-set

表1　RSA のタイプ別特徴

回転中心	ライナー(インサート)のタイプ	機種名(社名)	長所	欠点
内下方化 (medialization) medialized type	In-lay タイプ (Grammont type)	・Aequalis™ Reversed (Tornier 社) ・SMR reverse (Lima 社) ・DELTA XTEND™ (Depuy 社)	・三角筋のレバーアームを増加させ挙上に対する三角筋作用の効率化を図る ・より多くの三角筋線維による外転筋作用が期待できる	・回転中心を内下方化するため，scapular notching を起こしやすい ・三角筋が直線的に下方へ伸張されるため，起始部に過負荷がかかり，肩峰骨折を引き起こす可能性がある
外方化 (lateralization) lateralized type	On-lay タイプ	・Aequalis Ascend™ Flex (Tornier 社) ・Comprehensive Reverse (Zimmer Biomet 社)	・scapular notching を予防できる ・In-lay type に比べ，三角筋の過剰な緊張を惹起しない ・三角筋の wrapping 作用により上腕骨側の上方偏移を予防でき，In-lay タイプより生理的な緊張が得られる ・残存腱板がある場合は，外方化により残存腱による回旋筋力が期待できる	・頸体角を大きく設定しているため大結節が残存しており肩峰とのインピンジメントを起こす．そのため glenosphere および humeral side での可動性には制限が起こる

　また，RSA は腱板機能が欠損した症例に対して行われる手術であるため，回旋筋力（特に外旋筋力）は三角筋の前部線維と後部線維の筋力に依存する．小円筋の残存する症例では肩外転位での外旋筋力は維持されるため，術中所見を執刀医に確認することが理学療法を進めるうえで重要な情報となる．同様に，肩甲下筋の残存する症例についても縫合の有無によって術後療法の進め方を考慮する必要がある．また，外旋筋力再建のため広背筋・大円筋腱移行術が併用されることもあるが，外旋筋力は改善するが移行した広背筋・大円筋腱の緊張により内旋制限が起こる可能性に留意する．

表2 HA・TSAの術後プロトコル

プログラム	術後1日～2週	術後3～6週	術後7週
肩甲骨の挙上・内転運動			
肘関節以遠の自動関節運動			
肩甲骨モビライゼーション			
肩甲骨周囲筋の等尺性・等張性運動			
肩関節内外旋中間位での他動ROM運動開始			
徐々に自動介助運動を開始，必要に応じて振り子運動実施，内外旋他動運動開始（肩甲下筋の縫合が行われている場合は過度の外旋は避ける）			
肩関節自動運動開始			
肩関節他動外旋・内旋・伸展開始			
肩外旋，内旋の等張性運動開始			

（表中吹き出し）
*1
*2
術後6週間は過度の伸展・外旋は禁止
術後2週間で三角巾除去

*1：術後早期（1～2週間）で肩峰下への骨頭の滑り込みを獲得する
*2：術後3週目から内外旋の他動運動を開始するが，肩甲下筋の縫合が行われているため過度の外旋は避ける

Ⅲ 理学療法プログラムの実際

　人工肩関節に対する理学療法の目的は，再建された肩関節機能を早期に獲得し，日常生活動作（activities of daily living：ADL）能力の向上を図ることである．

1 HA，TSAに対する理学療法（表2）

　HAとTSAの後療法に大きな違いはない．HAとTSAは腱板機能が残存していることが前提になるため，腱板による関節の安定性が期待できる．しかし，HAとTSAはいったん肩甲下筋腱を切離し，インプラント挿入後に縫合しているため，術後6週間は伸展・外旋の積極的な他動ROMや内旋筋の筋力強化は避ける．術後1～2週間は創部の安静のため三角巾などを用いることがあるが，痛みが自制内であれば除去する．表2に術後プロトコルを示す．筋スパズムが強い場合は，三角

巾を用いた状態での振り子運動を行う．
　HAとTSAのROM獲得に重要なことは，可及的早期に肩峰下への上腕骨頭（大結節）の滑り込みを得ることである．インピンジメントが起こり生理的なglenohumeral jointの可動性を得られない状態が続くと，周辺組織（筋，腱，関節包など）の短縮や癒着により拘縮を起こすため，術中に得られたROMの獲得が困難になる．目安は術後1～2週間での上腕骨頭の滑り込みを得るように術後療法を進める．

【術後1日～2週】
・肩甲骨の挙上・内転運動．
・肘関節以遠の自動関節運動．
・肩甲骨モビライゼーション．
・肩甲骨周囲筋の等尺性・等張性運動．
・肩関節内外旋中間位での他動ROM練習開始．

【術後3～6週】
・徐々に自動介助運動を開始，必要に応じて振り

148　実践と結果に基づく理学療法手技

表3 RSAの術後プロトコル

術後プログラム	関節保護期 1~6週間		可動域拡大期	総合的肩関節機能獲得期	ホームエクササイズ期
	術後1日~3週	術後4~6週	術後7~9週	術後10~12週	術後13週以降
肩甲骨の挙上・内転運動					
肘関節以遠の自動関節運動					
肩甲骨モビライゼーション					
肩甲骨周囲筋の等尺性・等張性運動					
肩関節内外旋中間位での他動ROM運動開始（屈曲は120°・外転は90°まで）					
自動介助運動を開始，必要に応じて振り子運動実施，内外旋他動運動開始（肩甲下筋の縫合が行われている場合は過度の外旋は避ける）．徐々に自動運動へ移行					
自動運動，肩外旋，内旋の等尺性運動開始		*2			
術側での食事，軽度のADL動作を許可				*3	
ADL動作の獲得に向け，肩甲骨周囲筋と三角筋の協調性を意識した漸増筋力増強運動開始					*4
ホームエクササイズとして肩甲骨の可動性を維持するような肩甲骨の挙上や内転運動，脊柱の伸展運動の継続指導					

（吹き出し）術後3週間で装具除去 *1
（吹き出し）肩甲下筋を縫合している場合は，術後6週間は内旋抵抗運動は禁止

＊1：装具除去直後は三角筋の過緊張により上腕外側部に疼痛を訴える患者も少なくないため，肩甲骨周囲筋の防御性収縮に留意する
＊2：除重力位での側臥位での屈曲，背臥位での外転運動から徐々に座位での抗重力位での運動に移行する
＊3：ADL動作の獲得が目的のため，必要以上の筋力増強運動は肩峰下骨折を引き起こす可能性に留意する
＊4：術後12週間は伸展・内旋・内転の複合運動（結帯動作）は脱臼の可能性があるため特に注意する

子運動を実施，内外旋他動運動開始（肩甲下筋の縫合が行われているため過度な外旋は避ける）．
• 徐々に自動運動へ移行．
【術後7週】
• 肩外旋，内旋の抵抗運動開始．

2 RSAに対する理学療法（表3）

RSAの術後プロトコルは大きく分けて，①関節保護期，②可動域拡大期，③総合的肩関節機能獲得期，④ホームエクササイズ期の4つの時期に分けられる．

1）関節保護期（1~6週）

三角筋の緊張緩和と軟部組織の修復目的に，3週間の外転装具固定期間が設けられる．RSAは腱板がないため関節の安定性は低く，TSAに比べ脱臼リスクは高い．脱臼肢位は伸展・内転・内旋の複合運動でいわゆる結帯動作であり，術後6週間は軟部組織の修復を意識した可動域運動が必要

である．特に装具固定期間中はベッド上の安静時や動作時に肩関節伸展位にならないように患者への指導を行う．

【術後 1 日〜3 週】
- 肩甲骨の挙上・内転運動．
- 肘関節以遠の自動関節運動．
- 肩甲骨モビライゼーション．
- 肩甲骨周囲筋の等尺性・等張性運動．
- 肩関節内外旋中間位での他動 ROM 練習開始（屈曲は 120°，外転は 90°まで）

【術後 3 週】
- 徐々に自動介助運動を開始，必要に応じて振り子運動の実施，内外旋の他動運動を開始（肩甲下筋の縫合が行われている場合は過度な外旋は避ける）

【術後 4〜6 週】
- 装具除去
- 装具除去直後は三角筋の過緊張により上腕外側部に疼痛を訴える患者も少なくないため，肩甲骨周囲筋の防御性収縮に留意する．

2）可動域拡大期（7〜9 週）
- 肩内外旋の抵抗運動開始．
- 重力除去位での屈曲（側臥位），外転運動（背臥位）から徐々に坐位での抗重力位での運動に移行する．
- 術側での食事，軽度の ADL 動作を許可．

3）総合的肩関節機能獲得期（10〜12 週）
【術後 10 週〜】
- 徐々に ADL 動作の獲得に向け，肩甲骨周囲筋と三角筋の協調性を意識した筋力増強運動を漸増的に増やしていく．ただし，ADL 動作の獲得が目的のため，必要以上の筋力増強運動は肩峰下骨折を引き起こす可能があることに留意する．

4）ホームエクササイズ期
【術後 13 週以降】
- RSA は三角筋筋力と同等に肩甲胸郭機能が重要である．したがって，ホームエクササイズとして肩甲骨の可動性を維持するような肩甲骨の挙上や内転運動，脊柱の伸展運動は継続して指導する．

クリニカル・テクニック

RSA の構造に配慮した可動域運動

ここで筆者の臨床的着眼点について紹介する．

インプラントの種類が In-lay タイプか On-lay タイプのどちらが施行されたのか，医師またはカルテより情報を把握しておく．RSA が HA や TSA と大きく異なる点は，ボール＆ソケットの半拘束型のため関節の遊びがないことである（他動 ROM 運動にて遊びが感じられる場合は，三角筋の緊張が不足していることが考えられ，術後の自動 ROM が不良となる可能性がある）．他動 ROM 運動時は glenosphere と humeral cup 間での円滑な運動が行われているかを意識する必要がある．RSA は glenosphere と humeral cup の境界部分が体表からでも確認できる．その境界部分を体表から触れながら上腕骨側のインプラントと肩峰や肩甲骨側の

インプラントとのインピンジメントやインプラント同士の接触が起こらないように ROM 運動を進める（図16）．特に回旋角度は上腕骨側のインプラントの後捻角の状態に依存することや，正常関節より回旋可動範囲は狭いことを理解しておく．後捻角は通常 10〜20°に設定されるが，後捻角が大きいと外旋角度は増加し，内旋角度は減少する．逆に，後捻角が小さいと内旋角度は増加し，外旋角度は小さくなる．したがって，回旋角度は周囲組織の緊張だけでなく上腕骨側インプラントと肩甲骨側の接触によって制限されるため，エンドフィールを逃さず感じることが重要である（図17, 18）．また，In-lay タイプは大結節がないため，正常の肩関節とは違い挙上に際して上腕骨の外旋運動を必要としないが，肩甲

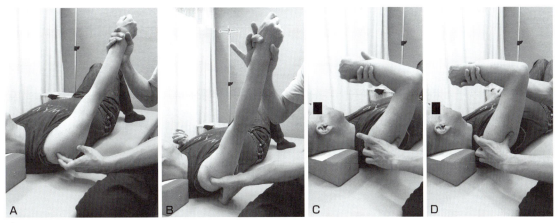

図16 境界部分を体表から触れながら ROM 運動を進める
A, B：屈曲, C, D：水平内転.
体表から glenosphere と humeral cup の境界を確認できるため，インプラントと骨の接触を起こす可能性に留意して ROM 運動を進める.

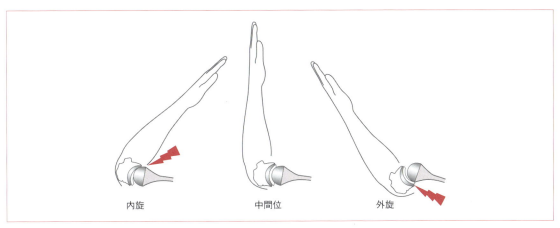

図17 回旋によるインプラントの接触

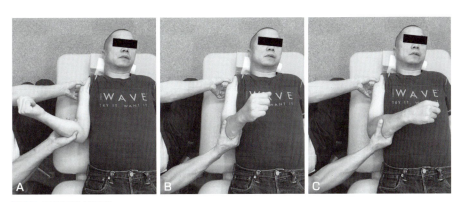

図18 回旋可動域運動
回旋角度は周囲組織の緊張だけでなくインプラントの接触によって制限されるため，エンドフィールを逃さず感じることが重要である.

人工関節の特徴をふまえて介入する―術後肩関節機能の獲得

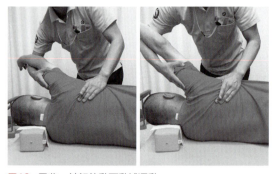

図19 屈曲・外転他動可動域運動
屈曲・外転では肩甲骨の上方回旋を促すように肩甲骨下角の誘導を行う．

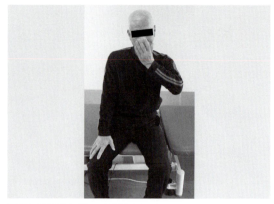

図20 洗顔時に顔に手が届きにくい

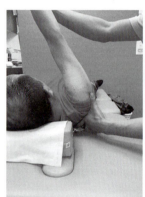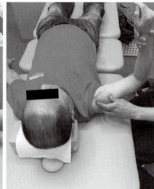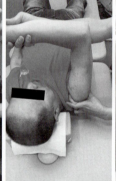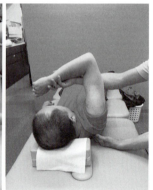

図21 水平内転他動可動域運動
肩甲骨の外転による代償により水平内転動作の獲得を目指す必要がある．

骨関節窩の下部の scapular notching が On-lay タイプに比べて起こりやすい．逆に On-lay タイプは大結節が残っているため，挙上に際して上腕骨の外旋が必要である．このようなことから RSA では肩甲胸郭機能が重要であり，肩甲骨の可動性の獲得は自・他動可動域に大きく影響する．屈曲・外転では肩甲骨の上方回旋（図19），外旋では肩甲骨の外旋が，内旋では肩甲骨の内旋による代償が行えるだけの肩甲骨の可動性を獲得する必要がある．特に On-lay タイプの場合，水平内転可動域が少なく，「体側の肩に手が届かない」，「体側の腋の下が洗いにくい」，「洗顔時に顔に手が届きにくい」（図20）などの訴えがあり，これらの訴えは In-lay タイプを施行された患者より多い印象を持っている．また On-lay タイプは水平内転時に上腕の外側部に伸張痛を訴える症例が少なくない．これは lateralization による三角筋の過緊張や上腕三頭筋長頭による水平内転時の伸張に起因するものだけではなく，In-lay タイプに比べ，インプラントの接触が水平内転時の早い段階で起こることによるメカニカルストレスがその要因ではないかと考えている．このような症例の場合は，肩甲骨の外転による代償により水平内転動作の獲得を目指す必要がある（図21）．

3 RSAの術後に考慮すべきこと

RSAの基本概念は，On-layタイプであれIn-layタイプであれ三角筋出力を効果的に引き出すことにある．しかし，三角筋を過用することにより5～6年で三角筋の機能不全を起こす症例や，三角筋の断裂や肩峰骨折を呈する症例の報告もある．また現在のところ，RSAに使用されるインプラントは日本人向けのサイズではないため，高身長の男性で成績が良く，低身長の女性では成績が悪い傾向にあるといわれる．実際の臨床場面でも，低身長の女性は相対的に上肢の引き下げ率が高くなるため，三角筋の過緊張による上腕外側部の疼痛の訴えが強い場合が多い．さらに半拘束型に起因するためかインサートの摩耗によるwear debrisがTSAに比べ多いとされることやRSA自体，上肢で体重を支持することは想定されていない．特に関節保護期は上肢の支持によって立ち上がるなどの動作は肩関節伸展位となりやすいため注意する．したがって，上肢の支持が必要な症例は健側上肢を用いるよう指導し，下肢の筋力強化を並行して実施する．

1）wear debris

人工関節の多くは人工軟骨として利用されている超高分子ポリエチレン（ultra-high molecular weight polyethylene：UHMWPE）の磨耗粉のことである．wear debrisにより骨溶解が発生する．骨溶解は骨とコンポーネントの界面に存在する間隙に侵入したUHMWPE磨耗粉に対する異物反応によって起こる炎症性肉芽組織の増生による骨吸収である．

2）外旋ラグテスト

他動的に外旋させた状態を保持するように指示をしてもその状態が保てず内旋してしまう状態を外旋ラグテスト陽性とする．RSAでは，棘下筋は残存していないため陽性となる可能性が高い．

3）Horn blower's sign（図22）

外転位での外旋が保持できずちょうど吹奏楽を

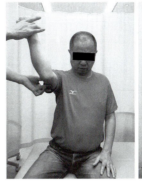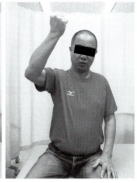

図22 Horn blower's sign

吹くような肢位となることが名前の由来．小円筋が残存していない症例では陽性となる可能性が高い．その場合は三角筋後部線維による外旋筋力の改善を図る．

4 表面筋電図を用いたRSA症例と健常者（若年者）の肩関節周囲筋の筋活動の違い[7]

4つの課題を設定し，肩関節屈曲45°での保持（課題1），90°での保持（課題2），前腕遠位に1kgの重錘負荷した状態での45°での保持（課題3），同じく90°での保持（課題4）として僧帽筋上部線維，三角筋前部線維・中部線維・後部線維，小円筋，上腕二頭筋，大胸筋および前鋸筋の8筋の筋活動をRSA群（7人すべてIn-layタイプ），健常者群（11人）でそれぞれの筋活動を比較した．

課題1で得られた筋活動を基準に各課題の筋活動をそれぞれ算出した結果を図23，24に示す．これらの結果をふまえると，RSA症例では肩甲胸郭機能を担う重要な役割として僧帽筋上部線維と前鋸筋が重要で，三角筋中部線維が屈曲の主動作筋として機能すると考えられる．また屈曲位保持において三角筋後部線維の著明な筋活動増加についてその機序は不明であるが，腱板機能を代償するために主動作筋である中部線維に拮抗するよう

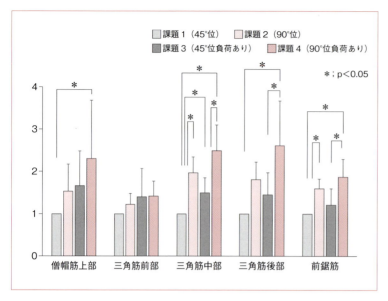

図23 課題1で正規化した各筋の課題別筋活動（RSA群）

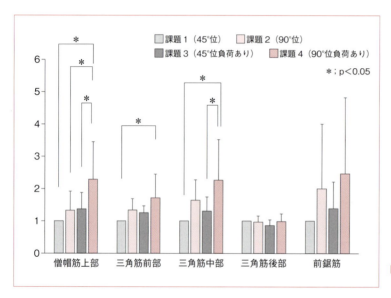

図24 課題1で正規化した各筋の課題別筋活動（健常者群）

活動することで関節安定性を高めている可能性があるものと考えられる[7].

　RSAは，術後リハビリテーションの必要性が低いとされているが，比較的順調に回復する症例と自動挙上に時間を要する症例も存在する．この要因は現在のところ明確ではないが，年齢や術前の三角筋を含む肩関節周囲筋の筋力およびROM，インプラントの適合性などが術後成績に影響するものと考えられる．RSA適応症例は，関節の適合性が悪いため術前の肩関節周囲筋の筋力を正しく評価することは困難なことが多い．しかし，手術に至るまでの経過や期間，肩甲上腕関節および肩甲骨の可動性を含む他動ROMの評価をしておくことや術中所見について医師から情報を得ることは，術後リハビリテーションを進めるにあたって非常に重要である．

文献

1) 菅谷啓之（編著）：肩関節外科手術テクニック，メディカ出版，大阪，144-155，2014

2) Matsen FA et al：Practical Evaluation and Management of shoulder. WB Saunders, Philadelphia, 1994.

3) 濱田一壽ほか：腱板断裂性肩関節症の単純 X 線学的分類．臨整外 50：986-989，2015.

4) Chalmers BP et al：Treatment and Outcomes of Reverse Shoulder Arthroplasty Dislocations. J Shoulder Elbow Arthroplasty 1：1-6, 2017

5) Grammont P et al：Concept study and realization of a new total shoulder prosthesis [in French]. Rhumatologie 39：407-418, 1987

6) 塩田悦二：カラー版　カパンディ　関節の生理学Ⅰ．上肢　原著第 6 版，医歯薬出版，東京，63，2008

7) 中野　禎ほか：反転型人工肩関節術後および健常肩における肩関節周囲筋の筋電図学的検討．臨床バイオメカニクス 38：119-124，2017

運動連鎖を理解し投球障害肩の改善・予防に向き合う

濱田 太朗・来田 晃幸

投球障害肩を改善するための着眼点

➡ 関節機能評価による障害部位の推察から疼痛の変化や関係性を探る.

➡ 肩複合体および体幹・下肢機能を含めた評価に加え，運動連鎖を考慮した運動療法を実施する.

　関節機能評価による障害部位の推察に始まり，徒手操作による疼痛の増減の有無を確認する．また姿勢アライメント評価，肩関節複合体の運動機能評価，体幹・下肢の運動機能評価，投球フォームチェック，テーピングを用いた評価により疼痛の関係性を探る．これらの理学所見から，運動連鎖を考慮した運動療法を実施し，投球障害肩の改善・予防へとつなげる.

I 障害部位の推察—病態評価としてのストレステストとスクリーニング方法—

1 問診と障害の推測

　病態評価は，まず問診によって疼痛が生じている投球位相から起こしやすい障害を予測することができる（図1）．投球位相は，投球動作の始動から非投球側下肢最大挙上までをワインドアップ期（wind up：WU），非投球側足部接地時までを早期コッキング期（early cocking：EC），投球側肩最大外旋（maximam external rotation：MER）時までを後期コッキング期（late cocking：LC），ボールリリース（ball release：BR）時までを加速期（acceleration：AC），それ以降から投球動作の終了までをフォロースルー期（follow through：FT）と分けられる．投球位相と代表的な投球障害は，EC～FT では肩峰下インピンジメント，腱板損傷，LC ではインターナルインピンジメント，

腱板疎部損傷，LC～FT では肩関節上方関節唇（superior labrum anterior and posterior：SLAP）損傷，肩前方不安定症が生じやすい．投球位相で疼痛の自覚がない場合は，ストレステストにより疼痛を再現させ病態を把握していく．また肩甲骨および肩甲上腕関節への徒手的操作により症状の増減の有無を評価し，治療の方向性を決定づける.

2 障害別の病態評価と運動療法の方向性を導くためのスクリーニング方法

1）肩峰下インピンジメント

　投球動作における肩峰下インピンジメントは，上肢挙上位での回旋運動により肩峰下で棘上筋や肩峰下滑液包がインピンジメント（挟み込み，衝突）され，疼痛が生じる．

　病態は，Neer・Hawkins-Kennedy impinge-

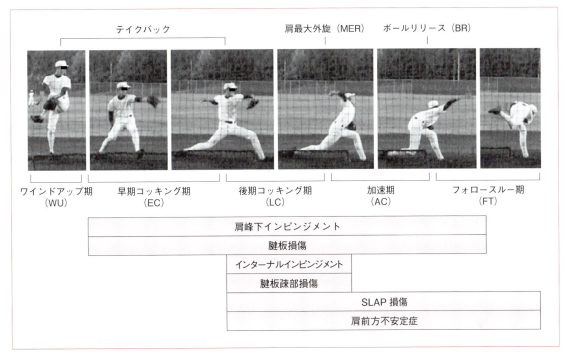

図1 投球位相と起こしやすい障害

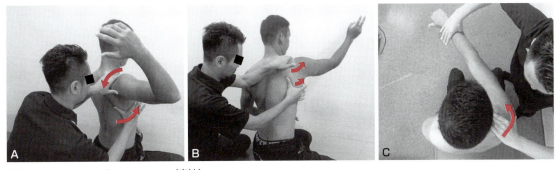

図2 Scapular assistance test（変法）
A：LC～MER；肩甲骨後傾・上方回旋誘導.
B：AC～FT；肩甲骨外転誘導.
C：O'Brien test 陽性例に対する肩甲骨外転誘導.

ment テストにて評価し，疼痛が生じる場合は陽性とする．そして，肩甲骨と肩甲上腕関節に対する徒手的操作を通じて運動療法の方向性を導いていく．患者自身が疼痛や違和感が生じやすいスローイングプレーン上での上肢運動を行わせ，Scapular assistance test（SAT）[1]変法（図2-A，B）[2]により肩甲骨の上方回旋・後傾や外転をアシストすることで症状が軽減されるか評価を行う．

症状が軽減される場合は，前鋸筋や僧帽筋下部線維の筋機能低下が疑われる．また，上腕骨頭の前上方偏位が認められる場合は検者の第2～5指手掌面にて骨頭を後下方へ圧迫することで症状が軽減されるかスクリーニング評価を行う．症状が軽減される場合は，肩甲上腕関節後下方軟部組織の伸張性低下もしくは腱板筋の筋機能低下の2つが疑われる．これらにより肩甲上腕関節における

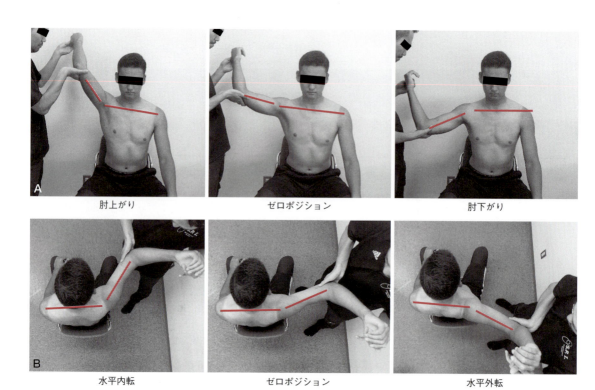

図3　HERT（変法）
A：前額面上での関節肢位操作，B：水平面上での関節肢位操作．

求心位が保てず症状が生じることが多い．これらの機能評価方法については，「Ⅱ 運動機能評価」（p.160）で説明する．

フォームチェックの着眼点は，LCまでの過度な肩甲骨挙上動作，LC〜ACにおける前額面上での過度な肘上がりの動作，AC〜FTにおける肩内旋運動に依存した動作である．

2）インターナルインピンジメント，腱板疎部損傷

インターナルインピンジメントは，大結節と関節唇の間で後方腱板筋腱が挟み込まれることによって生じる障害である．腱板疎部損傷とは，肩前方部の肩甲下筋腱と棘上筋腱の隙間の腱・結合組織が少ない部分の損傷であり，烏口突起の1横指外側部に圧痛が生じやすい特徴がある．投球動作中では，いずれもMER付近にて症状が生じやすいが，疼痛部位が異なることを把握しておく必要がある．インターナルインピンジメントは肩甲上腕関節後方部での疼痛，腱板疎部では肩前方部での疼痛を自覚されやすい．

インターナルインピンジメントや腱板疎部損傷は，いずれも上肢の挙上・回旋時の関節窩に対する骨頭の前方偏位と軸回旋不良により症状が生じやすいため，骨頭部に対する徒手的操作や関節肢位を変化させたストレステストにより運動療法の方向性を導いていく．

病態評価は，Relocation test・Fulcrum testによる骨頭操作を行い，症状増減の有無を確認する．Relocation testは症状が軽減される場合を陽性，Fulcrum testは疼痛が増強した場合を陽性とする．また，投球におけるMER時のストレステストとしてHyper external rotation test（HERT）を用いる．肩のゼロポジションを基本肢位としたHERTから前額面および水平面上での角度を変化させた関節運動で疼痛増減の有無を評価する（図3）．このテストで得られた情報をもとに，投球動作の評

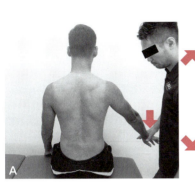
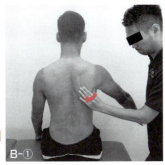
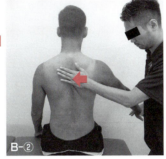
肩甲骨下方回旋に対する固定

winging に対する固定
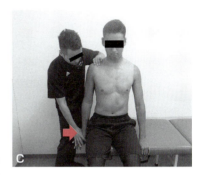

図4 棘上筋テストと Scapular stability test
A：棘上筋テスト，B：Scapular stability test，C：Initial abduction test.

価や肩甲上腕関節および肩甲胸郭関節などの運動機能評価で症状を惹起する要因を分析する．

フォームチェックの着眼点は，LC までの早期の身体の開き，MER付近の過度な肩関節水平外転運動の水平面上での動作である．

3）腱板損傷

腱板損傷は，肩峰と骨頭の間に挟まれている棘上筋が損傷を受けやすい．症状の特徴として，挙上や挙上位での回旋運動などの運動時痛が主体であり，可動域制限は少ない．投球位相では，EC～FT まで症状は多様である．

病態評価は，棘上筋テスト（図4-A）にて評価し，疼痛が生じる場合を陽性とする．同時に Scapular stability test（図4-B）を行うことで，腱板筋および肩甲骨周囲筋の筋機能を評価する．肩甲骨の固定や代償を抑制させることで出力が増加する場合は，肩甲骨周囲筋の機能不全が，出力が低下した場合は腱板筋の機能低下が考えられる．

また，Initial abduction test（図4-C）では肩峰下におけるインピンジメント症状を除外することができ，棘上筋腱損傷の特異的な評価が可能である．

フォームチェックの着眼点は，肩峰下インピンジメントと同様の動作である．その他，日常生活上でも肩関節の挙上動作や回旋動作により疼痛が生じやすい特徴もある．

4）SLAP 損傷

SLAP 損傷とは，上腕二頭筋腱が付着している関節唇の前上方から後上方にかけての損傷のことであり，投球動作などのオーバーヘッドスポーツにおいて損傷を受けやすい．

投球位相では，LC～FT に生じやすい．病態評価において，SLAP 病変の前方型へは O'Brien test，後方型へは Relocation test に特異性がある[2]．MER 時の痛みは，SAT として肩甲骨の内転を誘導することで症状軽減の有無を評価する．症状が軽減される場合は，菱形筋および僧帽筋

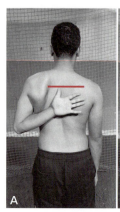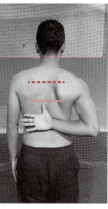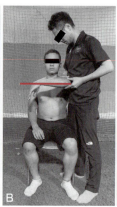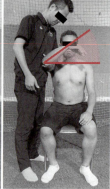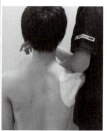

図5 肩甲上腕関節後方軟部組織の伸張性評価
A：Apley scratch test 変法（左：非投球側，右：投球側）．
B：Wiping face test（左：非投球側，中央：投球側，右：肩甲骨固定方法）．
Wiping face test 実施方法：坐位にて肩関節90°屈曲内旋位の状態で検者の肘で肩峰上部を押さえ，上腕骨を保持し脱力させる．いわゆる3rd内旋可動域の評価で，簡易的に肩後方タイトネスを評価することができる．

中～下部の筋機能低下が疑われる．BR～FT時の痛みに対しては，肩甲骨を外転位へ徒手的に誘導し関節窩を上腕軸と直行させる肢位へ誘導することで症状軽減の有無を評価する（図2-C）．症状の軽減が認められる場合は前鋸筋の筋機能低下が疑われる．

フォームチェックの着眼点は，AC～FTにおいて投球方向に対する十分な体幹の回旋運動が生じているか，下肢の支持性および骨盤の回旋運動を含めた水平面上での動作を確認する．

Ⅱ 運動機能評価

1 肩関節運動機能評価

1）可動性評価[3]

野球選手の肩甲上腕関節には繰り返される投球によってLCで水平外転・外旋ストレスが，BR～FTでは牽引ストレスがかかり，結果的に特徴的な可動域変化を生じる．野球選手における投球側肩関節可動域の特徴は，外転90°位外旋（以下，2nd外旋）角度が増大し，外転90°位内旋（以下，2nd内旋）角度・外転90°位内外旋総角度・屈曲90°位内旋（以下，3rd内旋）角度・外転角度・水平内転角度が減少する．肩関節の可動性評価にはこれら上記の測定に加え，Apley scratch test 変法（図5-A），原ら[4]のHorizontal flexion test（HFT）やCombined abduction test（CAT）などを用いている．また，スポーツ現場において簡便に実施可能な，椅坐位での3rd内旋評価（Wiping face test[3]：WFT）を考案し，選手同士のチェック方法としても指導している（図5-B）．

肩甲胸郭関節の機能も含んだ外旋運動の確認には，坐位および腹臥位での複合外旋（図6-A）や背臥位でのWing test（図6-B）を実施している．また，肩甲胸郭関節の柔軟性は，外側縁・内側縁・上角部・下角部に付着する筋を徒手にて評価している（図7）．また，投球後に伸張性低下を認めることが多い棘上筋・棘下筋・小円筋・大円筋・広背筋等に対しては触察を行い，可動域測定と併せて評価する．

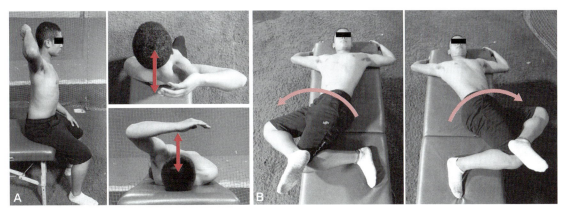

図6 肩甲胸郭関節の機能を含んだ外旋運動の評価
A：複合外旋運動（左：端坐位矢状面，右上：端坐位水平面，右上：腹臥位）．
B：Wing test（左：非投球側，右：投球側）．

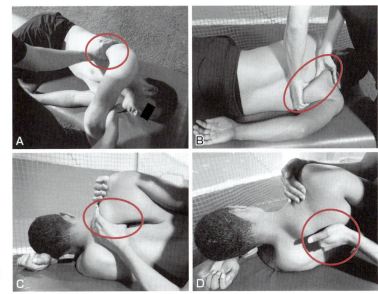

図7 肩甲胸郭関節の柔軟性評価
A：肩甲骨外側縁，B：肩甲骨内側縁，C：肩甲骨上角，D：肩甲骨下角．

2）筋機能評価

投球障害肩に対する筋機能の評価は，前述のメカニカルストレスを考慮し，腱板筋と肩甲骨周囲筋の筋出力を確認している．そのなかでも腱板機能では外旋筋（棘下筋・小円筋）および外転筋（棘上筋）を，肩甲骨周囲筋では前鋸筋と僧帽筋中部および下部線維の筋機能評価を最重要項としてあげている．投球による筋疲労は多岐にわたるが，これらの機能不全は障害を惹起するものと考えている．特に外旋筋に関しては下垂位外旋（以下，1st 外旋）・2nd 外旋に加え，ゼロポジション位外旋（以下，Zero 外旋）の等尺性収縮でチェックを行う（図8-A）．腹臥位で行う Zero 外旋は自重で簡便に左右差や他動運動とのラグを確認できるほか，胸椎や肩甲骨のアライメントの影響を受けるため，より機能的な評価法と考えて選手自身のセルフチェックとしても用いている．坐位での腱板機能評価には Scapular stability test や Trunk stability test（図8-D）をあわせて実施し，肩甲骨や体幹の固定による腱板出力増減の有無を確認し

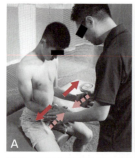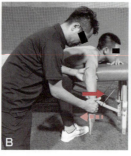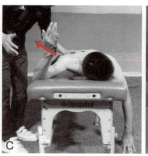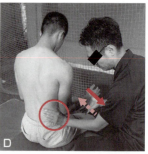

図8 肩外旋筋の筋機能評価
A：1st 外旋，B：2nd 外旋，C：Zero 外旋，D：Trunk stability test（外旋時の腹部圧迫）．

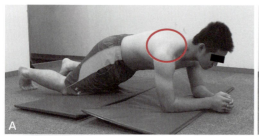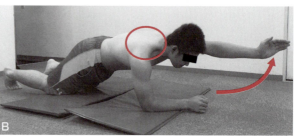

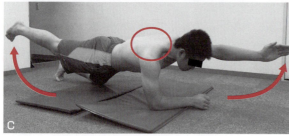

図9 prone elbow-knee position
A：基本肢位（四点支持），B：一側上肢挙上（三点支持），C：一側上下肢挙上（二点支持）．

ている．それぞれの固定によって出力が増大した場合は肩甲骨および体幹の機能不全が疑われ，出力が減弱した場合は腱板筋実質の機能不全を考える．肩甲骨周囲筋は日本整形外科学会等の徒手筋力テストに準じて行うが，体幹機能に大きく左右されるため，骨盤肢位を修正し再評価を行う，または後述する体幹機能とあわせて評価している．

2 体幹・下肢運動機能評価

投球障害肩を有する野球選手の多くに肩甲骨を含んだ体幹部分のアライメント異常および機能不全，胸椎・胸郭の柔軟性低下や下肢柔軟性・安定性の低下をしばしば経験する．胸椎後彎，投球側肩甲骨外転・前傾や下制・下方回旋位を呈する選手は，小胸筋や肩甲上腕関節後方軟部組織の柔軟性低下および僧帽筋や前鋸筋の出力低下などの機能不全が疑われる．肩甲骨を含んだ体幹安定性は prone elbow-knee position の状態で非投球側上肢や投球側下肢と交差挙上させ，投球側前鋸筋機能とあわせた下部体幹の安定性を評価している（図9）．これらの機能低下が認められる場合は，腰椎前彎や骨盤回旋，翼状肩甲などが観察される．また胸椎・胸郭の可動性低下は正常な肩甲骨運動を阻害し，結果的に投球時の肩甲上腕関節への負

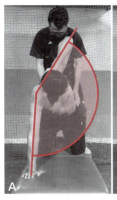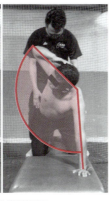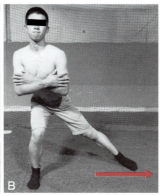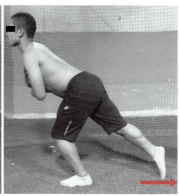

図10 体幹・下肢の運動機能評価
A：Thoracic rotation test（左：非投球側，右：投球側）．
B：Leg reach test（左：軸脚 side leg reach，右：ステップ脚 back leg reach）．

荷を強める．稲葉らは，投球障害を有する野球選手の体幹回旋可動域の特徴について，非投球側方向と比較して投球側方向の体幹回旋可動域が制限されていることを報告している[5]．この制限はテイクバック動作における肩水平外転運動を惹起する可能性があり，障害との関連があると考えている．体幹の運動機能評価には，Thoracic rotation test（図10-A）で胸椎・胸郭の可動性低下による体幹回旋可動域制限を，腹臥位上体反らしにより胸椎部の伸展可動域を確認する．下肢の運動機能評価として股関節を中心とした可動性評価では，股関節内外旋角度を腹臥位（股関節中間位），背臥位（股関節屈曲90°位）でチェックしている．股関節の回旋制限は投球時の骨盤回旋運動を阻害し，結果的に効率的な運動連鎖の破綻を招く．また下肢の動的安定性評価は投球場面を想定し，片側下肢を支持側として，対側下肢を側方や後方へリーチする Leg reach test（図10-B）を行っている．特に，投球時の軸脚（投球側下肢）とステップ脚（非投球側下肢）で求められる安定性は異なることから，軸脚では側方 Leg reach test を，ステップ脚では後方 Leg reach test で評価している．軸脚の動的安定性低下が認められる選手は，リーチ脚への重心シフトが認められるのが特徴的である．

体幹・下肢に関しては，ここまで記載した可動性および安定性を中心とした運動機能が重要であるが，投球動作観察のなかで「動きのなかで使えているか？」といったことを指標に評価することも多い．また，投球スタイルによって求められてくる体幹・下肢機能は違ってくる．フォームについては，「クロスステップの良否」が議論されるが，筆者は選手個人の身体機能や運動特性に合致していれば何ら問題ないと考えており，むしろパフォーマンス向上も可能となるケースも多々ある．逆に個々の身体機能に合致した投法でないと障害のリスクを高める一因になると考えている．

3 投球動作の評価―スローイングアーム（投球腕）の動きに着目して―

投球動作の評価を行う際，「病態のスクリーニング評価で得られた疼痛が動作上で再現されているか？」という点を再確認する．運動学的に説明すると，投球動作中の肩関節運動において，前額面上（内外転）・水平面上（水平内外転）の過度な運動が抑制され，"動作中に肩関節においてゼロポジションが保持されているか？"という点である．不良フォームの原因は，グラブ側の上肢や体幹・下肢の未熟な使い方，体重移動や回転運動などに

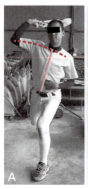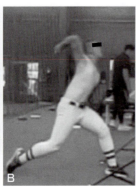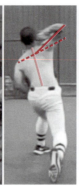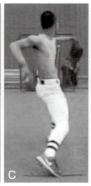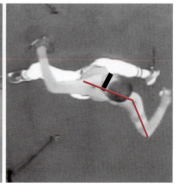

図11　代表的な不良フォーム①
A：肘下がり，B：肘上がり，C：Hyper angulation.

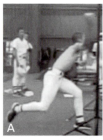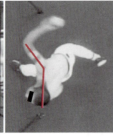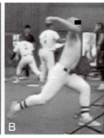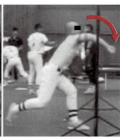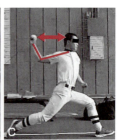

図12　代表的な不良フォーム②
A：肘先行，B：内旋投げ，C：アーム投げ.

問題があるケースが多い．ここでは肩関節障害を引き起こしやすいと考えられる不良フォームについて，スローイングアームの動きについてのみに着目し列挙しておく．

- 肘下がり（図11-A）：LCにおける肩外転角度の減少がみられる．
- 肘上がり（図11-B）：LCにおけるゼロポジションを逸脱した過度な肩外転動作がみられる．
- Hyper angulation（図11-C）：ACおよびLCにおける肩関節の過度な水平外転動作がみられる．
- 肘先行（図12-A）：LC～ACにかけて体幹の回旋運動が不足して，肩甲上腕関節を支点とした水平外転から水平内転運動を過剰に使う投げ方となる．いわゆる"手投げ"ともいわれる．
- 内旋投げ（図12-B）：BR付近で過度に肩関節内旋運動を使う投げ方である．
- アーム投げ（図12-C）：LCで肘関節屈曲が不十分で，肘関節の屈伸を十分に使わない投げ方となる．肩甲上腕関節を支点とした動きの場合，肩関節へ大きな負担がかかる．

クリニカル・テクニック
テーピングを用いた評価および予防的アプローチ

　病態評価やスクリーニング評価，肩関節および他部位の運動機能評価，投球動作の評価で得られた情報をもとに臨床像をまとめていく．しかし，実際の投球中にかかるストレスや原因となっている動作に関しては不明な点も多い．筆者らは病態評価のスクリーニング評価をもとに，伸縮性テープで投球動作

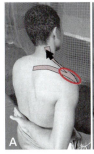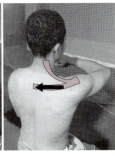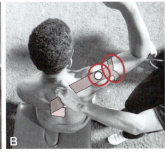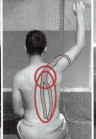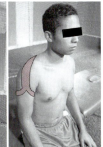

図13 僧帽筋上部線維・中部線維・下部線維のアシストテープ
A：僧帽筋上部線維・中部線維のアシストテープ．
　左：上部線維アシストテープの貼付肢位とテープの走行．
　右：中部線維アシストテープの貼付肢位とテープの走行．
B：肩外転誘導＋僧帽筋下部線維アシストテープ．
　左：三角筋粗面でスプリットし，肩甲上腕関節の中心を通る．
　中央：肩甲棘基部よりスプリットし，僧帽筋下部線維の走行に沿って貼付する．
　右：完成．

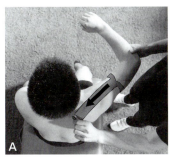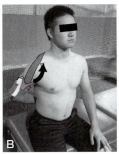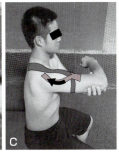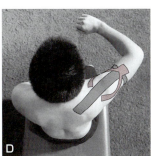

図14 肩外転誘導および三角筋のアシストテープ
A：肩外転誘導テープの貼付肢位とテープの走行．
B：三角筋前部線維の貼付肢位とテープの走行．
C：三角筋後部線維の貼付走行とテープの走行．
D：完成．

中の肩関節運動を補正し，動作中の疼痛軽減を確認する評価も行っている．以下，投球相ごとの評価にもとづいたテーピング方法を紹介する[6, 9]．

① EC：テイクバック動作での肩外転運動時の痛みについて，肩関節の自動外転運動を行い疼痛や違和感と肩甲骨の動きを確認する．肩甲骨の上方回旋運動が少なく肩甲上腕関節の外転を過剰に認めるケースでは，僧帽筋上部・中部線維のアシストテープを選択する（図13-A）．また，肩甲上腕関節の外転運動が少なく，肩甲骨挙上を過剰に認めるケースでは，肩外転誘導および三角筋のアシストテープを選択する（図14）．同様に，テイクバックでの肩内旋運動に伴う外転運動時の痛みについて，水平内外転角度を変えて側方挙上位での内旋強制運動を行い疼痛や違和感の変化を確認する．水平外転位で疼痛が増強し，肩甲骨面上で疼痛が軽減するケースでは，肩内旋時の水平外転制動テープを選択する（図15-A）．

② LC：MERでの肩外旋・水平外転が最も強制される運動時の痛みについて，ゼロポジションを基準とし，肩内外転角度を変えて外旋強制したときの疼痛や違和感を確認する．外転位で症状が増強し，ゼロポジションで軽減するケースでは，肩外転誘導＋僧帽筋下部線維のアシストテープを選択

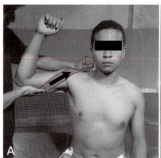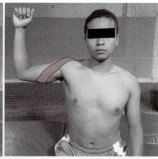
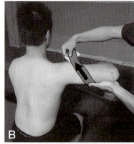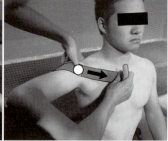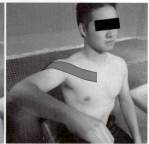

図15 肩水平外転制動テープ
A：肩内旋時の水平外転制動テープ．
　左：貼付肢位とテープの走行．
　右：完成．
B：肩外旋時の水平外転制動テープ．
　左：肩関節内旋位にて上腕後面から内旋誘導方向に貼付する．
　中央：上腕骨頭の前方を通り，胸骨へ向かう．
　右：完成．

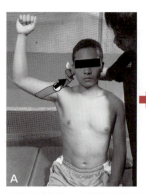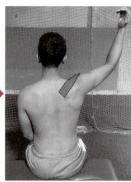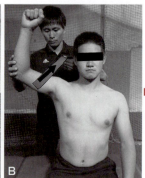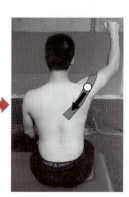

図16 肩伸展・内旋時の水平内外転誘導テープ
A：肩伸展・内旋時の水平内転誘導テープ．
　左：貼付肢位とテープの走行．
　右：完成．
B：肩伸展・内旋時の水平外転誘導テープ．
　左：貼付肢位とテープの走行．
　右：完成．

する（図13-B）．また内転位で疼痛が増強し，ゼロポジションで軽減するケースでは，肩外転誘導および三角筋のアシストテープを選択する（図14）．同様にMERでの肩外旋・水平外転運動時の痛みについて，ゼロポジションと肩水平外転位での外旋強制したときの疼痛や違和感を確認する．

肩水平外転位で症状が増強し，ゼロポジションで軽減する（肩甲骨面上の回旋運動で剪断ストレスが生じにくい）ケースでは，肩外旋時の水平外転制動テープを選択する（図15-B）．

③AC：BRにおいてゼロポジションから水平方向へ逸脱した際に起こる痛みついて，BR時の負荷

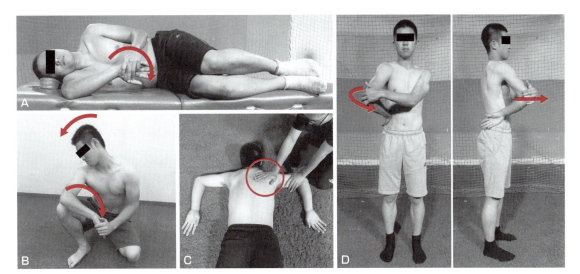

図17 肩甲上腕関節後方軟部組織のストレッチング
A：側臥位 3rd 内旋，B：坐位 3rd 内旋，C：Johansen partner stretching，D：結帯肢位内旋．

を徒手抵抗（等尺性収縮）にて再現する．ゼロポジションを基準とし，肩水平内外転角度を変えて疼痛や違和感の変化を確認する．水平外転位で症状が増強し，ゼロポジションで軽減するケースでは，肩伸展・内旋時の水平内転誘導テープを選択する（図16-A）．また水平内転位で症状が増強し，ゼロポジションで軽減するケースでは，肩伸展・内旋時の水平外転誘導を選択する（図16-B）．これらで得られた結果に，病態評価のスクリーニングテストと合わせて運動療法の方向性を決定する．これらは，競技復帰期の再発予防目的としても使用している．

III 理学療法プログラムの実際

1 肩関節運動機能の改善エクササイズ

1）柔軟性の改善エクササイズ

肩甲上腕関節後方軟部組織の柔軟性改善を目的としたストレッチング[7]（図17）は，側臥位や坐位での 3rd 内旋，結帯肢位での内旋，腹臥位での Johansen partner stretching など，回旋運動を目的や指導場面によって変更する．側臥位での 3rd 内旋ストレッチは，肩甲骨の固定が簡便で指導も行いやすく，坐位での 3rd 内旋ストレッチングは伸張部位をコントロールしやすいメリットがある．末梢である手関節部を固定し，最大内旋位を形成した状態で中枢部である体幹をコントロールすることで，より後方・下方軟部組織を伸張することが可能と考える．結帯肢位での内旋ストレッチングは立位で実施することが可能で，練習中にも行いやすい．腹臥位での Johansen partner stretching（図17-C）はその制限（左右差）を指導者や保護者に確認してもらいやすく，評価からアプローチを一貫して行える．また，同部位の筋硬結の改善には，徒手療法や超音波や電気治療も併用することでより効果的となる．肩甲上腕関節下方軟部組織の柔軟性改善を目的としたストレッチ

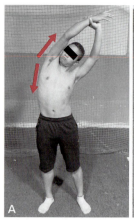 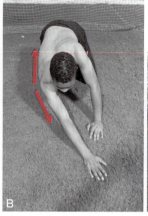 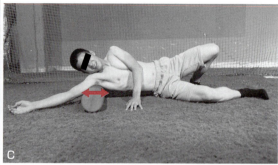

図18 肩甲上腕関節下方軟部組織のストレッチング
Ａ：立位外転，Ｂ：四つ這い位外転，Ｃ：ストレッチポール使用．

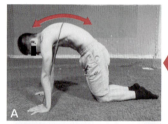 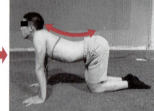 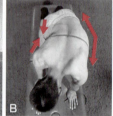 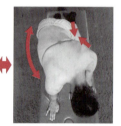

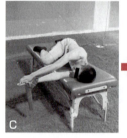 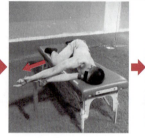 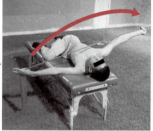

図19 肩甲胸郭関節の柔軟性改善エクササイズ
Ａ：四つ這い位での連動運動（脊柱屈曲・伸展）．
Ｂ：四つ這い位での連動運動（脊柱側屈）．
Ｃ：push-open（左：開始肢位，中央：前方リーチ，右：上部体幹回旋）．
※Ａ，Ｂのセラバンドの位置は下角ラインに合わせる．

ング[7]（図18）では，立位で手を組んだ状態もしくは伸張側の肘関節を把持し，肩外転方向へ誘導しながら伸張する．別法として，四つ這い位にて伸張側の手部は対角で固定し，体幹の側屈を操作して伸張する方法もリラクゼーションを得やすく実施する機会は多い．また肩甲上腕関節後方および下方軟部組織のstiffnessには，圧迫伸張を目的としてストレッチポールをストレッチング時に併用することもある．投球時の肩甲上腕関節にかかる負荷を軽減しパフォーマンスを向上するには，肩甲胸郭関節の可動性は重要な要素である．肩甲胸郭関節の可動性の改善には，徒手評価で用いたモビライゼーション（図7）に加え，四つ這い位で胸椎と同期させた連動運動（図19-A，B）や側臥位での肩甲骨自動外内転を組み合わせたpush-open（図19-C），上肢荷重下でのセルフモビライゼーションなどを実施する．

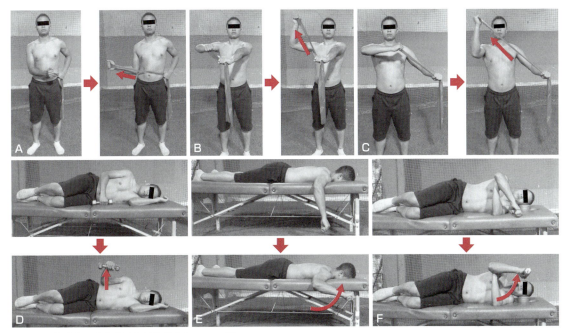

図20 関節肢位を変化させた外旋筋トレーニング
A〜C：セラバンドを用いたトレーニング（A：1st外旋，B：2nd外旋，C：3rd外旋）．
D〜F：ダンベルを用いたトレーニング（D：1st外旋，E：2nd外旋，F：3rd外旋）．

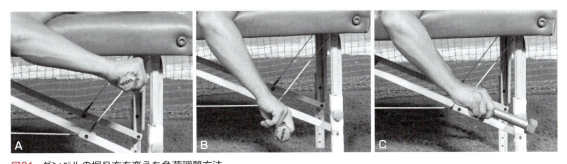

図21 ダンベルの握り方を変えた負荷調整方法
A：全指握り，B：2・3指握り（ダンベル中央把持），C：2・3指握り（ダンベル先端把持）．

2）筋機能の改善エクササイズ

　腱板筋のトレーニングはセラバンドやダンベルを用い，段階的な負荷設定を行う．内外旋筋のトレーニングは，関節肢位によって作用する筋線維が異なることから1st，2nd，3rdの各肢位で行う（図20）．負荷設定はセラバンドであれば，黄色から赤色，ダンベルであれば1〜2kgと上げていく．また，ダンベルを使用したトレーニング場面では，同じ負荷のダンベルでも握り方を変えることで負荷調整をすることもできる（図21）．さらには，体幹を安定化させた状態で行う体幹1st，関節軸をイメージしやすくする目的で軽い軸圧を加える．軸圧2nd/3rd，肩甲骨を安定化させた状態でのon elbow 3rdなども応用的に実施する（図22）．外転筋のトレーニングは水平運動方向に挙上方向を変化させスキャプラプレーン（scapular plane），サジタルプレーン（sagittal plane），アダクションプレーン（adduction plane）

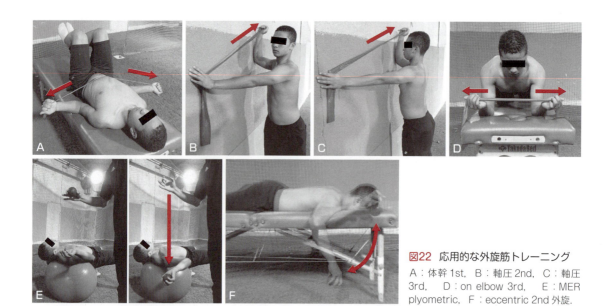

図22 応用的な外旋筋トレーニング
A：体幹 1st, B：軸圧 2nd, C：軸圧 3rd, D：on elbow 3rd, E：MER plyometric, F：eccentric 2nd 外旋.

図23 外転筋トレーニング
A：外転3方向（左：scapula plane, 中央：sagittal plane, 右：adduction plane）.
B：take back inner.

で行う（図23-A）．また，投球動作に近づけた外転運動として take back inner も実施する（図23-B）．さらには投球時の遠心性負荷を考慮し，ウエイトボールを利用した plyometric MER[8] や eccentric 2nd 外旋（図22-E, F），ケトルベルを利用した arm swing や one hand rowing, pull over（図24）などを実施している．特に SLAP 損傷後の選手は，復帰後に投球時の肩関節不安感を訴えやすいため，ウエイトボールやケトルベルを利用したトレーニングなどで動的安定性を改善するこ

とを目的に実施している．
　肩甲骨周囲筋のトレーニングは前鋸筋・僧帽筋中部および下部線維を中心に行う．前鋸筋は投球時におけるテイクバック時の肩甲骨上方回旋や BR 時の上肢固定に作用する．僧帽筋中部・下部線維は，MER 時の肩甲骨内転・後傾および FT 期に遠心性に作用する．トレーニングは自重を用いた方法，セラバンドやウエイトボールを用いた OKC（open kinetic chain：開放的運動連鎖）での方法（図25-A, B）を中心に指導するほか，CKC

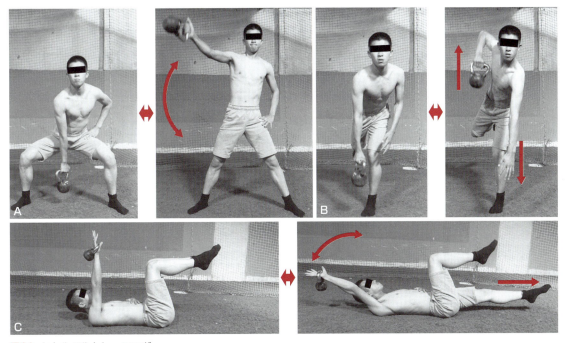

図24 ケトルベルトレーニング
A：arm swing, B：one hand rowing, C：pull over.

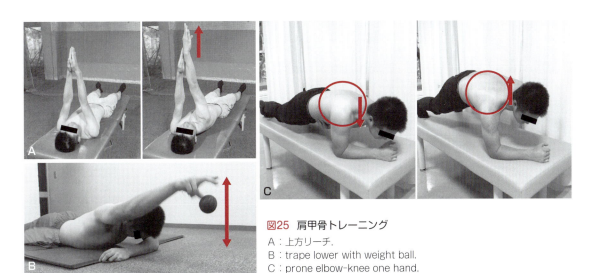

図25 肩甲骨トレーニング
A：上方リーチ.
B：trape lower with weight ball.
C：prone elbow-knee one hand.

(closed kinetic chain：閉鎖的運動連鎖) での方法では特に前鋸筋のトレーニングとして復帰段階において最終的には elbow-knee position の状態で片側 elbow push の保持 (図25-C) が可能なレベルとなるまでを目標に実施している.

2 体幹・下肢運動機能の改善エクササイズ

　体幹の柔軟性改善には投球に必要な体幹の伸展・回旋を中心にストレッチポールやバランスボールを利用したストレッチング (図26-A, B)

運動連鎖を理解し投球障害肩の改善・予防に向き合う

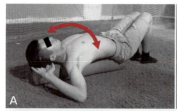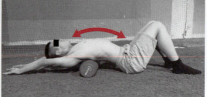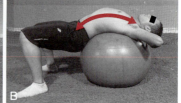
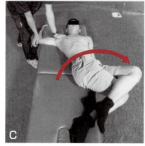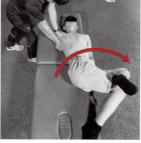

図26 体幹伸展・回旋のストレッチング
A：ストレッチポールを用いた脊柱伸展ストレッチング．
B：バランスボールを用いた脊柱伸展ストレッチング．
C：wing stretch（左：2nd ER，右：ゼロポジション）．

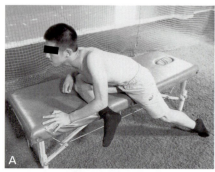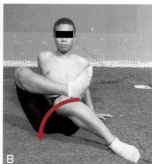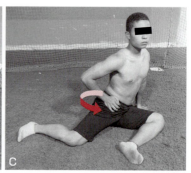

図27 股関節回旋のストレッチング
A：90°外旋，B：内旋，C：骨盤回旋．

や背臥位での wing stretch（図26-C），腹臥位での prone twist などを実施する．また下肢の柔軟性が乏しく投球時の並進・回転運動やステップ脚への重心移動が阻害され"手投げ"となっているケースも多く，股関節の回旋系を中心にストレッチング指導することが多い（図27）．体幹トレーニングは，体幹安定性評価で紹介した prone elbow-knee position（図9）でのスタビライゼーションドリルに加え各体節での分離化が重要で，下部体幹（腹部）の安定性改善と上部体幹（胸郭）の可動性改善を目的とした動的体幹トレーニングを指導している（図28）．投球動作における体幹の運動に関しては，MERの"しなり"に必要な上部体幹の伸展（Cカーブ），コッキング期の水平回旋（twist），対角回旋（cross）があると考えている．それら選手の特徴に合わせて体幹トレーニングのメニューを調整する．

下肢トレーニングは，特に投手において下肢柔軟性およびバランスを考慮した動作トレーニングを指導している[9]．並進運動の獲得には throwing lunge（図29-A）を指導している．throwing lunge は軸脚片脚立位の状態より初動の hip fall（股関節屈曲）から hip first（股関節外転）へ転換し，ラテラルステップから投球方向への骨盤の移動を導く．その後，軸脚は内転筋の伸張感を感じながら股関節外転する．ステップ脚は投球方向へと向くも，その際に骨盤は回転せず移動するのがポイントである．ステップ脚の安定性改善には T-balance を

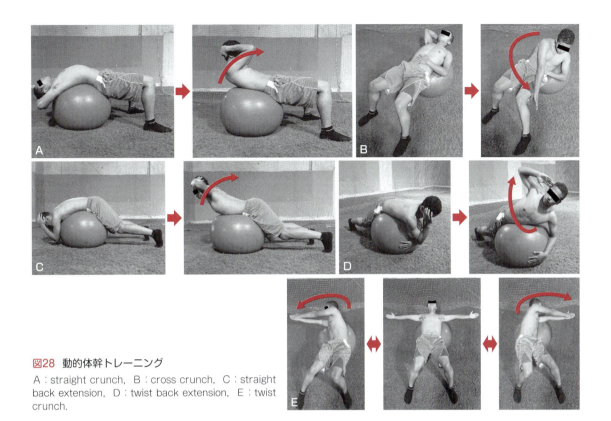

図28 動的体幹トレーニング
A：straight crunch, B：cross crunch, C：straight back extension, D：twist back extension, E：twist crunch.

指導している．T-balanceはステップ脚片脚立位の状態から下肢を後方へ振り上げ，同時に支持側股関節（体幹）は屈曲し，FTの動作肢位まで運動させる．運動中は，軸脚膝関節の動きに着目しトレーニングを実施する．またLC以降のさらなる股関節機能の改善としてsingle leg balance骨盤回旋を指導している（図29-B）．T-balanceの最終肢位をスタートポジションとして遊脚側の骨盤回旋運動を実施する．これによってLC以降の骨盤回旋動作に伴うステップ脚の支持性改善を狙う．その他には評価でも用いたleg reachエクササイズに体幹回旋を加え，投球動作に近似した肢位でのトレーニングを指導している（図29-C）．

3 スローイングドリル

投球開始後は，獲得した各関節の運動機能が「投球中に機能しているか？」が重要となる．前述したスローイングアームの不良動作（図11, 12）を改善するためのスローイングドリルを紹介する．

図11-A, Bに代表される前額面上（内外転）の修正には，投球方向へ正対した正面スローイング（図30-A）ドリルを用いる．足は肩幅程度に開き，軸脚への重心移動および股関節内旋・体幹の右への回旋でテイクバックからTOPポジションまでを形成する．選手自身は，TOP形成時に肩関節内外転運動（肩-肩-肘ラインへ）の修正を図る．そしてステップ脚へ重心移動を図りつつ腕を振り出す．その際はグラブの引き動作でスローイングアームを引き出すのではなく，脊柱を中心とした軸回転を意識しながら腕が振られるイメージを持たせる．脊柱の軸回転で腕を振っていく動作が可能となれば，より投球動作の動きに近づけていくために，一歩投球方向へ踏み出していく並進運動

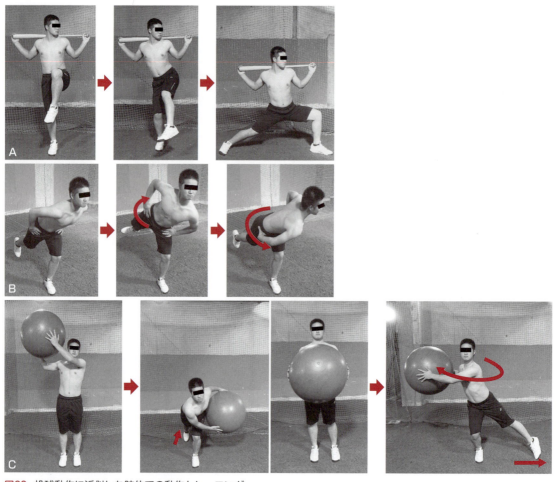

図29 投球動作に近似した肢位での動作トレーニング
A：throwing lunge，B：single leg balance 骨盤回旋，C：体幹回旋を加えた leg reach エクササイズ．

（フロントステップ）を加える動きから取り入れ，徐々にラテラルステップへつなげるステップスローイングドリルを実施する．

　図11-C，12-Aに代表される水平面上（水平内外転）の修正には，軸脚スローイングドリル（図30-B）を用いる．軸脚を前方に踏み出し，荷重のバランスは9：1のイメージで前方へ乗せておく．その状態から軸脚股関節内旋・体幹の右への回旋運動でテイクバックからTOPポジションまでを形成し，体幹の左回旋を使って腕を振っていく．特にテイクバックで軸脚を中心とした体幹の回旋を引き出すことができれば，投球中の過度な水平内外転の修正に有効な方法であると考える．

　内旋投げ（図12-B）の修正には，タオルスパイクドリル[10]（図30-C）や的叩きシャドードリル（図30-D）などを用いる．タオルスパイクドリルはあらかじめリリースポイントを設定し，理学療法士がその空間（箇所）にタオルをぶら下げておく．選手はシャドーピッチングによりそのタオルの角を叩き，体幹の回旋から肘の伸展を伴ったリリースポイントの習得を図る．内旋が強調されたフォームは，目標とするリリースポイントの手前をスイングすることになるケースが多い．的叩きシャドードリルは，まずはリリースポイントよりわずかに前方に的を設定し，タオルでその的を叩くようにシャドーピッチングを行う．このときも

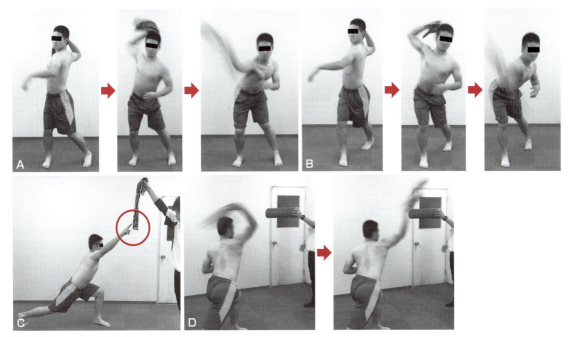

図30 スローイングドリル
A：正面スローイングドリル，B：軸脚スローイングドリル，C：タオルスパイクドリル，D：的叩きシャドードリル．

内旋が強調されたフォームでは設定された的の手前をスイングすることになる．フォームが安定していれば徐々に的を前下方へと移動させ，よりステップ脚への体重移動を誘導することもポイントである．

アーム投げ（図12-C）の修正には正面スローイングドリル（図30-A）や軸脚スローイングドリル（図30-B）のなかで，あらかじめ TOP を形成したゼロポジションスローから徐々にテイクバック時の投球側の上肢運動を大きくしていき，肩甲骨・体幹主導での投球を学習させる方法が有効である．また運動イメージとしてボールや肘（肘頭）の軌道を意識させることも有効であると考えている．

4 投球プログラム

投球再開に際しては，医師の指示のもと行うのが原則である．現場レベルでは病態のストレステストが陰性化し，肩関節運動機能が改善したタイミングが目安となる．選手の年齢や症状にもよるが，キャッチボールは塁間の半分もしくは投手間の距離から開始する．塁間の倍以上の全力投球が可能となった時点で投手はブルペンに入り捕手を立たせてピッチングを再開し，野手はノック練習へと進めていく．外野手の場合はカットマン（内野手）との距離を確かめながら，遠投は避けてライナーで投げきれるように進めていく．また，投球再開に際して選手から「腕が強く振れない」と訴えてくることも少なくない．このような場合は，やみくもに投球距離を伸ばさず真下投げやネットスローなど近距離において「腕が強く振れる」感覚を養うことも大切であると考えている．

おわりに

投球障害肩の理学療法として，医療機関およびスポーツ現場での評価および運動療法の工夫について紹介した．投球障害に限らずスポーツ障害の理学療法では，選手が呈する障害部位と全身の運

動機能および動作（フォーム）との関係を探ることが最も大切であると考えている．当然のことながら選手へのアプローチは必ず意図を持って介入する．そのなかで評価・アプローチ・再評価を繰り返し，症状改善の道のりをともに歩むことが競技復帰ひいては障害の再発予防につながると考えている．

（執筆協力者：松本和大）

文献

1) Kibler WB, McMullen J：Scapular dyskinesis and its relation to shoulder pain. J Am Acad Orthop Surg 11：142-151, 2003

2) Morgan CD et al：Type Ⅱ SLAP lesions. Arthroscopy 14：553-565, 1998

3) 来田晃幸ほか：肩後方タイトネスに対する柔軟性評価方法としての Wiping face test の開発．第28回日本臨床スポーツ医学会学術集会，2017

4) 原　正文：投球肩障害の診察法（メディカルチェックを中心として）．肩・関節・靭帯 20：301-308，2007

5) 稲葉考洋ほか：投球障害を有する野球選手における投球側の体幹回旋の可動域制限―20歳以下を対象として―．臨床スポーツ医・科学研究会誌 24：5-8，2014

6) 濱田太朗ほか：肩関節・肩甲帯．アスリートケアマニュアル　テーピング．小柳磨毅（監），文光堂，東京，18-69，2010

7) 高桑　誠ほか：各論―肩甲帯・肩関節・腰部・体幹・股関節―．アスリートケアマニュアル　ストレッチング．井上　悟（監），文光堂，東京，26-219，2007

8) 山野仁志ほか：野球肘と理学療法．スポーツ傷害の理学療法，第2版，福井　勉（編），三輪書店，東京，154-169，2009

9) 山野仁志ほか：投球障害に対するリハビリテーション．理療福井 9：16-29，2005

10) 前田　健：ピッチングメカニズム改善編―ドリル＆トレーニング．ベースボール・マガジン社，東京，70-118，2010

乳がん術後の上肢機能の再建をねらう

島﨑 寛将，池田 聖児

乳がん術後の上肢機能の再建をねらうための着眼点

➡ 日常生活で求められる動作に主眼を置く.

➡ 患者が実践できる自主訓練を指導できるかが重要である.

　個々の日常生活で求められる動作・上肢機能を明らかにし，早期退院後の生活において自主訓練を習慣化できれば良好な機能・生活を取り戻すことができる.

Ⅰ 乳がんと上肢機能障害

　乳がんは女性が罹患するがんのなかで1番多く，30～50歳代の子育てや働き盛りである現役世代が多く罹患する. そのため，術後の上肢機能障害は日常生活動作（activities of daily living：ADL）のみならず，仕事や家事，子育てといった生活関連動作にも影響を与えることを念頭に置く必要がある.

　乳がんは手術や放射線療法の影響により肩の挙上制限をきたすほか，リンパ浮腫の発症リスクを考慮した対応が求められる. また，病態が進行し局所再発や皮膚転移，悪性リンパ浮腫などを呈した場合には，肩関節拘縮をきたすことも多くあり，病期・病態に応じた対応が求められることになる.

Ⅱ 乳がん術後の肩の機能障害

　乳がんの手術には，乳房温存術と乳房切除術があり，センチネルリンパ節生検（sentinel lymph node biopsy：SNB）の結果が陽性であった場合には腋窩リンパ節を郭清することになる. また，乳房再建術が行われる場合もあり，これらの術式によってその程度には差があるが，乳がん患者は術後に肩の機能障害を抱えることが多い. 乳がん術後の肩関節挙上制限の制限因子を表1に示す.

　乳がんはまれに男性にも発症することがあり，女性よりさらに術後の皮膚のつっぱりなどが強いことも多い. 肩関節の可動域制限の程度は（腋窩リンパ節郭清施行した場合），術前可動域と比較し，術後1カ月で屈曲−30～40°，外転−30～60°程度，術後6カ月で屈曲−15～20°，外転−10～30°程度の制限が残存するとの報告もある[1-4].

表1 肩関節挙上制限の制限因子

- 術後疼痛
- 運動時の引きつれ感
- 神経障害に伴う痛み・しびれ
  （肋間上腕神経など）
- AWS (axillary web syndrome)
- 切除に伴う皮弁間張力
- 瘢痕拘縮
- 放射線治療後の皮膚障害
- 乳房再建によるつっぱり感
- 不安

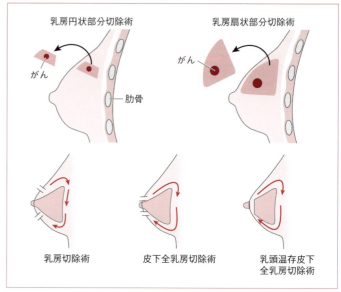

図1 乳がんの術式

1 手術による影響

1）乳房温存術と乳房切除術

乳房温存術（乳房部分切除）には，円状部分切除（Bp）と扇状部分切除（Bq）がある．乳房切除術は，胸筋温存乳房切除術（Bt）が多く，拡大乳房切除や胸筋合併乳房切除術（Halsted法）などの侵襲の大きな手術は減少傾向にある．また，乳房皮下の乳腺を全切除する皮下乳腺全切除術は，乳頭温存（nipple-sparing mastectomy：NSM）と乳頭切除（skin-sparing mastectomy：SSM）に区別される（図1）．切除部位や皮膚のたるみなどの状態にも左右されるが，一般的に切除範囲が大きいほど，肩の機能障害をきたすリスクは高くなる．

2）腋窩リンパ節郭清による影響

乳がんの手術では，SNBの結果陽性であった場合に腋窩リンパ節郭清（Ax）が施行され，陰性である場合には省略される．SNBとは，がん細胞が最初に到達するリンパ節を検査で同定し，そのリンパ節への転移の有無を確認することで，遠隔部位へのがん細胞の進展の有無を予測するものである．腋窩リンパ節は，郭清が行われた場合は皮下（腋窩）が傷つけられるために肩の挙上制限をきたしやすくなる．

3）乳房再建術による影響

乳房再建術は，乳房切除と同時に行われる場合（一次再建）と，後日行われる場合（二次再建）とがある．また，再建術には人工乳房手術と自家組織による再建があり，術式によって禁忌事項に特徴があるため注意が必要である．

乳房再建術が行われた場合，一般的に術後1週間前後は上肢の安静が必要であり，ドレーンが抜去され可動域訓練が許可された後も，約1カ月は無理な運動は避け上肢の挙上・使用も日常生活の必要最低限にとどめておくことが望ましい．

4）放射線治療による影響

乳がんの術後に放射線治療が行われる場合がある．放射線治療を施行した患者では，早期の有害事象として皮膚炎があり，肩の挙上時に痛みを訴えることもある．また，リンパ浮腫の発症リスクを高めるほか，晩期になると軟部組織の線維化や末梢神経障害による腕神経叢麻痺を呈することもある．

2 制限される運動方向と日常生活への影響

術後の肩の運動制限は，水平外転，外転，屈曲，外旋，伸展の順に制限をきたしやすい．そのため，上肢を側方や上方にリーチすることが求められる洗髪や更衣動作，洗濯などの家事動作などに制限をきたしやすい．また，個人によって

ADLの動作方法が異なり，生活関連動作（instrumental activities of daily living：IADL）で求められる活動も異なるために，患者から生活に関する情報についてよく聴取することが重要である．特に術後すぐに求められる動作や役割について確認し，肩の運動制限が残存している期間の具体的な対応方法（代償方法）を指導することも重要となる．

III リンパ浮腫

1 リンパ浮腫（予防期）

乳がんの術後のリンパ浮腫発症率は，SNBのみの患者で0〜13％，腋窩リンパ節郭清を行った患者で7〜77％と報告に幅があり，2cm以上の周径増大は23〜38％にみられるとの報告がある[5-7]．また，71％が術後1年以内に発症しており，術直後に患者指導にリハビリテーションを行った群では対象群と比較し発症率が有意に低値であったとの報告がある[8,9]．そのため，リンパ浮腫の発症を少しでも予防し早期発見するため，患者自身がリンパ浮腫を正しく理解し，その対応方法を習得することが大切である．現在，術前・術後に行われるリンパ浮腫指導に対して指導管理料の算定が可能となっており，その算定においては表2に示すような点を指導することが求められている．また，リンパ浮腫の予防を目的としたリンパドレナージや圧迫療法については，その効果を十分に示すエビデンスは構築されていないため推奨されていない．

2 リンパ浮腫発症後

リンパ浮腫は発症すると，現医療において治癒は困難である．そのため，いかに早期発見し，軽度の状態を維持しながら生活を送ることができるかが重要となる．リンパ浮腫の治療には，外科的治療と保存的治療があるが，一般的に後者が選択されることが多い．保存的治療としては，複合的治療（スキンケア，リンパドレナージ，圧迫療法，圧迫下での運動）と日常生活指導がある．蜂窩織炎を繰り返し発症する場合や重度の上肢変形を伴うような浮腫の場合には，外科的治療が選択されることがあるが，治療後に圧迫療法などの保存的治療が必要となる．

IV 進行がん・終末期にみられる肩の機能障害

乳がんの再発や皮膚転移などを伴う状態になると胸部で一塊となり，皮膚や筋，神経などに浸潤し上肢帯の動きを著しく制限することも多い．また，悪性リンパ浮腫を呈し，肩のみならず肘や手指に拘縮をきたすこともあり，疼痛なども伴うために精神心理面や生活にも大きな制限をきたす（図2）．

乳がん術後の上肢機能の再建をねらう　179

表2　リンパ浮腫指導管理料

ア	リンパ浮腫の病因と病態
イ	リンパ浮腫の治療方法の概要
ウ	セルフケアの重要性と局所へのリンパ液の停滞を予防及び改善するための具体的実施方法 　（イ）リンパドレナージに関すること 　（ロ）弾性着衣又は弾性包帯による圧迫に関すること 　（ハ）弾性着衣又は弾性包帯を着用した状態での運動に関すること 　（ニ）保湿及び清潔の維持等のスキンケアに関すること
エ	生活上の具体的注意事項　リンパ浮腫を発症又は増悪させる感染症又は肥満の予防に関すること
オ	感染症の発症等増悪時の対処方法　感染症の発症等による増悪時における診察及び投薬の必要性に関すること

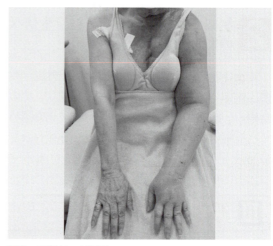

図2　悪性リンパ浮腫

Ⅴ 肩の機能障害に対するアプローチ

1 術前評価と指導

1）一般的情報収集

　術後の早期ADL再獲得や社会参加を支援するため，患者の生活環境や求められる役割（家庭内での役割や職業など）について情報を得ることは重要である．特に肩を大きく挙上したり，重い物を持つような必要性については確認しておく．

2）医療的情報の確認

　術式や術前療法の有無・内容によっては，術後に想定される後遺症や必要となる指導，リスク管理などが異なるため，具体的に確認しておくことが必要である．また，主に上肢に関連する既往歴についても確認しておく．

3）身体機能の確認

　術後に影響が出ることが想定される肩の関節可動域（特に水平外転，屈曲，外転，外旋）や筋力，疼痛の有無，上肢周計（浮腫の有無）などについて確認する．上肢周計については，術後の浮腫の有無を確認するうえでの有益な情報となる．一般的に浮腫の有無は，左右差2cm以上が目安となるが，術前より差異がある場合もあることから術前の情報が有益とされる（図3）．しかし，周計は肥満などのほかの影響も受けやすく絶対的なものではないことも念頭に，情報の1つとして把握しているとよい．

4）その他の確認事項

　ADLやIADLについて確認しておくほか，診断や手術に伴う精神的苦痛にも配慮し，睡眠状況や不安な気持ちなどを傾聴することも大切になる．

5）術前指導

　術後のリハビリテーション開始時期や内容については，術前より指導する．その際，写真・イラスト入りのパンフレットなどを用いるのが一般的である．

　乳がんの場合，術前日に入院する場合が多く，その指導は術前の検査や医師の説明と重なったり前後することも多い．そのため，過度な介入は患者の負担を増大させるだけでなく，その内容が患者にしっかり伝わっていない可能性も念頭に置く必要がある．指導はあくまでも概要的なものにとどめ，術後のサポート体制を伝えることで，患者が安心して手術に臨めるように配慮する必要がある．

2 術後評価とアプローチ

1) 術式の確認

術後まず確認すべきことは術式である．予定されていた術式どおりに手術が行われたのか，また腋窩リンパ節の郭清の有無を確認することは重要である．

一般的に肩の積極的な関節可動域練習は，漿液量の増加や感染リスクの増加などを避けるためにドレーン抜去後より開始することが推奨されている．そのため，術式を確認し，上肢の安静度を確認して術後の介入を開始する．

2) 身体症状（痛み，しびれ）の評価

痛みについては，術創部（胸部や腋窩）を中心に肩甲帯，上腕部を確認する．術後は術創部の痛みに加えて，皮弁間張力，肩甲帯周囲の不活動化に伴う痛みや腋窩から上腕にかけてできる索状物が伸張されて痛みを引き起こす AWS を呈することもある．また，胸部や腋窩の腫脹やしびれ，肋間上腕神経の損傷に伴う上腕内側部のしびれなどが肩の運動や日常生活に支障をきたす場合もあるので確認が必要である．

3) 身体機能の評価

身体機能の評価として，肩の関節可動域や上肢周径，筋力などを評価する．肩の関節可動域測定では，特に制限をきたしやすい水平外転，屈曲，外転，外旋を確認する．また，術後早期は運動に伴う引きつれ感や恐怖心，防御収縮の有無も確認しておく．ドレーン挿入中は，肩屈曲90°，外転45°程度制限されるため，その範囲内の確認にとどめる．放射線治療後の患者では，皮膚障害を呈していることもあり確認が必要である．乳房再建術を行った患者では，皮弁に用いた広背筋や腹直筋の伸張と術創部の痛みに注意し，ティッシュエキスパンダーを用いた再建では，位置ずれや摩擦による炎症の増悪に注意が必要となる．上肢周径は，術後浮腫の影響も考慮し，術後の周径差が直ちにリンパ浮腫の発症を示すものではないこ

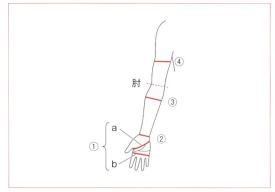

図3 上肢周計の計測位置（参考）
① a. 母指根部（尺側）～尺側茎状突起を通る周囲
　b. 第1～第5中手指節（MP）関節を通る周囲
　　a and/or b を測定
② 手関節周囲
③ 肘窩関節より5cm 末梢側
④ 肘窩関節より10cm 中枢側

とを理解しておく．

また，筋力についても創部痛による影響を考慮し，肩の直接的な筋力評価はむずかしいために握力などで評価することが多い．

4) 日常生活の評価

上肢の痛みや挙上制限に伴い，術後早期より整容や更衣などの ADL，洗濯物干しや仕事などの IADL が制限される．しかし，乳がんの入院期間は短く，十分な回復が得られないままに退院を迎えることも多い．そのため，退院後すぐに求められる動作を優先的に評価しておくことが重要である．

5) 機能練習

術後の積極的な肩の関節可動域練習はドレーン抜去後（ドレーンが留置されていない場合は術翌日）より開始する（図4）．それまではドレーンへの影響が少ない肩屈曲90°，外転45°程度の範囲と肘や手部のみを動かすことにとどめ，肩を過度に動かさず安静を保つよう指導する．ドレーン抜去後は速やかに練習を開始するが，術後の患者では肩を動かすことに恐怖心が伴い，防御収縮が顕著に現れる患者も多い．そのため，まずは肩甲帯周囲の緊張を和らげ可動性を確保し，胸部や腋

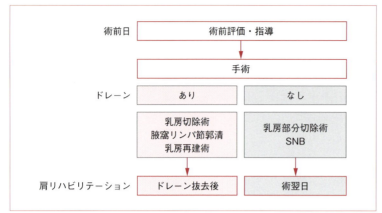

図4　リハビリテーションの流れ

窩の痛みを誘発しないよう屈曲，外転，外旋方向への運動を進めていく．具体的な練習方法については定められたものがあるわけではないが，筆者は胸部や腋窩の痛みを誘発しにくい背臥位での肩関節の外旋（1st）の他動運動（または自動介助運動）より開始し，90°までの外転運動，肩関節の外旋（2nd），屈曲運動，90°以上の外転運動，羽ばたき運動へと段階的に拡大していく方法で行っている（図5）．自動運動が可能となれば，続いて抗重力姿勢（坐位や立位）での練習を並行して開始していく．抗重力位では肩すくめや肩回しから開始し，両手を組んでの屈曲練習，外転練習，羽ばたき運動の練習を実施する．特に外転練習では，患者の恐怖感が痛みを助長させることも多く，そのような場合は両手を組んで上肢を屈曲した位置から内転方向に下ろす練習（遠心性の動き）から始めるとよい（図6）．

① 腋窩リンパ節郭清を行った場合の配慮

腋窩リンパ節郭清を行った場合は，日常生活上やむを得ない使用は別として，リンパ浮腫の発症を招く過度な運動には注意が必要となる．過度な運動の負荷は個人によってさまざまであるが，その目安としては運動後やその翌日に腕に違和感や重量感が残らない程度にとどめる．また，必ず浮腫が生じていないか確認し，多く使用した後はしっかり腕を休め，腕を心臓より高い位置に上げておくなどのケアが大切になる．

② 乳房再建術を行った場合の配慮

- 広背筋皮弁：広背筋皮弁では，腋窩下に作った皮下トンネルに筋皮弁を通して移行する．そのため，術後早期は術側の腋窩を強く圧迫すると筋皮弁への血流が損なわれ，壊死をきたすなどのリスクがあるため注意する．肩の可動域練習時には筋皮弁部の血流が安定するまでは患部の過度な伸張を避ける．また，残存する広背筋の伸張性低下に注意し，肩甲帯の挙上や体幹の回旋，肩の屈曲・外転運動に制限をきたさないよう医師の許可が得られた段階でストレッチを開始していく．

- 腹直筋皮弁：腹筋に力を入れることができないために，離床時より介助下での段階的な起き上がりや前かがみ歩行など工夫することを指導する必要がある．退院後も術後2～3カ月は，腹筋を補助するため腹帯やガードルなどで圧迫を続け，重い物を持ったり，激しいスポーツは禁忌となる．広背筋皮弁同様に肩の可動域練習時には筋皮弁部の血流が安定するまでは患部の過度な伸張を避ける．

- ティッシュエキスパンダーによる再建：乳房の切除後，エキスパンダーを大胸筋の下に入れて固定するため，皮膚や組織が引き伸ばされ，張り感や痛みが起こる．挿入後1カ月程度は，エキスパンダー周囲に漿液がたまったり，患部が感染したりするのを防ぐため，腕を上げる，

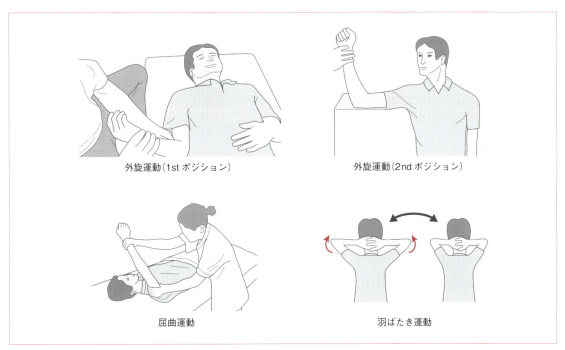

図5　肩の関節可動域練習

胸をゆらすなどの激しい動作は控える必要がある．その後，皮膚や組織の伸張が得られ，安定すれば上肢の使用も可能となるが，胸筋の筋力を維持するためのトレーニングは胸の下垂を防ぐために重要となる．

③ AWS

AWSは，表在静脈やリンパ管の線維化により生じるとされ，腋窩から上腕部（時には前腕部まで）にかけて索状物が触知される．そのため，肩関節を動かすことで伸張され疼痛を生じさせ肩の動きを制限する．一般的に2〜3カ月程度で自然に回復するとされているが，長期化する場合もある．対応として，患部に温熱療法を加え，関節可動域練習やストレッチ，モビライゼーション，軟部組織への徒手療法などが有効とされている．

④ 自主練習指導のポイント

　乳がんの手術に伴う入院は一般的に術後数日に限られており，入院中に十分なリハビリテーションの期間を確保することは困難である．また，外来通院で対応可能な頻度も限られており，退院後

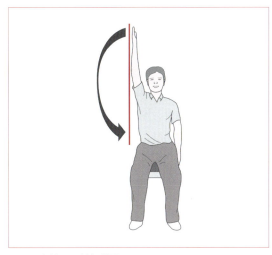

図6　坐位での外転練習
外転の抗重力運動で痛みや恐怖心が強い場合は，肩挙上位からの内転運動（遠心性の動き）から練習する．

の自主練習は術後の早期の機能回復，ADL/IADLの再獲得に重要となる．多くの施設では，パンフレットなどを作成し，それをもとに指導を行っていることが多い．

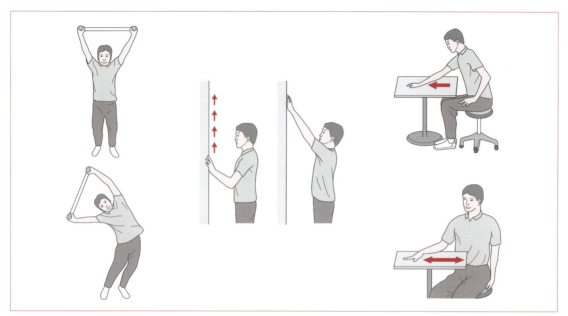

図7　各種自主練習

　自主練習では肩すくめや肩回しといった肩甲帯周囲の運動からはじめ，肩のリラクゼーションを意識させて両手を組んでの挙上訓練や外転訓練，羽ばたき運動練習などを背臥位，坐位などで行うよう指導する．また，棒を用いた体操や壁を用いた体操，机上での対応なども有効であり，患者の恐怖心を和らげ防御収縮や代償を抑えることができる患者個々に合わせた方法を確認し指導するのが望ましい（図7）．術後放射線治療が予定されている場合には，可動域の改善が得られている患者においても予防的な取り組みを含め，治療前から治療後も継続的に2～3カ月は肩の自主練習を行うよう指導する．

6）日常生活動作練習

　乳がん患者の多くは主婦や子育て，就労といった社会的な役割を担っていることが多い．そのため，退院後すぐにその役割を担うことが求められる場合もあり，肩の可動域制限をきたしている場合には代償的なADL/IADL方法を早期に獲得することも重要となる．

　特に患側の肩を大きく挙上する必要性や重い物を持つ必要性を確認するなど，術後の可動域制限やリンパ浮腫発症リスクにつながる点については確認し，具体的な対応方法を指導する必要がある．

VI　リンパ浮腫の評価とアプローチ

1　リンパ浮腫の評価

　乳がん術後のリンパ浮腫は分水嶺を境に術側の上半身から腕にかけての部分に浮腫を呈する（図8）．リンパ浮腫は0～Ⅲ期まで分類される（表3）．リンパ浮腫の評価では，まず適切に検査などをもとに医師にリンパ浮腫の診断を受けているか否かが重要である．特に局所再発やリンパ節転移の確認，血栓の有無の確認は重要であり，超音波検査

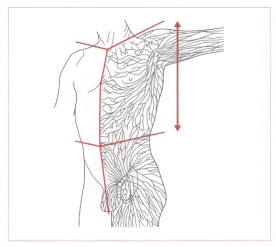

図8 乳がん術後のリンパ浮腫発症領域

表3 国際リンパ学会によるリンパ浮腫の重症度分類

0期	リンパ液輸送が障害されているが,浮腫が明らかでない潜在性または無症候性の病態
Ⅰ期	比較的蛋白成分が多い組織間液が貯留しているが,まだ初期であり,四肢を挙げることにより治まる.圧痕がみられることもある
Ⅱ期	四肢の挙上だけではほとんど組織の腫脹が改善しなくなり,圧痕がはっきりする
Ⅱ期後期	組織の線維化がみられ,圧痕がみられなくなる
Ⅲ期	圧痕がみられないリンパ液うっ滞性象皮病のほか,アカントーシス(表皮肥厚),脂肪沈着などの皮膚変化がみられるようになる

などを用いて診断されているか否かを確認する.また,乳がん術後のリンパ浮腫は,局所性(片側性)の浮腫であり,皮膚の色調変化を基本的には伴わない特徴がある(図9).そのため,発赤や赤黒いような色調変化をきたした場合には,蜂窩織炎や血栓などによる血流障害を呈している可能性もあるため注意が必要である.

2 リンパ浮腫のアプローチ

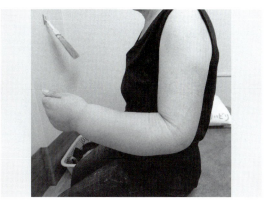

図9 乳がん術後のリンパ浮腫

リンパ浮腫の治療は知識と技術の熟練を要するために,国際リンパ学会において130時間以上の専門教育を受けたセラピスト(看護師や理学療法士,作業療法士など)による施術が推奨されている.リンパ浮腫の保存的治療では,スキンケア,リンパドレナージ,圧迫療法,圧迫下での運動療法,日常生活動作指導の複合的治療が重要となる.患者の病態に合わせて禁忌事項に留意して行うことが求められる.

1)スキンケア

皮膚のバリア機能を保つために保湿,保清が重要である.浸出液などがある場合は,皮膚がふやけて脆弱になるためドレッシング材などを用いて管理を行う必要がある.スキンケアで用いる保湿液は一般的に市販されているクリームやローションなどを用いて行う.

2)リンパドレナージ

リンパドレナージはリンパ浮腫治療の専門教育を受けたセラピスト(看護師や理学療法士,作業療法士など)が専門的に行うマニュアルリンパドレナージ(manual lymphatic drainage:MLD)と,それを簡易にし,患者や家族,一般の医療者が行えるようにしたシンプルリンパドレナージ(simple lymphatic drainage:SLD)がある.

リンパドレナージは分水嶺を越えて反対側の腋窩リンパ節および同側の鼠径リンパ節へリンパ液を誘導するように行いリンパ液の排液を促進する(図10).

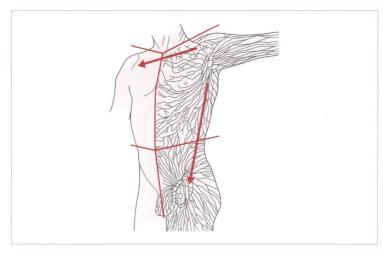

図10 リンパドレナージの方向（左乳がん術後の場合）

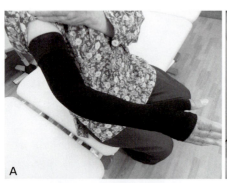
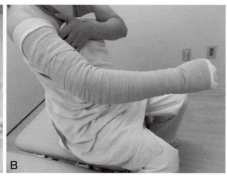

図11 圧迫療法
A：弾性着衣（スリーブ），B：多層包帯法．

3）圧迫療法

圧迫療法は集中排液期には多層包帯法を用いて浮腫の軽減を図り，維持安定期には弾性着衣（スリーブ）を用いて維持を図るのが基本となる（図11）．しかし，多層包帯法を自己にて行えるようになるまでには練習が必要であり，弾性着衣も圧が強いために高齢者などでは装着に難渋することも多い．そのため，近年は弾性筒状包帯などの簡易な包帯や弾性着衣が開発されており，患者の病態や個人的背景などに合わせた圧迫方法を指導し，患者が継続的に圧迫療法を継続できるよう支援することが重要である．

4）圧迫下での運動療法

多層包帯法や弾性着衣などを用いた圧迫下で運動を行うと筋ポンプ機能がよりリンパ液の排液を促進させる．運動は，ウォーキングや屈伸運動などリズミカルなものが有効であり，プールでのウォーキングなども水圧により圧迫療法と同等の効果が得られ有効である．患者の趣向や生活背景などを考慮し，継続的に行いやすい運動を指導するとよい．

5）日常生活動作指導

過度な患側上肢の使用や皮膚の締めつけなどはリンパ浮腫の増悪を招く．そのため，患者の生活環境や社会的役割などの情報をよく聴取し，上肢の使用を禁止するのではなく，患者が生活のなかで社会的役割を担いつつリンパ浮腫を管理できるよう，より負担の少ない上肢の使用方法や代償方

法，生活上の工夫などを指導する．

クリニカル・テクニック
上肢浮腫に対する圧迫方法の選択

ここでは上肢浮腫に対して圧迫方法を選択する際のポイントを紹介する．

圧迫方法には，弾性包帯による圧迫と弾性着衣（スリーブ，ミトン，グローブ）による圧迫の2つがある．それぞれの特徴を表4に示す．

① 弾性包帯と弾性着衣のどちらを選ぶか？

弾性着衣は購入すると頻回に買い替えができず，周径の変化に対応ができない．そのため，浮腫（周径）の状態が安定しており，継続して使用できる見込みがある場合は弾性着衣を選択する．病態が変動しやすい場合や周径の増減が見込まれる場合はまずは弾性包帯を選択する．

② 弾性着衣を選ぶポイント

弾性着衣にはスリーブ，ミトン，グローブがある（図12）．手指に浮腫を認める場合はスリーブとグローブを選択し，認めない場合はスリーブとミトンを選択する．手部の浮腫が目立たない場合でも，上腕・前腕部の圧迫により手部の浮腫が増悪する可能性があるため原則ミトンは装着する．スリーブのなかにはスリーブとミトンが一体となったミトン付きスリーブがある．スリーブとミトンをそれぞれ装着する場合，商品上配慮はされているが，手首の部分で重なり，部分的に締めつけてしまう可能性がないわけではない．一方，一体型の場合はそのリスクがないのが利点といえる．しかし，手洗いなどをしようとすると一度スリーブを外す必要があるなど難点もある．そのため，患者の生活習慣について情報を収集し，要望などを含めて患者と話し合い決定するとよい．

また，着圧についてはクラス1（18〜21mmHg）またはクラス2（23〜32mmHg）があるが，リンパ浮腫の場合（上肢）は通常はクラス2を選択する．しかし，装着に難がある患者や弾性着衣をつけて過ごすことに慣れない患者，悪性リンパ浮腫を呈する患者などにおいては，クラス1などの弱圧のものから導入し，日常のなかで圧迫療法を継続できることを目指す．ただし，弱圧のもので療養費の申請を行う場合は，指示書の備考欄に医師の指示記載が必要となるため注意する．

各メーカーの弾性着衣を比較検討する場合，次のような点を確認しておくと患者の浮腫の特徴に合うものを選ぶときに参考なる．

・編み方・生地の分厚さ

平編みと丸編みがある．平編みは，生地は分厚いがその分食い込みが起こりにくく，運動療法による筋ポンプ作用をより高めリンパ浮腫の圧迫には優れている．以前は高価でオーダーメイドでの発注となっていたが，現在は安価な平編みの既製品も取り扱われるようになってきた．皮膚が固くなった浮腫や変形を伴う重度の浮腫は特に平編みや厚手のものが勧められる．

一方，丸編みは平編みに比べて薄手のものが多く，伸縮性があり装着感がよいものも多い．しかし，薄手になれば皮膚に食い込みやすくなるため注意が必要となる．軽度の浮腫や弾性着衣導入時などに勧められる．

・形態的な特徴

スリーブの形態は，メーカーによってさまざまな特徴がある．①スリーブの手首や近位端（上腕部）が細くなっているもの，②肘・上腕部が比較的ゆとりがあるように作られているもの，③スリーブ全体の長さなど，それぞれに利点・欠点があるため，その特徴に目を向けておくとよい（図13）．

・その他

サイズや色のバリエーション，納品までの日数（目安），その他の特徴（生地がメッシュ状，肘窩部の圧が抜ける構造など）があれば確認しておく．

表4 弾性包帯と弾性着衣の特徴

	弾性包帯	弾性着衣
装着時の特徴	巻き方・圧調節に技術が要求される（技術の習得が必要）	一般的な治療圧の弾性着衣の装着には手指の巧緻性やピンチ力（握力）が要求されるが，弱圧のものであれば装着は容易
調整（利便性）	その時々の皮膚状態や周径などに合わせて調整ができる	細かな調整はできない
コスト	個々の包帯の価格は低価格であり，全体を通しても弾性着衣に比べると安価	弾性包帯に比べると高価（ただし療養費の申請範囲内の商品も多い）
種類	弾性包帯の種類は少なく，メーカー差異は少ない（ただし弾性筒状包帯などについては種類も多く，各商品で特徴が異なる）	平編み，丸編みがあり，種類も豊富にある．メーカーによって生地感や分厚さ，形態などにそれぞれ特徴がある

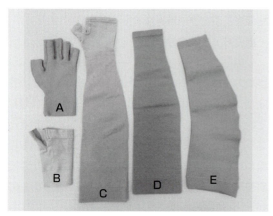

図12 弾性着衣
A：グローブ，B：ミトン，C：ミトン付きスリーブ，D：スリーブ（丸編み），E：スリーブ（平編み）．

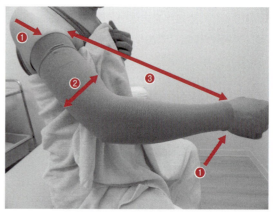

図13 形態的にみるべきポイント
①スリーブの手首や近位端（上腕部）が細くなっているもの，②肘・上腕部が比較的ゆとりがあるように作られているもの，③スリーブ全体の長さ．

③ 弾性包帯での圧迫方法

リンパ浮腫などの浮腫治療において，浮腫の軽減を図るために一番有効な圧迫方法は多層包帯法である．しかし，その習得に時間と技術を要するため，習得が困難な患者もいる．また，医療者が行う場合においても，誤った方法や圧迫圧で行うと浮腫を悪化させたり，循環障害を引き起こす可能性もあるため，専門教育を受けて十分訓練を積んだうえで行うことが勧められる．

しかし，近年は弾性筒状包帯やハイブリッド型（弾性包帯と弾性着衣の要素を持つ）の商品も増加しており，これらを有効に活用することで多層包帯法が難しい患者や医療者でも比較的容易に圧迫療法を導入することができる．比較的使用しやすいものを紹介する．

・弾性筒状包帯

筒状になった包帯で腕を通すだけで装着ができる．弾性筒状包帯には，幅が一定でロール状となった箱またはメートル単位で販売される商品と上肢の形態に合わせて手首は細く上腕に向かって徐々に太く成型された商品がある．前者は必要な長さに切って部位に合わせて加工し装着ができる（図14）．商品によって薄手生地のものと，より圧の緩いタオル地に近い生地のものなどがあり，リンパ浮腫の患者に対して弾性着衣の購入や多層包帯法が習得できるまでの期間用いたり，夜間用の圧迫帯として使用するこ

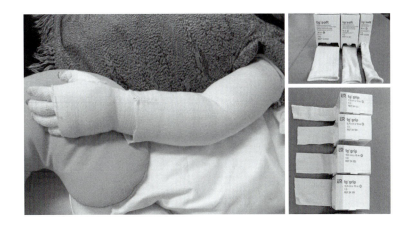

図14 弾性筒状包帯の装着例

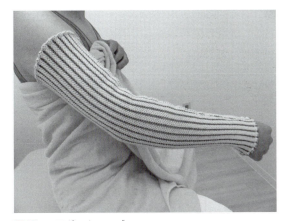

図15 エアボ・ウェーブ

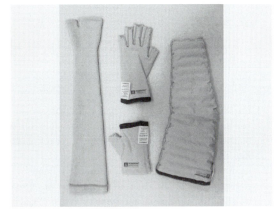

図16 ハイブリッド型商品

ともできる．また，悪性リンパ浮腫などを有する緩和ケア対象者などによく用いられる．

※**平編みの弾性筒状包帯（エアボ・ウェーブ，図15）**

通気性・還流促進に考慮された平編みタイプの凸凹メッシュ生地の弾性筒状包帯で，加工はできないが上肢の形態に合わせて手首から腋窩までを圧迫できる．凸凹生地が皮膚へのマッサージ効果を高める特徴もある．

・**その他（ハイブリッド型を含む）**

近年，弾性筒状包帯をスリーブ型に成型されたものやスポンジを編み込んで弾性着衣型に成型されたハイブリット型商品がある（図16）．

一般的な弾性筒状包帯が一定の幅であるために遠位と近位の圧勾配をつけるのに生地を折り返したり，異なるサイズのものを組み合わせて使用する必要がある．また，皮膚の柔軟性や還流促進のためにスポンジなどを用いる場合は，これらの圧迫帯の下にスポンジを挟み込む必要があり装着がしにくくなる．しかし，ハイブリッド型のものは上肢の形態に合わせて製作されているため，このような対応は必要なく容易に装着ができる．

ここまで弾性筒状包帯やハイブリッド型のものを紹介してきたが，これらを多層包帯法の下地として用いることで，装着に要する技術や時間を簡略化でき，有効な効果を得ることができることもある（図17）．

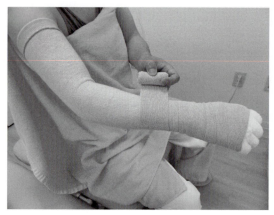

図17 簡略化した多層包帯法の活用例

おわりに

がんは，がんそのものによる影響以外にも治療などによる影響も大きく，化学療法の末梢神経障害により指先がしびれていたり，身体が非常に疲れやすかったりとさまざまな症状を有していることが多い．また，乳がんは胸の切除を伴うため，ボディイメージの変容に伴う心理的ストレスも非常に大きいほか，現役世代の罹患が多いために，社会的役割の喪失も大きく問題となることが多い．そのため，肩の問題のみならず，多種多様な症状に対応するとともに，患者の生活を広い視野でとらえ，心理・社会的な視点から支援できるよう，各専門職種が連携した支援体制を整えることを忘れてはならない．

文献

1) Box RC et al：Shoulder movement after breast cancer surgery：results of a randomised controlled study of postoperative physiotherapy. Breast Cancer Res Treat 75：35-50, 2002
2) de Rezende LF et al：Two exercise schemes in postoperative breast cancer：comparison of effects on shoulder movement and lymphatic disturbance. Tumori 92：55-61, 2006
3) Cinar N et al：The effectiveness of early rehabilitation in patients with modified radical mastectomy. Cancer Nurs 31：160-165, 2008
4) Beurskens CH et al：The efficacy of physiotherapy upon shoulder function following axillary dissection in breast cancer, a randomized controlled study. BMC Cancer 7：166, 2007
5) Wilke LG et al：Surgical complications associated with sentinel lymph node biopsy：results from a prospective international cooperative group trial. Ann Surg Oncol 13：491-500, 2006
6) Erickson VS et al：Arm edema in breast concer patients. J Natl Cancer Inst 93：96-111, 2001
7) Tasmuth T et al：Pain and other symptoms during the first year after radical and conservative surgery for breast cancer. Br J Cancer 74：2024-2031, 1996
8) 北村　薫, 赤澤宏平：乳がん術後のリンパ浮腫に関する多施設実態調査. 臨看 36：889-893, 2010
9) Torres LM et al：Effectiveness of early physiotherapy to prevent lymphoedema after surgery for breast cancer：randomized, single blinded, clinical trial. BMJ 340：b5396, 2010
10) 安保雅博, 吉澤いずみ編著：上肢リンパ浮腫のリハビリテーション，三輪書店，東京，2011
11) 島崎寛将ほか編著：緩和ケアが主体となる時期のがんのリハビリテーション，中山書店，東京，2013
12) 井上順一朗ほか編：理学療法MOOK21　がんの理学療法，三輪書店，東京，2017
13) 宮越浩一編：がん患者のリハビリテーション—リスク管理とゴール設定，メジカルビュー社，東京，2013
14) 辻　哲也編：がんのリハビリテーションマニュアル—周術期から緩和ケアまで，医学書院，東京，2011

和文索引

あ行

アイソトニック筋力トレーニング　131
アイソメトリック筋力トレーニング　131
亜急性期　37
圧痛点　5
圧迫療法　186
安静時痛　74
衣服着脱動作　78
インピンジメント　114
――サイン　30
――徴候　115
――テスト　115
烏口上腕靱帯　4
烏口突起　6
烏口腕筋　10, 38, 79, 130
運動開始体位と肢位　73
運動学　73
運動時痛　74
運動療法　72
運動連鎖　73, 156
腋窩　79
――陥凹　49
――部　82
――リンパ節郭清　178
炎症期　64
エンドフィール　81
起き上がり運動　74

か行

外傷性肩関節脱臼　122
外傷性脱臼　123
外旋位固定　124
外旋ラグテスト　153
外側間隙　37
外転抵抗テスト　116
回復期　37
外腹斜筋　96
解剖学的人工肩関節全置換術

141
解剖頸軸回旋運動　111
下関節上腕靱帯　16
肩関節安定化機構　102
肩関節疾患治療成績判定基準　72
肩関節モビライザー　120
肩すくめ　80
――運動　24, 89
滑動　86
下部胸郭　95
関節窩　90
関節鏡視下腱板修復術　27
関節拘縮　38
関節弛緩性　122
関節授動　86
関節上腕靱帯　4
関節唇　4, 16
関節唇損傷　123, 127
関節性拘縮　38
関節内（インターナル）インピンジメント　58
関節の可動域運動　73
関節包　56
――内運動　51
――内の遊び　86
――内の運動　80
拮抗筋　73
機能回復期　74, 83
機能的関節窩　19
機能的不安定性　104
機能動作回復遂行期　83
求心位　125
――保持　134
急性期　36
胸郭　95
胸鎖関節　5, 74, 97
胸鎖乳突筋　14, 132
鏡視下 Bankart 修復術　32
鏡視下法　119
棘下筋　9, 21, 27, 79
棘上筋　9, 20, 27, 79

――テスト　111, 112
筋機能異常　40, 42
筋機能判別　36
筋痙縮　74
筋持久力　134
筋性拘縮　38
筋短縮　40
緊張性頸反射　73
筋の粘弾性　73
筋肥大　134
筋攣縮　40
外科的手術法　73
結節間溝　6
結帯動作　78
結髪動作　78
肩甲下筋　10, 21, 27
――テスト　112
肩甲胸郭関節　5, 19, 43, 73, 74, 90
――機能　103
――機能不全　102
肩甲挙筋　13, 93
肩甲棘　7
肩甲骨　2
――アライメント　91
――関節窩上　83
――周囲筋　89
――と上腕骨と結合する筋　78
――の protraction の評価　77
――の授動　81
――面　19
肩甲上腕関節　4, 43, 72, 73
肩甲上腕リズム　21, 24, 83, 93
肩甲帯　72
腱固定　29
肩鎖関節　5, 74, 97
原始反射　73
腱切離　29
腱板エクササイズ　116
腱板炎　93
腱板機能　103
――不全　102

索引　191

腱板筋　57
腱板疎部　4, 49
腱板断裂　27, 63
腱板テスト　115
腱板の機能不全　45
肩部の疼痛　74
肩峰　7
――-骨頭間距離　127
――下インピンジメント　23, 24,
　91, 102, 108
――下（エクスタナール）インピ
　ンジメント　58
――下関節　5, 18
――骨折　153
――骨頭間距離　106
拘縮期　65, 74, 78
拘縮判別　36
構造的不安定性　103
広背筋　12
広範囲腱板断裂　30
後方突出機能　74
絞扼神経障害　37
五十肩　64
骨盤前傾・後傾運動　133

さ行

最終域感　81
鎖骨　2
三角間隙　38
三角筋　6, 78
――前部線維　130
サンディング・ボード　81
――でのスライド運動　81
疾患　73
支点形成　89
自発痛　74
四辺形間隙　4
斜角筋　132
終止感　81
重錘持ち上げ運動　85
終息期　67
手技　73
手部　86
小円筋　10, 21, 27, 79
上角　7

上関節上腕靱帯　16
小胸筋　7, 93
小径人工骨頭置換術　142
小結節　6
上部胸郭　95
小菱形筋　13
上腕骨　2
――頭　2
――頭の転がり　82
――頭部　83
上腕三頭筋　11, 79
上腕二頭筋　10, 79
――長頭腱機能　104
神経　58
――収束投射説　37
人工肩関節全置換術　34
人工骨頭置換術　141
靱帯　56
振幅可動運動　81
スキンケア　185
スクリーニング方法　38
静的安定化因子　102
静的安定化機構　16, 56
静的安定性　123
脊柱-下角間距離　128
脊柱起立筋　86
脊柱-上角間距離　128
ゼロポジション　87, 120
前鋸筋　12, 52, 77, 98
前斜角筋　14
前方関節包　124
前方最大到達位置　86
前方突出機能　74
相反抑制　41
僧帽筋　13, 99
――下部線維　78, 85
――上部線維　79

た行

第2肩関節　18, 108
大円筋　10, 79
体幹機能　96
体幹と肩甲骨間を結ぶ筋　83
体幹と肩甲骨と結合する筋　74
体幹と上腕骨を結ぶ筋　73

大胸筋　6
――鎖骨部　130
大結節　6
大菱形筋　13
脱臼肢位　149
弾性ストラップ　84
中関節上腕靱帯　16
中斜角筋　14
直視下法　119
チンイン運動　132
デゾー固定　125
テーピング　164
テーブル・スライド運動　76
投球障害肩　156
等尺性収縮-弛緩法　73, 79
疼痛　58
――と筋痙縮期　74
――の評価　36
――判別　36
――評価　58
動的安定化因子　103
動的安定化機構　16, 18, 57
動的安定性　127
動揺肩　138
徒手手技による関節授動　86
トレーニング負荷　134

な行

内側縁　7
乳がん　177
乳房温存術　177, 178
乳房再建術　178
乳房切除術　177, 178
寝返り運動　75
粘弾性　79

は行

廃用性筋萎縮　131
反回抑制　41
反復性肩関節脱臼　27, 138
非対称性緊張性頸反射　75
病態　73
フォースカップル　18, 22, 92, 105
プッシュアップ運動　77
物理療法　71

不良肢位　74
平行棒　82
変形性肩関節症　27

ま行

慢性期　37
メカニカルストレス　92

や行

床の物を手で拾う運動　75

弓引き動作　99
翼状肩甲　84, 91
四つ這い位　98

ら行

リバース型人工肩関節置換術
　　34, 120, 141
菱形筋　77, 94
リラクゼーション　52
リンパドレナージ　185

リンパ浮腫　179
レンショウ抑制　41
肋間筋群　95

数字・欧文索引

Ⅰa 抑制　41
Ⅰb 抑制　41
acromio-humeral interval　106
AHI　106
AIGHL　48
anterior apprehension テスト　31
Apprehension test　131
ARCR　27
AWS　183
axillary pouch　49
Bankart 損傷　31, 122
belly off sign　113
belly press テスト　112
berry press テスト　30
Bristow 法　125
disease　73
elasticity　73, 79
empty can テスト　111
exercise therapy　72
external rotation lag テスト　112
full can テスト　112
GH 関節　43, 48
glenohumeral joint　43, 72
glenoid lateralization　145
glenosphere　143
gliding　82, 86
Hawkins テスト　115
Hill-Sachs 損傷　31
Hilton の法則　37
Horn blower's sign　112, 153
humeral cup　143

humeral lateralization　145
IGHL　48
In-lay タイプ　143
inner muscle　105
internal rotation lag テスト　112
kinematic chain　73
kinesiology　73
lateralized タイプ　143
lift off テスト　30, 112
Load and shift test　131
loosening　142
medialized type　143, 144
MGHL　48
muscle spasm　74
Neer テスト　115
obligate translation　23, 24, 108
On-lay タイプ　143
one point indication　38
outer muscle　105
palmar indication　38
pathology　73
PIGHL　48
posterior jerk テスト　31
protraction　74
protractor　77
push　77
QLS　4, 37
quadrilateral space　4
range of motion　73
reach　76, 86
retraction　74
rocking-horse 現象　142

SAT 法　46, 47
scapular assistance test　46
scapular dyskinesis　42, 91
scapular notch　34, 144
scapular plane　19
scapular retraction test　46
scapulohumeral rhythm　83
scapulothoracic joint　43, 73
SD　42
——の分類　43
setting phase　49
SGHL　48
shoulder girdle　72
shoulder shrug　80
shrug sign　24, 89, 110
SRT 法　46, 47
starting position　73
stoop　76
ST 関節　43, 48, 51
sulcus sign　31, 127
surgery　73
technique　73
tenodesis　29
tenotomy　29
therapeutic exercises　72
VAS　58
Visual Analogue Scale　58
wear debris　153
winging　92
winging scapula　84
wrapping　146

検印省略

教科書にはない敏腕 PT のテクニック
臨床実践 肩関節の理学療法
定価（本体 4,500円＋税）

2018年5月22日　第1版　第1刷発行

監修者　松尾　善美
編　者　橋本　雅至・村西　壽祥

発行者　浅井　麻紀
発行所　株式会社 文 光 堂
　　　　〒113-0033　東京都文京区本郷7-2-7
　　　　TEL（03）3813-5478（営業）
　　　　　　（03）3813-5411（編集）

© 松尾善美・橋本雅至・村西壽祥, 2018　　　　　　印刷・製本：広研印刷

乱丁, 落丁の際はお取り替えいたします.

ISBN978-4-8306-4567-9　　　　　　　　　　Printed in Japan

・本書の複製権, 翻訳権・翻案権, 上映権, 譲渡権, 公衆送信権（送信可能化権
　を含む）, 二次的著作物の利用に関する原著作者の権利は, 株式会社文光堂が
　保有します.
・本書を無断で複製する行為（コピー, スキャン, デジタルデータ化など）は,
　私的使用のための複製など著作権法上の限られた例外を除き禁じられています.
　大学, 病院, 企業などにおいて, 業務上使用する目的で上記の行為を行うことは,
　使用範囲が内部に限られるものであっても私的使用には該当せず, 違法です.
　また私的使用に該当する場合であっても, 代行業者等の第三者に依頼して上記
　の行為を行うことは違法となります.
・JCOPY〈出版者著作権管理機構 委託出版物〉
　本書を複製される場合は, そのつど事前に出版者著作権管理機構（電話 03-
　3513-6969, FAX 03-3513-6979, e-mail：info@jcopy.or.jp）の許諾を得てください.